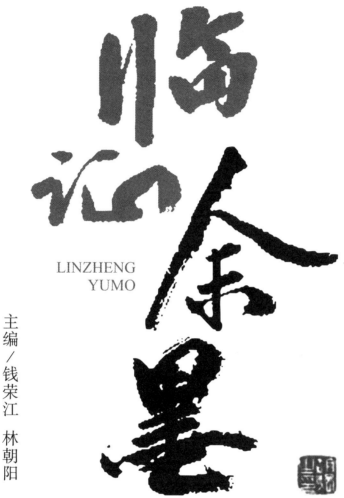

临证余墨

LINZHENG
YUMO

主编／钱荣江　林朝阳

四川科学技术出版社

图书在版编目（CIP）数据

临证余墨 / 钱荣江, 林朝阳主编. -- 成都 : 四川
科学技术出版社, 2023.7
ISBN 978-7-5727-1042-1

Ⅰ. ①临⋯ Ⅱ. ①钱⋯ ②林⋯ Ⅲ. ①中医临床 - 经
验 - 中国 - 现代 Ⅳ. ①R249.7

中国国家版本馆CIP数据核字(2023)第124216号

临 证 余 墨

主　　编　钱荣江　林朝阳

出 品 人　程佳月
策划组稿　钱丹凝
责任编辑　税萌成
助理编辑　万亭君
责任出版　欧晓春
出版发行　四川科学技术出版社
　　　　　成都市锦江区三色路238号　邮政编码　610023
　　　　　官方微博 http://weibo.com/sckjcbs
　　　　　官方微信公众号 sckjcbs
　　　　　传真 028-86361756
成品尺寸　185 mm × 260 mm
印　　张　18.25　字数 365 千
印　　刷　四川机投印务有限公司
版　　次　2023年8月第1版
印　　次　2023年8月第1次印刷
定　　价　86.00元

ISBN 978-7-5727-1042-1

邮购：成都市锦江区三色路238号新华之星A座25层　邮政编码：610023
电话：028-86361770

编　委　会

主　编　钱荣江　林朝阳

编　写　华慈杰　陈海英　华天琪　尤灿露

邹天恩　薛璐璐　林修富　胡明珠

童曼君

内容提要

　　本书为钱荣江主任中医师从医四十余年的经验总结。全书分为临证经验探析、读医随笔、临证心悟、临床医案四个部分。临证经验探析主要总结了钱老的学术经验、诊疗特点等内容。读医随笔主要收录了钱老研读中医典籍的部分读书笔记、经典名方的运用心得、内科病症的诊治心得以及中医养生等内容。临证心语主要记载了钱老对心悸、胸痹等10余种病症的诊治体会。临床医案记录了钱老对各类疾病的辨证思维和独到的临床用药经验。全书较好体现了辨病与辨证相结合、倡导阴阳气血平衡、重视脾肾以培本固基、遣方用药务求精当的学术思想，具有一定的临床参考价值。

作者简介

钱荣江，男，出生于 1956 年，浙江宁海人，主任中医师，毕业于浙江中医学院（现浙江中医药大学）。浙江省基层名中医，宁波市名中医，宁海县名中医，全国基层名老中医药专家传承工作室指导老师，宁波市名中医药专家传承工作室指导老师。从医四十余载，作风严谨，医德高尚，经验丰富。治学上主张虚心学习先辈前贤，上溯岐黄，下融诸家，力求融会贯通。学术思想上主张辨病与辨证相结合，审证求因，明辨病位；倡导阴阳气血的平衡疗法，以平调阴阳、升降气机为原则，气血调畅，达到人体生命活动的最佳平衡状态；重视脾肾的补益，以培本固基，增强体质，养生祛病；遣方用药，源出经典，务求精当，提高疗效。临床工作中，钱荣江主任中医师汲取中西医之长，采用中医辨证与西医辨病相结合的方法，以提高临床疗效，擅治内科杂症，尤其在高血压、心脏病、中风、眩晕、头痛、失眠、焦虑症、胃肠病、疲劳综合征、肿瘤放化疗及术后的中医调理方面积累了丰富的临床经验。其辨证精细，治法灵活，思路新颖，不囿于传统，善辟蹊径，运用现代医学的新知识、新理论、新成果，研究并拓展中医的新理论和新思路，发扬中医药的特色和优势，结合多年的临床实践，不断总结，形成了他独特的辨证思路和论治规律。

奚　序

中医药是中华民族的瑰宝，为人类健康作出了重要贡献。传承精华、守正创新是中医药自身发展的要求。"传承是中医药发展的根基，创新是中医药发展的生命活力"。为传承名老中医药专家学术经验，探索基层中医药人才培养的有效方法及培养模式，2017年经国家中医药管理局备案，宁海县中医医院正式启动钱荣江全国基层名老中医药专家经验传承工作室建设项目。钱荣江主任中医师为浙江省基层名中医、宁波市名中医，从医四十余年，理论功底深厚，医术精湛，德艺双馨，中医临床经验丰富而独到，善于运用经方治疗常见病、疑难杂症。钱老为培养中医晚生后学孜孜不倦，医教相兼，传道授业解惑。通过3年的建设，培养了来自各级医疗机构的9名中医学术经验传承人。通过门诊跟师、聆听专题讲座、研读中医经典及名医论著、撰写论文、探寻老师成才之路、总结老师中医学术思想和临床经验，传承人的中医药理论和临床技能均得以大幅提升。工作室收集、整理钱荣江主任中医师的医案、处方、学习笔记、读书临证心得、论文、学术思想等资料，并将其汇编成册，名曰《临证余墨》。付梓之际，有幸受邀为之作序，甚感荣幸，欣然应之。

本书共分四部分，第一部分为钱老临证经验探析：主要内容为钱老的学术思想和临床诊疗特点。钱老学习中医主张怀抱虚心学习前辈先贤之心，上溯岐黄，下融诸家，力求融会贯通。钱老注重中医经典理论的学习，强调"无岐黄而根底不植，无仲景而法方不应，无诸名家而千病万端药证不备"。其倡导阴阳平衡，执中致和，运用调和之法恢复人体内外、阴阳、气血、脏腑功能的平衡协调，调节建立和谐的医患关系；钱老临床实践中更重视脾肾，培本固基，遣方用药，务求精当；主张用药不在多而在精，量不在大而在中病。在提高疗效的同时减轻了患者负担，体现了钱老的仁爱之心。第二部分为读医随笔：收录了钱老早年研读中医典籍的部分读书笔记、经典名方的运用心得、内科病症的诊治心得以及中医养生方法等内容。第三部分为临证心语：记载了心悸、眩晕、头痛、不寐等10种病症的诊疗规范，包含定义、历史沿革、病因病机、证候分类、诊治体会。第四部分为临床医案：由学术经验传承人精选了钱老的220则临床医案，多角度地展示了钱老灵活的辨证思维和独到的临床用药经验，具有较高的参考价值。

宁海县人大常务委员会委员、宁海县中医医院医疗健康集团党委书记　奚琼霄
2023年6月

自　序

记得 20 世纪 70 年代初，浙江人民出版社曾出版《浙江民间常用草药》一书。这本图文并茂的书一下子吸引了我，没想到田间、溪边、山坡上随处可见的普通小草这么神奇，可以治疗百姓的疾苦。于是我常常怀着好奇心跑到野外，对照着插图去辨识草药。岂知这一兴趣爱好，竟然使我和中医结下了不解之缘，使中医成为我终生选择的职业。

高中毕业后，我成为一名知青下乡到了农村。不久高考恢复，凭着对中草药的模糊印象，我选择了浙江中医学院（现浙江中医药大学），从此走上了中医之路。在中医前辈孜孜不倦地教诲下，读经典、上临床。从医四十余载，深刻体会中医之博大精深，理邃技巧，机圆法活，非坚定中医之理念，非长期临证之实践，难得其中要领。

2017 年我有幸获国家中医药管理局立项成立"钱荣江全国基层名老中医药专家传承工作室"。工作室全体同人不辞辛劳，将我的临床诊疗资料搜集整理，汇编成册，使之便于与同道交流，抑或有助于启迪晚生后学。奈本人水平有限，悟性不高，肤浅之作，难取真谛。

中医药学历史悠久，源远流长，是一门多学科交织的科学。做一名中医人要有仁术仁心，只有恪守大医精诚之训示，掌握中医理论精髓，坚持临床，守正创新，方能跨入中医之门。可谓"心存济世无愧医圣，志在活人有觅良方"，余以是自勉。

钱荣江

2023 年春于南谦斋

前　言

　　名老中医药专家学术经验的传承是推进中医药人才队伍建设和中医药事业持续健康发展的重要课题。2017年钱荣江主任中医师被国家中医药管理局确定为全国基层名老中医药专家传承工作室的指导老师。钱老从医四十余载，治学严谨，上溯岐黄，下融诸家，擅治内科杂症，长于心脑血管疾病的诊治，积累了丰富的临床经验，造诣颇深。在工作室建设过程中，全体同人将钱老平素的读医笔记、临床治验和临证医案进行收集梳理，形成是书。

　　全书共分四个部分，第一部分为临证经验探析，总结了钱老主要学术经验与学术思想；第二部分为读医随笔，大多为钱老学习经典名著的心得体会、授课资料及部分已发表的论文；第三部分为临证心悟，是钱老对部分常见病的诊治体会和见解；第四部分为临床医案，较好地体现了钱老的辨证思路和用药特点。

　　由于能力所限，对钱荣江主任中医师学术思想和临床经验的挖掘、凝练尚待进一步完善、提高。书中难免存在错漏，敬请同道不吝赐教，以期改进。

　　承蒙宁海县人大常务委员会委员、宁海县中医医院医疗健康集团党委书记奚琼霄女士为本书作序，宁海县书法家协会主席胡强先生为本书题写书名，在此一并致谢。

钱荣江全国基层名老中医药专家传承工作室

2023年4月10日

目　　录

第一章　钱荣江主任中医师临证经验探析

名老中医药专家学术经验的传承是发扬中医药的重要课题。吾有幸师承侍诊于侧，深谙钱老诊治疾病之特点，获益匪浅。现将钱老的学术经验、辨证施治特点进行总结，以期使其诊疗方案更好地服务于临床，为众多患者造福。

一、善用和法

和法作为汗、吐、下、和、温、清、消、补中医治疗八法之一，与其他七法有着不同之处，其他七法大多针对单一病证，作针对性治疗。而和法则是针对阴阳、表里、寒热、虚实、气血病机的调治方法。通过缓和的手段以解除外邪，通过调盈济虚、平亢扶卑以恢复脏腑功能的协调。其特点是作用缓和、照顾全面，适应的情况比较复杂。对外感疾病用于和解表里，对内伤疾病则主要用于调和肝脾肠胃、调和营卫。

桂枝汤为调和营卫之方，能治疗太阳中风表虚证，其实质在于温脾阳，故谓其能够外治太阳，内治太阴，既可疗外感，又能愈内伤，临床适用范围很广。《金匮要略》中治疗虚劳的小建中汤，即为桂枝汤所衍化，能够治疗虚劳病之阴阳两虚证。"以桂芍相须，姜枣之相得，借甘草之调和，阳表阴里，气卫血营，并行而不悖，是刚柔相济以为和。"桂枝汤以桂枝、甘草辛甘化阳，芍药、甘草酸甘化阴，组方中表里相配，阴阳相济，临床应用非常广泛，衍化方亦很多，故有人称本方为和方之祖，并非虚语。若患者表阳不固，脾土虚弱，每遇寒凉则咳喘并作，钱老常予《伤寒论》之桂枝加厚朴杏子汤合玉屏风散加减，标本兼治而获愈。

妇女病多见肝气郁结，大都责之于肝，故柴胡剂较为常用。妇女病如月经不调、痛经、盆腔炎、围绝对期综合征等尤其多见胸胁胀满，心烦失眠，纳呆气逆，大便溏滞，脉弦细等肝脾不和之证候，钱老常予小柴胡汤、逍遥散、四逆散等方加减，调和肝脾，疗效明显。

慢性胃炎表现为胃脘痞胀的不在少数，治痞证之法亦颇多。对脾胃中虚而寒热互结之痞证，钱老常用半夏泻心汤治疗，组方核心是在于干姜、黄连的寒热配合，意在辛开苦泄，消除中脘互结之寒热。久病体弱，中气不足，更易现寒热互阻，上下失其交泰，中州升降失职，心下痞满。方中取干姜、黄连并用，意为调阴阳，复升降，若患者久病中土虚亏，肝气失疏，可合用黄芪、白术、柴胡等补中健脾，疏达气机，使中焦健运，气机得疏，则痞证自除。

二、妙用小柴胡

小柴胡汤首见于东汉医家张仲景的《伤寒论》，虽原为治疗少阳证而设，但由于其组方合理，疗效卓著，后世医家对其适应证进行了扩展，创制许多柴胡汤类方的名方，在许多疾病的治疗方面取得了良好的疗效。钱老认为看待小柴胡汤及其类方诸项功效之根本，首先不可忽视方、证、病机之间的联系。从《伤寒论》少阳枢机看小柴胡汤及其类方的作用机制，其作用之本始终不离少阳枢机这一中心，通过枢机功能的转变或强化，作用于相关部位、层次的病变，改善其功能状态，促进疾病向愈。小柴胡汤尽管适用于多种病症，但必须遵循："有柴胡证，但见一证便是，不必悉具"的原则，其病机不外"正邪分争"，其病位不外半表半里，再加柴胡证一证便可用小柴胡汤加减治疗。因此，把握病机之本质为用方之真谛，临床治疗方能有的放矢。钱老将小柴胡汤加减应用于呼吸系统、内分泌系统、神经系统、泌尿系统、消化系统、心脑血管系统等的诸多病症。真正掌握了小柴胡汤加减在内伤杂病中的灵活、广泛运用，取得了满意的疗效。

失眠的病因很多，但其病机主要在于阴阳不交。人体的阴阳应顺天时运行，《灵枢·邪客》言人体的卫气是"昼日行于阳，夜行于阴"，如果入夜仍然"行于阳，不得入于阴，故目不瞑"。《类证治裁·不寐》言："不寐者，病在阳不交阴也。"人体的阴阳贵在相使、相守，失眠的病机主要在于入夜人体的阳气不能入阴，阴阳不能交通。造成阴阳不能交通的原因，最为多见的是肝胆怫郁，加上今人饮食肥甘厚腻，易致脾胃失调，痰浊中阻，影响阴阳交通。所以治疗失眠的关键在于疏肝和中，交合阴阳。小柴胡汤疏肝益脾，宣畅少阳枢机，故能交通阴阳，引阳入阴，能治"心烦"，疗不寐，对入睡困难者尤为有效。

肺结核、胸膜炎、气管炎等疾病可表现为发热、咳嗽、胸痛、喘息等。按中医辨证，久咳主要为郁火内蕴、肺气失宣所致。肺主宣降，肝主疏泄，三焦司气机水火的升降，肺的宣降要靠肝的疏泄和三焦的升降来调节。肝胆互为表里，胆与三焦同属少阳，而司相火。其气机郁遏，相火不得泄越，郁化邪火上逆于肺系故致以上诸证，根据《伤寒论》之义，可选用小柴胡汤加减以和解少阳，疏散郁火，升清降浊，宣肺止咳。钱老治疗久咳常以小柴胡汤加减，风寒咳嗽偏重者、咳痰清稀者加杏仁、紫苏叶、紫菀、款冬花等；风热咳嗽偏重者、咳嗽痰黄稠者加桑白皮、银花、连翘、杏仁、桔梗等。

老年性便秘多因气血虚弱，津液亏损以致大肠传导无力，无津濡润，使便停大肠，积滞难行，粪便久停不通，又会出现痛、吐、胀、闭等症状，这些症状与《伤寒论》中所载"阳明病，胁下硬满，不大便而呕，舌上苔白者，可与小柴胡汤"的证候颇为相似。因此以小柴胡汤加减治疗老年习惯性便秘可收效。若热象明显者加败酱草、黄芩；

腹痛较甚者加白芍；腹胀较甚者加厚朴、大腹皮。

小儿之生理特点为"脾常不足，肝常有余"，易发厌食。钱老用小柴胡汤以柴胡和解少阳经之郁热，黄芩清泄少阳胆腑之邪热，两药相配，使气郁得达，火郁得发，党参、甘草、大枣健脾益气而扶正，半夏、生姜行气和胃，共奏和解、调胃、疏肝、健脾之功。加用神曲消食和胃；加白术、山药以健脾益气。数剂即可改善胃纳。

眩晕若见头重如裹，恶心呕吐，胸脘痞闷，心烦寐少，舌胖，苔白腻，脉弦滑者。证属肝脾不和，痰湿中阻。中医认为眩晕与肝有关："诸风掉眩，皆属于肝。"肝与胆相表里，而少阳属胆与三焦，故钱老临床治眩晕善用小柴胡汤加减治疗。因小柴胡汤有理气化痰、清热散郁之功，又能扶正，使清阳得升、浊阴得降而收效。配合二陈汤乃加强化痰利湿。

钱老小柴胡汤药物加减采用"有是症，用是药"的原则，对症用药，对病用药，密切配合主方，灵活加减使用。如：失眠者加茯神、炒酸枣仁；失眠伴大便干者加用柏子仁；潮热汗出者加淮小麦、大枣；有胆囊疾患者加用郁金、茵陈、鸡内金、金钱草等；有妇科疾病者加用当归、川芎、白芍、益母草；不孕不育者加菟丝子、覆盆子、沙苑子等；湿盛者常用杏仁、厚朴、茯苓；风寒咳喘痰多者加用干姜、细辛、五味子；清湿中之热用连翘；腹痛者用川楝子、延胡索、炒白芍；颈椎病者加用葛根、川芎、白芍、伸筋草；患高血压病者加用天麻、牛膝、杜仲、桑寄生、石决明等。

三、补中益气治百病

补中益气汤乃李东垣所创，主要用于治疗脾胃气虚、气虚发热和中气下陷等证，是临床常用的方剂之一。脾胃之气乃人体后天生化之源，钱老提倡"治病求本，滋其化源"。在临床上，中气不足，或误服克伐药物导致的四肢倦怠、口干发热、饮食无味；或饮食失节，劳倦身热，脉洪大而无力；或头痛恶寒，自汗；或气高而喘，身热而烦，自汗体倦，少食，脉微细软弱；或中气虚弱而不能摄血；或饮食劳倦而患疟痢等症均可使用补中益气汤。针对因脾胃虚弱或中气不足而引发的各类疾病，多用补中益气汤为主治疗；若兼有他证，则多以补中益气汤为基础加减治疗。钱老在临证中皆有许多灵活运用补中益气汤的案例，用药思路都独具特色。

某老年男性患者，反复腹痛、腹泻6年余，便稀无臭味，纳差，形体偏瘦，伴乏力、气短，脉细，舌淡，苔白稍厚。钱老拟补中益气汤加神曲、炒麦芽、莲肉、干姜、砂仁。服药半月余，腹痛、腹泻明显缓解。脾气升清，运化水湿精微，胃气降浊，受纳水谷，脾胃为后天之本，是生长、生存的根源。若脾胃升降失和，运化失常，清气下陷，水湿下注则为泄泻。"泄泻之本，无不由于脾胃"，根据虚则补之的原则，钱老选用补中益气汤为主方加减治疗。

某老年女性患者，低热半年余，感周身酸困，乏力不适，动则汗出，心悸气短，饮食欠佳，大便溏，小便黄，脉细，舌红微黄。钱老辨证为气虚发热，治以补中益气清热。处方补中益气汤加牡丹皮、黄芩、青蒿、地骨皮、银柴胡、葛根。患者发热，身困乏力，易汗气短，大便不成形，脉细，为气虚之症。14剂后热退无汗。钱老禀李东垣"气虚发热，以甘温补气，治本而退热"之义，选用了补中益气汤，又加青蒿、地骨皮、银柴胡等，气中寓阴，尽收良效。

某中年女性患者，大便不畅2年余，便意明显，但排便困难，感头晕乏力，易感冒，面色不华，伴腹胀下坠感，舌质淡，苔薄白，脉细。钱老治以补中益气，健脾润肠。方拟补中益气汤加火麻仁、枳实、厚朴。14剂后上症缓解，继以补中益气丸调适。功能性便秘是以排便次数减少，排便困难或伴排便不尽感，粪便干结为主诉的功能性肠病。病属大肠传导失常，常与脾、胃、肾关系密切，本案患者属便秘中的虚秘。钱老深谙："治大便不通……气虚多汗，则有补中益气之法……岂仅大黄巴霜哉？"对于气虚便秘采用单纯的泻法，往往加重病情，而用补中益气之法效果良好。

钱老认为补中益气汤不仅治疗脾胃气虚、气虚发热、气虚下陷证，也可以治疗心气虚、肺气虚、肾气虚、气阴两虚、心脾肾俱虚等为主证的疾病，主要功用表现在升阳补中，甘温除热。但阴虚火旺、实证发热及下元虚惫者禁止服用，命门火衰、虚寒或湿热泻痢者慎用。

四、通腑逐瘀疗中风

缺血性中风是目前临床常见的脑血管病之一，中风病机复杂，钱老认为其病理可用"风""痰""瘀"三字概括，从发病年龄看，患者大都在40岁以上，其真阴多亏。《黄帝内经》（简称《内经》）亦有"年四十阴气自半"之说，肝肾渐衰，精血枯亏，水不涵木，木不滋荣，内风旋动，而风木过动，又使中土受戕，健运失调，气不布津，聚湿生痰，痰湿内蕴，郁久化热，热极生风，痰借风势，风夹痰行，横窜经络，蒙蔽清窍，气血为之逆乱，腑气为之不通，此为中风的病机特点。

钱老认为元气亏虚、内伤积损乃是中风发病之本，正如《医林改错》中记载"君言半身不遂，亏损元气，是其本源"。钱老指出，"久病多虚""久病多瘀"，缺血性中风病位在脑之络脉，虚和瘀是缺血性中风发病的主要病理基础。久病体弱之人，气血阴阳失调，肝肾阴虚，脑络失养，或气虚血行不畅，脑络瘀阻，复因风火痰湿内蕴，一经触发，气血并逆于上，脑络壅滞，蒙蔽神窍，发为半身不遂、神志昏仆等中风诸症。

在中风治疗方面，钱老强调补益肝肾、活血逐瘀为贯穿疾病始终的基本治法。在中风先兆期，病机以肝肾亏虚为本，痰瘀交结为标，治疗以补肝肾益气为先，辅以祛痰通络之法；在急性期，气血逆乱，痰浊瘀血闭阻脑络，脑髓失养，神机不用是发病的关键，此期应先以调气通腑化痰利水为要，佐以活血、补益肝肾之品；而在中风恢复期，久病的气虚、久病多瘀为主要病机，治疗上重在补益元气，酌加化瘀通络之剂。

钱老指出缺血性中风后，脑络瘀阻，神机失用，统摄无权，中焦气机升降失常，传导失司，糟粕内停，发为肠腑燥实之证。加之中风患者多长期卧床，胃肠蠕动减慢等均可加重便秘。所以便秘为大多数中风患者的突出症状之一，若不及时治疗，往往会引起颅内压升高、体内毒素蓄积，从而继发多种临床变证。若见神识昏蒙、气粗口臭、腹胀、腹痛的患者时，首先得明确患者有无腑实证，若有则需及时给予相应通腑之法，使邪有出路，气血条达，神明方能逐渐恢复。在具体临床应用时，钱老根据患者便秘的严重程度，辨明造成便秘的原因，从而确立不同的通腑原则，如正气大虚或久卧伤气引起的气虚便秘者，需适时采取益气通腑法，加用黄芪、白术等健脾益气，同时酌加理气行气之品，以防虚不受补，补而壅滞；若热伤津液，或过用利水之品等造成肠燥便秘，宜养阴增液、行气通腑，佐以麦冬、生地黄、厚朴、全栝蒌、枳实等生津理气通腑；若肠腑燥实，热结便秘，以大便艰涩难下、状如羊粪为主诉者，常用大黄。但通腑泄浊法治标不治本，过用可伤其正气，应中病即止。

五、宣清下和升降散

升降散初载于《万病回春》，是为专治暑病而设，名为内府仙方；后详论于《二分析义》名为陪赈散，主要适用于疫；《伤寒温疫条辨》中将其定名为升降散。清代温病名家杨栗山将该方定位为治温十五方之总方，配伍精良，用于治疗各种温热证候。升降散以僵蚕清热解郁、除湿化痰，蝉衣祛风胜湿、涤热解毒，姜黄行气散郁，大黄泄热排毒。四药合用，然配伍精当，集宣、清、下、和于一方。一升一降之中寒温兼行，气分、血分药物同施，能调畅气血，通利三焦，既升清阳也降浊阴，既宣肺气也散郁火，去邪热通腑气，解邪毒活血络，也有通里达表、祛风胜湿、镇惊止痉等作用，故可治内伤外感之多种病症。

钱老认为，使用升降散需谨守火热内郁、升降失常这一病机，方能化裁治疗多种疾病。凡外感内伤，久郁化热，升降失常者，强调治疗以清宣与清泻并举，犹如开窗散热之举。不能但见热象即予苦寒之品以致冰伏。钱老指出，气机升降失常分为虚实两个方面，升降散乃攻邪之方，主要用于阳、热、实证。运用升降散，要有"以气不以质"的思想，"气"指气机升降之势，质是指有形物质，如汗、二便。僵蚕、蝉蜕意不在强责其汗，乃引清气上达，透气于外之意。姜黄、大黄意不在强通其便，乃凉降郁热，引浊阴下行之意。钱老讲到，虫类药为血肉有情之品，善行走攻窜，疏逐搜剔，通达经络，既可逐瘀又能化痰利湿，解毒散结，令顽痰死血尽可祛除，毒邪无处遁形。僵蚕与蝉蜕皆为虫药、风药，善于调畅气机，更有入络搜剔瘀滞之效，既可解毒又可祛风、清热。钱老使用升降散所治病证复杂，但遵循以下原则：凡由火热为主，兼夹风、湿、痰、瘀，具有阳、热、实性质，以郁为病机特点，表现为脏腑气机升降失常的一类病证，均可辨证运用升降散。以下为钱老运用升降散的典型案例。

某老年男性患者，反复蛋白尿 3 年余，血肌酐、血尿酸升高半年余。刻下乏力，自觉发热汗出，纳差，口苦，便溏，时有泡沫尿。舌红，苔黄腻，舌下静脉迂曲，脉弦。

退休返聘，工作劳累，平素易怒。钱老拟升清降浊、益气活血之法。予升降散加减：蝉蜕、僵蚕、片姜黄、制大黄、黄芪、太子参、黄芩、柴胡、当归、白芍、川芎、玉米须等。经2月余治疗，蛋白尿转阴，血肌酐、血尿酸接近正常水平。钱老认为慢性肾衰具有本虚标实、虚实夹杂的病机特点，其脾肾亏虚为本，湿浊、血瘀为标，二者互为因果，若病情进一步发展则浊毒为患。钱老求病本，循病机，从气虚、血瘀、浊毒论治，确立益气活血、升清降浊治疗之法，恢复机体的生理功能，促进毒邪的排泄，对慢性肾衰的治疗有着重要的意义。升降出入是脏腑功能活动的基本形式，正是由于这种形式的不断循环交替，才得以保证物质代谢的正常进行。慢性肾功能衰竭由于脾肾功能失调，升降开合失常，当升不升，当降不降，当藏不藏，当泻不泻，精微不摄而漏出，水浊不泻而滞留，因而产生湿毒之邪。方中升降散调畅气机，和其血分，升清降浊，僵蚕与蝉蜕皆属虫药，善于调畅气机、搜剔瘀滞；姜黄行气破血通经，与活血祛瘀的大黄相伍，可泻火解毒，化瘀通络。湿浊阻滞，日久成瘀，川芎活血祛瘀，当归、白芍养血活血散瘀，诸药共除湿浊瘀血之顽邪。柴胡，苦辛微寒，其性轻清而升散，能升举脾胃清阳之气；黄芩苦寒，长于清热燥湿，两药配伍，一升一降，疏泄气机。肾病往往久病必虚，久病入络，加生黄芪益气升清，气行则血行，此药在补虚之余，有助升降散调和气血，加上川芎、当归，更进一步促进气血运行。四药合用，可疏通三焦气机，调和气血，从而可治慢性肾衰之疾。

某中年女性患者，反复咳嗽6月余，咽痒不适，口干，偶有咳痰，色微黄，平素多思，夜寐欠安，无发热畏寒，无胸闷气急，大便稍结，小便无殊，舌红，苔微黄稍厚，脉弦细。查血常规、C反应蛋白（CRP）、肺CT无殊。半年来间断予润燥、宣肺、化痰等法治疗，但疗效并不理想。钱老予升降散合小柴胡汤加减：蝉蜕、僵蚕、姜黄、制大黄、柴胡、黄芩、半夏、杏仁、厚朴、桃仁、旋覆花、桑白皮、川芎、枇杷叶、生甘草。2周后，咳嗽明显缓解。钱老认为慢性咳嗽的主要病机是气机不利所导致的肺失宣肃，所以把调畅全身气机的升降散加和解少阳的小柴胡汤作为基础方。升降散有小柴胡汤相助，则药性更为平和，利于表里气机的运化。小柴胡汤有升降散相配，则通达上下之效增强。诸药合用则气机通畅，咳嗽自愈。

某老年女性患者，周身皮肤瘙痒2年余，抓挠及入夜后瘙痒尤甚，难以入眠，皮肤脱屑，洗浴后短暂缓解，乏力、口干、大便偏硬，小便偏黄，唇淡，舌红苔少，脉沉细。钱老认为证属血虚风燥，治宜养血活血，祛风止痒。治以升降散合四物汤加减：僵蚕、蝉蜕、姜黄、大黄、黄芪、当归、白芍、川芎、熟地黄、制何首乌、黄精、刺蒺藜、徐长卿、白鲜皮、夜交藤、合欢皮。患者用药4周后，瘙痒明显减退，皮肤较前光滑。老年皮肤瘙痒症为老年人的常见病和多发病。方中制何首乌、黄精、熟地黄滋补肝肾；黄芪益气固表；当归、白芍、川芎养血活血；姜黄、大黄凉血活血；僵蚕、蝉蜕、徐长卿、白鲜皮、刺蒺藜祛风止痒；夜交藤、合欢皮宁心安神，诸药合用共达养血活血、祛风止痒的良好功效。

　　某老年男性患者，出现认知障碍 10 月余。10 个月前患者在无明显诱因下出现偏瘫失语，头颅 CT 示脑梗死，对症治疗后偏瘫失语好转，但见健忘、反应迟钝，偶有头晕、头痛，时有烦躁不安，纳食欠佳，大便不畅，小便频多。舌红，苔微黄稍厚，脉弦。有高血压、高血脂病史。钱老予升降散加减：僵蚕、蝉蜕、姜黄、大黄、淡豆豉、焦栀子、连翘、薄荷、山楂、六神曲、麦芽等。钱老认为"健忘"病位在脑，涉及脾、肾、心、肝，以脾肾亏虚为致病之本，以气滞痰瘀为致病之标。各脏腑间功能上相互协同、相互依赖，这种关系的典型表现形式就是气的升降出入运动，即气机。气机以通调为顺，通则气机畅达无阻，调则升降出入有序。但凡六淫外伤，五邪内生，饮食劳倦，七情内郁皆可导致气机不畅，气机不畅则脏腑功能失调，气滞、痰浊、瘀血等由此而生，进一步阻碍气机。古有言"百病生于气也"，因此，调顺失调的气机，补充受损的正气，使之恢复正常可以达到从根本上治疗疾病的目的。钱老以畅达气机为治疗脑血管疾病的切入点。升降散为调畅气机的代表方剂，气机条达，则脏腑功能恢复正常，气滞、痰浊、血瘀等得以消除，进而气血冲和、阴平阳秘，五脏之精气得以充藏，髓海诸窍得以濡养，故而神智聪明，诸窍灵敏。方中蝉蜕、僵蚕升清化浊；姜黄行气活血散瘀；大黄通下降火，诸药合用，升降相通，调达气血，使气机宣畅，火郁发越。加淡豆豉、栀子、连翘、薄荷、助其清透之力，助郁伏之热外达。

（林朝阳）

第二章　读医随笔

第一节　谈谈学习中医的体会

中医药学源远流长，历经几千年的传承，不断发展，不断提高。学习中医，需要不断地临床实践、积累、总结，才能提高临床解决问题的能力。下面谈谈钱老学习中医的体会。

一、勤读经典，博取众长

中医作为一门古老的科学技术，自古传承是发扬中医的重要途径。正是通过无数中医人总结治病救人的经验，薪火相传，才有如今辉煌的中医药事业。因此当我们走进中医殿堂，就要怀抱虚心学习先辈前贤之心，上溯岐黄，下融诸家，力求融会贯通。

要想成为一名中医师，首先就要读好先辈前贤的经典著作。中国医药学的发展，有源有流，各个时期都涌现出著名的医家，他们代表了我国医学的发展方向，而且大都有医著留于后世，这是先人留给我们的宝贵财富，是我们不断吸收营养的源泉。正如清代刘奎所云："无岐黄而根底不植，无仲景而法方不应，无诸名家而千病万端药证不备。"研读经典是我们的必修课。从走进大学之门，我们就接触中医经典，如《内经》《伤寒论》《金匮要略》《温病条辨》等，那么为什么到了临床，还要重温经典呢？这是因为大学时代我们接受的是经典启蒙教育，大多是感性认识，由于缺少临床经验，有种看得见，摸不着的感觉。只有将临床实践同理论相结合，从临床实践中去领会经典，才会有理性认识的飞跃，真正理解经典中的精髓。例如《伤寒论》是一部临床专著，是辨证论治的源头，读了《伤寒论》，你会发现《伤寒论》只有证候，没有病机分析；只有方药，没有治则药理，使得对有些条文只能一知半解。但张仲景的用药精当，使人叹为观止。当我们有了一定的临床经验，再读《伤寒论》，就会有更深的理解，也会有更多的领悟。又如《内经》，它是中医基础理论典籍，讲的是中医学理论下人的生理、病理，不读《内经》，就不懂中医所说的生理、病理。有人会说现在我们已有很好的中医基础理论教材，《内经》的理论都概括于其中，学好中医基础理论不就可以了吗，何必再去读《内经》。诚然中医基础理论秉承《内经》的医学理论，但《内经》是中医的根源所在，它的原文仍然需要挖掘提炼，而且《内经》中涉及传统文化的修养，包含儒家、道家等的思想，可以让我们自由去领会。举个例子，《素问·四气调神大论》云："夫四时阴阳者，万物之根本也。所以圣人春夏养阳，秋冬养阴，以从其根，故与万物沉浮于生长之门。"这句话的意思是春夏宜保养阳气，秋冬宜保养阴气，这是古人根据四时阴阳变化的养生方法之一，为历代医家及养生家所重视。历代医家结合临床又有所发挥，丰富了"春夏养阳，秋冬养阴"的理论学说。王冰解释此条文为阴阳互制；张介宾从阴阳互根的角度去阐述；张志聪则又从阴阳盛衰的角度来解；当代名家王洪图认为四时阴阳是万物根本，懂得养生之道的人，根据春生、夏长、秋收、冬藏这个规律来养生。所以"春夏养阳"就是养生长之气，"秋冬养阴"就是养收藏之气。医家的研究角度不一样，阐述的观点也不尽一致，关键之处是要对"养"和"阴阳"的含义有一个正确的理解。这个"阴阳"指的是自然界的四时阴阳。即春夏的"生""长"为阳，秋冬的"收""藏"为阴；这个"养"字应作"保护"讲。天人合一，人要根据四时阴阳的变化作调整，保护好体内的阴阳平衡。

自 2000 多年前诞生《内经》始，中医典籍浩如烟海，即使皓首穷经，一生亦难以穷尽。因此读书要注意方法。在大学读书时，有老师曾告诉我，读书要先读内容提要、前言，因为内容提要、前言通常都会告诉你本书作者写书的目的是什么，阐述的内容是什么，特点又在哪里，这样就能知道整书的大概内容，方便选择。读书要分为精读、泛读、选读。有些书泛读一下就可以了，有些书则选择一部分重点内容来读也可以了，而有些书是可以放在案头时时翻阅的，如《临证指南医案》。对《内经》《伤寒论》《金匮要略》《脾胃论》等经典则需要精读，重要的条文要背诵下来，并且要深刻领会精神。清代陆九芝云："读书而不临证，不可以为医，临证而不读书，亦不可以为医。"读经典要注意，一要持之以恒，按自己规划时间连续学习；二要读书专一，对自己选定的经典医籍始终如一，读深、读透；三要深入细致，不能只学皮毛，一知半解；四要结合临床，善于思考，读书的目的是为临床服务，所以要带着问题学习，在不断研读、不断地临床诊疗中提高中医理论和诊疗水平。名老中医岳美中通过学习和临证，曾深有体会地说："治重病大症，要用仲景的经方；治脾胃病，用李东垣的方较好；治温热及小病轻病，叶派时方细密可取。"

二、辨病辨证，审证求因

中西医各有所长，应相互取长补短，辨病和辨证相结合，审证求因，明辨病位。不管中医、西医，诊疗患者首先要辨病。西医与现代科学结合较紧，在局部、微观上有突出的优势，利用许多现代化的诊疗设备，诊断精确、具体。而中医看病讲究辨证论治，先是辨别不同的证，然后给予相应的治疗，辨病则比较粗犷。辨证论治是中医的特长，辨病则是西医的特长。所以诊断上可以借助现代医学的手段，这对以临床症状、体征为主要诊断依据的中医学来说，西医诊断可以作为中医四诊手段的补充，使辨证更加准确。

诊病首先一定要明确原发病是什么。现代医学对疾病的诊断相对明确，而中医需要四诊合参才能得出诊断，由于部分症状缺乏，常无特异性症状、体征，而无法准确诊断，如腔隙性脑梗死、单纯性血尿或蛋白尿的肾炎，都会因症状缺如而无法准确诊断，又如水肿，现代医学可分为肾源性、心源性、营养不良等等，而中医如果不仔细辨证，就无法区分。这些就可以借助现代医学技术的优势来帮助解决。一旦解决了诊断，接下来的治疗，就可以用中医的思维，根据中医的理论来辨证论治，遣方用药。曾经有人问我，中医使用丹参注射液治疗，算是用中药还是用西药，我回答说，用药不在于中药、西药，关键是你的思维，是用中医的理论指导用药，还是用西医的理论去指导用药，如果是用西医的理论去指导用药，即使用的是中药饮片，也不能说是中医。

辨证论治是中医治疗的精华所在，也是最具中医特色的治疗方法，它需要有整体观、天人合一观、人与自然和谐统一的辨证思维。同病异治，异病同治，还可以同治不同方。小柴胡汤是张仲景用和解少阳法治疗少阳病的代表方，后人甚至称和解少阳法为小柴胡汤法，清代叶天士治疗疟疾也用和解少阳法，但方用青蒿鳖甲汤，缘因病机相同，病因不同，病性有异，方药自然不同，所以同法而不同方。这就是中医治病的奥妙所在，也是考量一个中医师辨证论治的灵性所在。海阔凭鱼跃，天高任鸟飞，中医师完全可以打开自己的思维，驰骋在中医这块博大精深的大地上，运用缜密、科学的分析方法，制定出符合病情的治疗方法。

做中医师最难的是如何辨证，如何处方。许多中医师都会有这样的经历，初学中医时，方剂可谓记得不少，经典条文也能背诵，可是一到临床，就不知如何辨证，或是辨为何证。这就需要临床长期地积累、分析、总结，才会形成临床经验。我曾诊一位反复口腔溃疡的女性患者，察其舌淡苔薄，脉细，面色略白，胃纳不佳，宗李东垣阴火理论，投以升阳散火汤，连服 7 剂不效，再诊时，经反复询问病史，发现该患者的口腔溃疡很有规律，每次月经来前一周左右开始慢慢加重，月经过后减轻或消失。思忖月经在《内经》称之为"天癸"，《内经》云："女子七岁，肾气盛，齿更发长；二七而天癸至，任脉通，太冲脉盛，月事以时下。"可见"天癸"由肾所主，"天癸"是否正常，同肾气的强弱有关。肾为水火之宅，相火离位，上炎口腔，发为溃疡，遂改投金匮肾气丸，7 剂后口腔溃疡基本消失，嗣后根据月经周期连服三个月，口腔溃疡不再复发。

三、阴阳平衡，执中致和

倡导阴阳气血的平衡疗法，以平调阴阳、升降气机为原则，气血调畅，阴平阳秘，达到人体生命活动的最佳平衡状态。

中医学认为，人是一个阴阳合一的复杂有机整体，即所谓"人生有形，不离阴阳"

（《素问·宝命全形论》）。正常的生命活动，是阴阳二者对立统一的结果。健康人被称为"平人"或"阴阳和平之人"，其标志是"阴平阳秘"。这是一种动态的平衡，实现的前提于外是要做到天人合一，正邪相安；于内是脏腑、经络、气血等在各自履职尽责的同时，还要相互协调配合，相适相谐，不致出偏，达成各局部环节的平衡。

但是人的阴阳平衡不是一成不变的，往往受制于外因内因，阴阳出现偏颇。阴阳不和，百病丛生，营卫失和，腠理不固，外邪乘虚，津液外泄，故阴阳、营卫不和会导致一系列疾病的产生。《素问·生气通天论》曰："凡阴阳之要，阳密乃固，两者不和，若春无秋，若冬无夏，因而和之，是谓圣度。"阴阳和则百病自调，维护阴阳平衡则是在脏腑气机升降出入过程中完成的。升降出入是气机的基本表现形式，脾升胃降，肝升肺降，肾升心降。脾主升清，运精微与津液上达；胃主降浊，降食糜与糟粕下行。作为后天之本，"脾宜升则健，胃宜降则和"（《临证指南医案》）。脾升胃降对于人体全身气机的调节起中轴枢转的作用。东方属木，万物之所始生，以肝配木，具有春阳升发之气，故肝气从左而升；西方属金，万物之所收敛，以肺配金，具有肃杀收敛之性，故肺气从右而降。叶天士也说："人身气机合乎天地自然，肝从左而升，肺从右而降，升降得宜，则气机舒展。"从而形成了一个肝升肺降的循环，对于维持人体气机升降及指导临床治疗皆具有重要的意义。心位居于上而属阳，主火，其性主动；肾位居于下而属阴，主水，其性主静。心火须下降于肾，与肾阳共同温煦肾阴，使肾水不寒。肾水须上济于心，与心阴共同涵养心阳，使心火不亢。此即谓心肾相交或水火既济。

脏腑气机升降失常则发为诸症。升降不及，如脾虚则清气不升，而可见头晕、便溏；肺虚则宣肃无权，而可见呼吸少气、咳嗽喘促等。升降太过，如六腑通降太过，就会出现腹泻及尿频量多，甚至滑脱不禁等症。再如肝气升发太过则肝气上逆，形成肝阳上亢、肝火上炎，而见头晕、头痛、面红目赤等。升降逆乱，即升降反作，如脾虚气陷而为泄泻、脱肛；胃气不降，上逆发为嗳气、呕吐；心火不降，肾水不升，则为心肾不交，发为心烦失眠、遗精腰酸等症。升降失常的调理，则是根据辨证结论，结合药物的升降浮沉加以纠正。

中医药理论体系可谓博大精深，其最具基础性的还是"天人合一"的整体观，"取象比类""司外揣内"的藏象学说，阴阳互根、互用、互应、互相生化制约的生理、病理观，五行间生化克制的系统性的病机论，以及"执中致和""补偏救弊"的辨证施治原则。

中医理论认为，"和谐""平衡"乃是人之身体保持健康的前提和基础，人之所以患病，是因为人体之阴阳出了问题，导致阴阳失和失平而生疾病。故而需要有针对性地调节、治疗，以使人体之阴阳恢复至和谐平衡的状态。《素问·调经论》论道："五脏者，故得六腑与为表里，经络支节，各生虚实。其病所居，随而调之。病在脉，调之血；病在血，调之络；病在气，调之卫；病在肉，调之分肉；病在筋，调之筋；病在骨，调之骨。"这是告诉人们，医者治疗病患须先诊其病源所在，然后根据实际情况采取措施医治，使患者身体（包括精神）达到一个"适中"的程度。"执中"是医治疾病的基本方法，"致和"是医治疾病的最终目的。

致和，以调和、调整、调顺、和解、中和等方法，将人体"不和""失和""失衡"的病变状态调整恢复到"阴平阳秘""和者则平""以和为期""以平为期"的正常功能状态。"致和"的思想，可以广泛用于指导建立和谐医患关系、周全临床诊断、协同临床治疗，能够调整并恢复人体内外、阴阳、气血、脏腑的功能平衡协调，调节、建立和谐的医患关系。在临床中的具体体现为调和肝脾、调和寒热（寒热并用）、表里双解、攻补兼施、阴阳并调、气血双调、升降并用、身心疏调等。治疗中还须慎用寒热偏激或燥烈峻猛之品。寒凉之品太过则戕伐生生之气，于胃家不利；峻下之品，或金石重镇消导克伐之品不宜过用，以免正虚病进，百药无力；养阴滋补之品不可过剂，有腻脾滞胃之弊；香燥祛湿不可过用，恐其劫阴耗津。

四、注重脾肾，培本固基

脾胃为后天之本，肾为先天之本。重视脾肾的补益，以培本固基，增强体质、养生祛病。

从五脏功能来说，肾为先天之本，先天之精所藏之处，元阴元阳寓于其中，是生命之根，为脏腑阴阳之本，肾气的盛衰，关系到疾病的发生和发展，如肾阴肾阳失调，会导致其他脏腑的阴阳失调，同样其他脏腑疾病，日久必然影响到肾，损耗肾中精气。元阴元阳受之于父母，需要后天营养不断补充。脾为后天之本，生化之源，又是气机升降出入的枢纽。脾属土，土为万物之母，非土不能生万物，唯土旺而万物昌盛。脾旺则人体诸脏方能得到滋养。因此脾荣则五脏皆荣，脾虚则五脏俱损。脾气虚弱，中气不足是发病的主要内在因素，饮食不节、外邪侵入是发病的主要外在因素，若无脾胃虚弱之体，纵有外邪侵入，也不一定发病。因此，在诊疗过程中，要时时顾护脾胃，保护脾胃之气。用药中病即止，尤其是苦寒之药，以免过量损伤脾胃。

脾胃同居中焦，一脏一腑，一升一降，是气机升降出入之枢纽。《素问·刺禁论》云："肝生于左，肺藏于右，心部于表，肾治于里，脾为之使，胃为之市。"脾为之使，谓之如信使趋走不息，无所不到，说明脾具有转枢功能，运化水谷精微，也是脏腑气机升降出入的枢纽；胃为之市，市即市场，市场具有包容万物的特性，同时也有流通的特性，说明胃具有受纳水谷的功能，同时与脾共同起到转枢五脏气机的作用。肝升肺降、心表肾里，脾胃居于中焦以转枢，共同构建成一个完整的气机输布系统。其中脾胃居于中焦，有升有降，通连表里内外上下，是其关键，不仅帮助各脏腑气机输布，也制约各脏腑气机的过度升降，而且维持其和谐状态，起着调度、协调的作用。由于脾胃对人体五脏气机的特殊作用，一方面脾胃之病可以表现为五脏气机的升降失调，如黄元御在《四圣心源》中所说"中气衰则升降窒，肾水下寒而精病，心火上炎而神病，肝木左郁而血病，肺金右滞而气病。神病则惊怯而不宁，精病则遗泄而不秘，血病则凝瘀而不流，气病则痞塞而不宣。四维之病，悉因于中气。中气者，和济水火之机，升降金木之轴"。脾胃一病，则气血精神无所不病。另一方面，五脏气机升降失常之病，往往可以通过治疗脾胃而获效。周慎斋《慎斋遗书》谓："诸病不愈，必寻到脾胃之中，万无一失。"《景岳全书·脾胃》云："故凡欲察病者，必须先察胃气；凡欲治病者，必须常顾胃气。胃气无损，诸可无虑。"

五、遣方用药，务求精当

当辨病、辨证完成之后，再根据病机确定治则、治法，法既明，则需遣方用药，即方从法出。遣方用药，务求精当，源出经典，提高疗效。

临证时遣方选药，首先要辨证用药，辨什么证，用什么药，辨证用药主张源自经典，首先选用先贤经方。经方君臣佐使配伍严谨，组织巧妙，丝丝入扣，故凡病切合于经方者，多不作加减而用之，偶有加减也仅数味，不致本轻而末重。如小柴胡汤、桂枝汤、麻黄汤、小青龙汤、炙甘草汤、真武汤、玉屏风散、二陈汤、补中益气汤、桃红四物汤、升阳散火汤等，均为治疗常见病所喜用之经方。推崇经方，切忌死搬硬套，对《伤寒论》《金匮要略》等经典著作中的方剂，不求全部掌握，在临床中常用的方剂，要熟悉其组方原则和规律，掌握其适应证，并能推陈出新，加减化裁运用自如。组方用药须简练、轻重有度、衷中参西，力求法捷效速，切忌冗杂繁复。药不在多而在精，量不在大而在中病。医之伐病，贵在简练，方简力专，克敌制胜，最忌凑合敷衍，杂乱无章。用药当知药，知药才能善用，要去了解常用中药的性能主治，具体用法、用量及使用宜忌，熟悉各类相似药物的共性与个性，熟悉每味常用中药炮制配伍后的性效变化，熟悉每味常用中药的传统功效主治，了解其现代药理研究成果，熟悉每味中药对人体的治疗作用，了解应用不当会对人体产生何种不良反应。

辨证立法、方证相对、据方遣药固然为传统中医经典的辨证论治手段，但由于现代医学对疾病诊断水平的提高，常常呈现有病无症的临床特点。因此，对于这类情况的遣方用药，要以辨病用药为主。例如无症状脑梗死，辨治应从基本病机入手。遵循中医辨证论治的原则，以中风的基本病机为基础，根据不同病因和体质进行辨证论治，分清阴阳属性、虚实变化、脏腑盛衰，进而找出相应的治疗方法，确立对应的方剂和药物。无症状脑梗死是以气行不畅，脑脉痹阻为主要病理改变，其病机应属瘀血阻络。因此无论是何种诱因，无论虚实如何变化，活血化瘀是贯穿治疗始终的主要方法。在活血化瘀的基础上，可随病机情况，结合化痰开窍、平肝息风、通腑泻下、养阴益气等法。常用的活血化瘀药有水蛭、三七、丹参、川芎、红花、蒲黄、当归等；对高血压、动脉粥样硬化所致的脑梗死可选用益母草、牛膝、三七等；化痰开窍则常选天竺黄、胆南星、石菖蒲、郁金等；平肝息风则常选天麻、钩藤、白菊花、夏枯草等；通腑泻下则常用生大黄。

经历代医家的不断探索和实践，发现了许多对某病某症有特殊功效的药物，因其主攻对象明确、疗效确切，受到历代医家青睐，是临证组方用药的重要组成部分。例如黄连、白头翁治疗痢疾；苦参治疗心律失常；雷公藤治疗风湿病；土茯苓治疗痛风；金钱草治疗泌尿系统结石；瓦楞子、海螵蛸、左金丸抑制胃酸；山楂、决明子、荷叶、泽泻、鬼箭羽、绞股蓝等降血脂；钩藤、夏枯草、黄芩、菊花、益母草、生杜仲等降血压；茵陈、栀子清热利湿退黄；玉米须等降血糖。这些药物都可以作为针对某病的经验用药，融入主方中配伍使用。

第二节 《内经》读书心得

一、对"春夏养阳，秋冬养阴"的理解

【原文】

夫四时阴阳者，万物之根本也。所以圣人春夏养阳，秋冬养阴，以从其根，故与万物沉浮于生长之门。

——《素问·四气调神大论》

这句话的意思是春夏宜保养阳气，秋冬宜保养阴气，这是古人根据四时阴阳变化的养生方法之一，为历代医家及养生家所重视。历代医家结合临床又有所发挥，丰富了"春夏养阳，秋冬养阴"的理论学说。

王冰解释此条文为阴阳互制，认为春夏阳盛易伤阴，故宜食寒凉以制阳亢，秋冬阴盛易伤阳，故宜食温热以抑其阴盛。"阳气根于阴，阴气根于阳，无阴则阳无以生，无阳则阴无以化，全阴则阳气不极，全阳则阴气不穷。春食凉，夏食寒，以养于阳；秋食温，冬食热，以养于阴。"

张介宾从阴阳互根的角度认为，春夏养阳是为秋冬养阴作准备，秋冬养阴是为春夏养阳奠定基础。"夫阴根于阳，阳根于阴，阴以阳生，阳以阴长，所以圣人春夏则养阳，以为秋冬之地；秋冬则养阴，以为春夏之地，皆所以从其根也。今人有春夏不能养阳者，每因风凉生冷，伤此阳气，以致秋冬多患疟泄，此阴胜之为病也；有秋冬不能养阴者，每因纵欲过热，伤此阴气，以致春夏多患火证，此阳胜之为病也。"

张志聪从阴阳盛衰的角度来解释，认为春夏阳盛于外而虚以内，宜养内虚之阳，秋冬阴盛于外而虚于内，宜养内虚之阴。"春夏之时，阳盛于外而虚于内；秋冬之时，阴盛于外而虚于内，故圣人春夏养阳，秋冬养阴，以从其根而培养也。"

马莳、高世栻等医家认为春夏顺其生长之气即养阳，秋冬顺其收藏之气即养阴。一般认为这种说法最合经旨。高世栻注曰："圣人春夏养阳，使少阳之气生，太阳之气

长；秋冬养阴，使太阴之气收，少阴之气藏。"马莳《素问注证发微》曰："圣人于春夏而有养生长之道者，养阳气也。秋冬而有养收藏之道者，养阴气也。"

　　上述虽然都是从阴阳失衡的基础上来阐述，但各种见解不一，根本的原因在于研究角度不一样，因此有必要根据《内经》的原文进行解读。首先《内经》中所言的是圣人春夏养阳，秋冬养阴。那为什么要强调春夏养阳，秋冬养阴？关键之处是在于如何理解"养"的含义。笔者认为这个"养"字应作"保护"讲。理由是人是由天地阴阳之气交感而生，且生活在天地之间，与外界环境存在密不可分的依存关系，人的生理活动、健康状况甚至心理活动，在一定程度上受四时阴阳、社会环境的影响。当四时阴阳发生变化时，人体也会发生与之相应的变化。因此，人与天地构成了一个整体，人体只有在整体上达到阴阳平衡的健康状态，才能适应外界环境的变化。自然界有春、夏、秋、冬四时太过或不及的变化，人要根据四时阴阳的变化作调整，保护好体内的阴阳平衡。然而人体的阴阳平衡并不是恒定不变的，由于阴阳具有相互对立、相互制约、相互依存、相互转化的特性，决定了人体的阴阳平衡是一种动态的平衡，若春、夏、秋、冬四时出现太过或不及的变化，势必影响人体的阴阳平衡，造成阴阳失衡，导致各种疾病的发生。因此要根据四时阴阳变化调节自身阴阳，如春夏注意保养阳气，秋冬注意保养阴气，以维持人体阴阳平衡。当代名医王洪图认为四时阴阳是万物根本，懂得养生之道的人，会根据春生、夏长、秋收、冬藏这个规律来养生。所以"春夏养阳"就是养生长之气，"秋冬养阴"就是养收藏之气。朱丹溪云："夜卧早起于发陈之春，早起夜卧于蕃秀之夏，以之缓形无怒而遂其志，以之食凉食寒而养其阳，圣人春夏治未病者如此。与鸡俱兴于容平之秋，必待日光于闭藏之冬，以之敛神匿志而私其意，以之食温食热而养其阴，圣人秋冬治未病者如此。"（《丹溪心法·不治已病治未病》）春夏两季气温逐渐升高，是人体与自然界阳气逐渐生发生长以达到旺盛的时机。春夏之时，阳气旺盛，万物生机益然。人们纷纷走出户外，活动量相对增大，腠理开泄，汗液增多，体内阳气亦随之外泄。特别是夏季，暑气逼人，常常导致阳气宣发太过。或者因为春夏两季人们喜食寒凉而使内寒过甚，以至于体内阳气更耗。所以春夏要时时注意保护好阳气。而秋冬之时，天气逐渐由凉变冷，阴气当令，万物在这种环境下开始闭藏。影响人体则肌表致密，体内阳气常郁闭于内，不易外发而致阳气偏盛，阴气偏衰。秋冬常喜食温热辛辣之品，也易伤阴助阳，所以秋冬要注意保护阴气，让精气内聚，以润养五脏，远离疾病，也能为明年春夏阳气升发打好基础。俗话说"冬吃萝卜夏吃姜"就是这个道理，夏天尤其是长夏湿气过重，适当吃点姜驱散寒湿，冬天阳气郁闭易生内火，适当吃点萝卜可以祛火。

　　因此，"春夏养阳，秋冬养阴"要从饮食调节、生活起居、精神调摄等方面做起，顺应天时，以从其根。

二、谈"治未病"

【原文】

是故圣人不治已病治未病，不治已乱治未乱，此之谓也。夫病已成而后药之，乱已成而后治之，譬犹渴而穿井，斗而铸锥，不亦晚乎！

——《素问·四气调神大论》

上工，刺其未生者也；其次，刺其未盛者也；其次，刺其已衰者也……上工治未病，不治已病，此之谓也。

——《灵枢·逆顺》

"治未病"即采取相应的措施，防止疾病的发生发展。其在中医学的主要思想是：未病先防、既病防变和病后防复。这是对治未病的最为经典的论断。其三种含义：一是防病于未然，强调摄生，预防疾病的发生，包括法于自然之道、调理精神情志、保持阴平阳秘这三方面；二是既病之后防其传变，强调早期诊断、早期治疗，要能够预测到疾病可能的发展方向，及时控制疾病的发展演变；三是病后防止疾病复发和治愈后遗症。

对于"治未病"的理解，重点在于"未病"两字，有人理解为"无病"，有人理解为"病将作"或"将病"。临床医家多是理解为"病将作""将病"，但这必须要有一个前提条件，即有患病的因素存在，或将病未病，这样高明的"上工"就能预见和分析出"将病"的各种因素，从而防止其病发。养生家则偏向于"无病"，因此这个"治未病"的"治"作为治理、管理来讲。"未病"就是不要使其得病，朱丹溪云："与其救疗于有疾之后，不若摄养于无疾之先，盖疾成而后药者，徒劳而已。"又云："始论乎天真，次论乎调神，既以法于阴阳，而继之以调于四气，既曰食饮有节，而又继之以起居有常，谆谆然以养身为急务者，意欲治未然之病，无使至于已病难图也。"（《丹溪心法·不治已病治未病》）一个人在没有病的时候就注重养生，保持阴阳平衡，正气存内，邪不可干，用养生的办法预防疾病的发生，以"形"与"神"俱状态尽终其"天年"。

从"治未病"的内涵分析，应该包括这两方面的内容，纵观《内经》这部书，一个重要的内容就是告诉人们如何养生，如何不生病。《素问·上古天真论》中说："法于阴阳，和于术数，食饮有节，起居有常，不妄作劳，故能形与神俱，而尽终其天年，度百岁乃去。""形"即形体及躯体四肢的活动能力，"神"即人的思维活动。这是我们先人的追求目标，遵循自然界的规律，保持心理平衡，适当运动，注意饮食卫生，生活有规律，这样保持"形"与"神"俱，直至享尽"天年"。这是一个主动的健康养生方式，以达到不生病的目的。朱震亨在《格致余论》中说："是故已病而不治，所以为医家之怯；未病而先治，所以明摄生之理。"同现代人的防病理念不同，现代很多人做检查，希望查出病来早治疗，这是被动预防。所以中医"治未病"的这个理念即使放到今天来说，也是相当先进的，值得我们去思考和借鉴。"治未病"是中医特色之一，治未病和已病论治是一个密不可分的整体。《难经·七十七难》云："经言上工治未病，中工治已病者，何谓也？然：所谓治未病者，见肝之病，则知肝当传之于脾，故先实其脾气，无令得受肝之邪，故曰治未病。中工者，见肝之病，不晓相传，但一心治肝，故曰治已病也。"每个中医师临证过程中，都应该把"治未病"的理念结合到诊疗活动中去，将预防和治疗有机统一。脏腑之间，有相互联系、相互制约的作用，一脏有病，往往影响他脏，治病时必须以整体观念，治其未病之脏，以防疾病之传变。

三、对"病在肝，愈在夏"之认识

【原文】

病在肝，愈于夏；夏不愈，甚于秋；秋不死，持于冬，起于春，禁当风。肝病者，愈在丙丁；丙丁不愈，加于庚辛；庚辛不死，持于壬癸，起于甲乙。

——《素问·藏气法时论》

本条文用五行相生相克的原理来说明肝病的衰旺过程。肝病在什么时间能愈呢，到"我"生者的时间应该能愈了，即"至其所生而愈"。肝属木，按四季来说属春天，木生火，属母子关系，火在四季里属夏天，所以肝病在夏天痊愈。如果夏天不痊愈，秋天就要加重了，秋天属金，金克木，为木之所不胜，"至其所不胜而甚"，所以肝病到秋天就加重。冬天属水，水生木，属子母关系，即"至于所生而持"，这个"至于所生"是生"我"者之意，肝病如果能挺过秋天，到了冬天应该能相持，即维持现状，病情稳定。春天是木之本位，所以肝病有起色，或者说肝病到春天就发作。

五行学说是中国古代的一种朴素的唯物主义哲学思想，五行学说认为宇宙间的一切事物，都是由木、火、土、金、水五种物质所组成，自然界各种事物和现象的发展变化，都是这五种物质不断运动和相互作用的结果。中医学把五行学说应用于医学领域，成为中医学理论体系的哲学基础之一和重要组成部分。中医学的五行概念，旨在说明人体的组织结构、生理功能、病理变化，以及各个组成部分在功能上是如何相互协调、相互为用，维持着机体正常运行的。运用五行的特性来分析和归纳人体的形体结构及其功能，运用五行的生克制化规律来阐述人体脏腑之间，以及人与外界环境的相互关系；用五行乘侮胜复规律来说明疾病的发生发展的规律和自然界五运六气的变化规律。五脏之间既有相互滋生的关系，又有相互制约的关系。五脏中任意两脏之间都具有生我、我生、克我、我克中的一种关系。五脏之间的生克制化，说明每一脏在功能上有他脏的资助，不致于虚损，又能克制另外的脏器，使其不致过亢。本脏之气太盛，则有他脏之气制约；本脏之气虚损，则又可由他脏之气补之。运用五行子母相及和乘侮规律，可以判断五脏疾病的发展趋势，来调整其太过与不及，控制其传变，使其恢复正常的功能活动。

在临床工作中，我们要掌握疾病在发展过程中的生克乘侮关系，根据这种规律防患于未然，顺势而为，辨证施治。

四、从"肝生于左"谈气机升降

【原文】

肝生于左，肺藏于右，心部于表，肾治于里，脾为之使，胃为之市。

——《素问·刺禁论》

本文大意：肝气生发于左，肺气肃降于右，心脏调节在表的阳气，肾脏管理在里的阴气，脾主运化，水谷精微赖以传输，胃主受纳，饮食水谷汇聚于此。

《内经》在此处所言，即从气机输布运行的角度论五脏的功能特点。脏腑气机的升降出入特性是通过脏腑的生理功能来体现的。左右者，当人面南而立时，左为东，是太阳升起的方向，在五行属木，木主生发上升，在五脏属肝。肝生于左，说明人体的生发之气由肝主之，由左上升。右为西，是太阳下降的方向，在五行属金，金主肃降，在五脏属肺。肺生于右，说明人体的肃降功能由肺主之，从右下降。心部于表，心为阳脏而主火，火性炎散，故心气分布于表。肾治于里，肾为阴脏，位居于下，其性属水，藏精而主内，故肾气主治于里。张志聪注："心为阳脏而主火，火性炎散，故心气分布于表；肾为阴脏而主水，水性寒凝，故肾气主治于里。"脾为之使，谓之如信使趋走不息，无所不到，说明脾具有转枢功能，运化水谷精微，也是脏腑气机升降出入的枢纽。胃为之市，市即市场，市场具有包容万物的特性，同时也有流通的特性，说明胃具有受纳水谷的功能，同时与脾共同起到转枢五脏气机的作用。肝升肺降，心表肾里，脾胃居于中焦以转枢，共同构建成一个完整的气机输布系统。

中医认为，人体之气是维护正常生命活动的基本物质，它不断运动，周流全身，无所不到，其基本的运动形式即升降出入。《素问·六微旨大论》云："出入废，则神机化灭；升降息，则气立孤危。故非出入，则无以生长壮老已；非升降，则无以生长化收藏。"故气的升降出入是人体生命活动的一种表现，只有脏腑气机的升降出入正常，才能发挥人体的正常生理功能，反之则百病始生。其中脾胃居于中焦，是其关键，李东垣在《脾胃论·天地阴阳生杀之理在升降浮沉之间论》中云："万物之中，人一也，呼吸升降，效象天地，准绳阴阳。盖胃为水谷之海，饮食入胃，而精气先输脾归肺，上行春夏之令，以滋养周身，乃清气为天者也；升已而下输膀胱，行秋冬之令，为传化糟粕，转味而出，乃浊阴为地者也……或下泄而久不能升，是有秋冬而无春夏，乃生长之用，陷于殒杀之气，而百病皆起。或久升而不降，亦病焉。"脾胃有升有降，通连表里、内外、上下，其他脏腑均赖脾胃之气以为生，升则上输心肺，降则下归肝肾。脾胃不仅帮助各脏气机输布，也制约各脏气机的过度升降，而且维持其和谐状态，起着调度、协调的作用。由于脾胃对人体五脏气机的特殊作用，一方面脾胃之病可以表现为五脏气机的升降失调，黄元御在《四圣心源》中说："中气衰则升降窒，肾水下寒而精病，心火上炎而神病，肝木左郁而血病，肺金右滞而气病。神病则惊怯而不宁，精病则遗泄而不秘，血病则凝瘀而不流，气病则痞塞而不宣。四维之病，悉因于中气。中气者，和济水火之机，升降金木之轴。"脾胃一病，则气血精神无所不病。另一方面，五脏气机升降失常之病，往往可以通过治疗脾胃而获效。周慎斋《慎斋遗书》谓："诸病不愈，必寻到脾胃之中，万无一失。"

第三节 《脾胃论》心得体会

李杲，字明之，晚年自号东垣老人，真定（今河北省正定）人，生于金大定二十年（公元 1180 年），卒于元宪宗元年（公元 1251 年），中国医学史上"金元四大家"之一，是中医"脾胃学说"的创始人。幼学儒亦爱好医药。李东垣在师承张元素学术思想的基础上，勤求古训，精研《内经》《难经》《伤寒论》，结合自己的临床实践，著成《脾胃论》一书，其理论内涵精辟丰富，十分强调脾胃在人体的重要作用，其核心理论是："脾胃内伤，百病由生。"这与《内经》中讲到的"有胃气则生，无胃气则死"的论点是一致的。"脾胃学说"受到了后世医家的推崇和重视，因为脾胃在五行中属土，因此他的学说也被称作"补土派"。

一、脾胃是元气充养之源

东垣认为脾胃是气血生化之源、元气之本。元气，《内经》中称之为"真气"，《难经》中称之为"原气"，是人体最根本、最重要的气，元气不足，是百病发生的根本。元气发于肾，以三焦为通路，循行全身，内而五脏六腑，外而肌肤腠理，无处不到，推动和调节人体的生长发育和生殖、脏腑、经络、形体、官窍的生理功能。而元气充养为先天之气，需要后天之气的不断充养才能充分发挥作用。东垣认为脾胃是元气充养之源，脾胃伤则元气衰，元气衰则疾病便可发生。如《脾胃论·脾胃虚实传变论》中说："脾胃一伤，五乱互作，其始病，遍身壮热，头痛目眩，肢体沉重，四肢不收，怠惰嗜卧，为热所伤，元气不能运用，故四肢困怠如此。"因此，东垣十分强调脾胃对元气的后天补充作用，必须注重脾胃。他在《脾胃论·脾胃虚则九窍不通论》中说："真气又名元气，乃先身生之精气也，非胃气不能滋之。"在《脾胃论·脾胃虚实传变论》中提出："元气之充足，皆由脾胃之气无所伤，而后能滋养元气。若胃气之本弱，饮食自倍，则脾胃之气既伤，而元气亦不能充，而诸病之所由生也。"并从《内经》有关论据，阐述病从脾胃而生的四条理由，一是胃气受病，卫外不固，卫外的阳气厌恶过度的烦劳。二是脾胃不和，谷气下流，营养不能充分吸收和利用，气血衰少，必致多病。三是胆气失去升发的生理作用，脾胃中谷气下流。四是宗气紊乱，营卫失调，脾胃生理功能受到损害。

李东垣反复强调脾胃滋养元气的作用，以脾胃气衰致元气失于滋养，《脾胃论·脾胃虚弱随时为病随病制方》曰："夏月宜补者，补天元之真气，非补热火也，令人夏食寒是也，为热伤元气，以人参、麦门冬、五味子生脉，脉者，元气也。"

二、脾胃是气机升降之枢

东垣认为自然界的一切事物都是时刻运动着的，而这种运动的形式，主要表现为升降沉浮的变化。如一年四季中春夏地气升浮而万物生长；秋冬天气沉降而杀藏，万物逐渐凋亡。而人体精气的升降运动，有赖于脾胃主宰。《脾胃论·脏气法时升降浮沉补泻图说》中谓："五行相生，木、火、土、金、水，循环无端，惟脾无正行，于四季之末各旺一十八日，以生四脏。"《素问·刺禁论》曰："脾为之使，胃为之市。"说明脾胃为人体之气运动传输的中心所在。东垣认为一年之气的升降，唯长夏土气居于中央，为之枢纽。气机升降运动虽然与各脏腑皆有关系，但脾胃为脏腑气机升降运化之枢纽，他脏皆赖之以行其用。他在《脾胃论·天地阴阳生杀之理在升降浮沉之间论》中云："万物之中，人一也，呼吸升降，效象天地，准绳阴阳。盖胃为水谷之海，饮食入胃，而精气先输脾归肺，上行春夏之令，以滋养周身，乃清气为天者也；升已而下输膀胱，行秋冬之令，为传化糟粕，转味而出，乃浊阴为地也……不然，损伤脾胃，真气下溜，或下泄而久不能升，是有秋冬而无春夏，乃生长之用陷于殒杀之气，而百病皆起。或久升而不降亦病焉。"脾气主升，为胃行其水谷精微及津液水湿之化。谷气上升，脾气升发，元气才能充沛，生机才能活跃，阴火才能潜藏。胃气主降，为脾行其受纳腐熟之功，胃气降则水谷下行而无停滞积聚之患。脾升胃降，共同起到腐熟水谷、化生气血和升清降浊的功效，使人体气机生生不息。可见脾胃健运，升则上输心肺，降则下归肝肾，以维持"清阳出上窍，浊阴出下窍；清阳发腠理，浊阴走五脏；清阳实四肢，浊阴归六腑"的正常升降运动。至于肝之升发、肺之肃降、心火下降、肾水上腾等，也无不配合脾胃以完成其升降运动，脾胃升降正常则周身升降皆顺。

三、脾胃病的发病原因

东垣认为脾胃受损，人体所需的阳气、阴气、阴精、营血也就必然受害，正常的活动便不能维系。关于脾胃病的发病原因，东垣指出有三：

1. 饮食不节伤胃

在《脾胃论·饮食伤脾论》中论述道："夫脾者，行胃津液，磨胃中之谷，主五味也。胃既伤，则饮食不化，口不知味，四肢困倦，心腹痞满，兀兀欲吐而恶食，或为飧泄，或为肠澼，此胃伤脾亦伤明矣。"在《脾胃论·脾胃胜衰论》中说："饮食不节则胃病，胃病则气短精神少而生大热。"《脾胃论·脾胃虚实传变论》云："故夫饮食失节，寒温不适，脾胃乃伤。"饮食不节伤胃有过饥、过饱、不按时进食所伤，有过冷、过热所伤，也有嗜食肥甘厚味或嗜酒热辛辣所伤。这些都影响胃的腐熟功能，进而导致胃失和降，影响脾的升清功能。

2. 劳倦过度伤脾

东垣在《脾胃论·脾胃胜衰论》中提出："形体劳役则脾病，脾病则怠惰嗜卧，四肢不收，大便泄泻；脾既病，则其胃不能独行津液，故亦从而病焉。"正常的劳动有助于气血流通，必要的休息则可以消除疲劳，恢复体力。过劳和过逸均可伤及脾脏。过劳包括劳力过度、劳神过度和房劳过度。《素问·举痛论》曰"劳则气耗"。脾主四肢，劳力过度，形气俱伤，气衰则火旺，火旺则乘其脾土；劳神过度可暗耗心血，损伤脾气；房劳过度则损伤精气，伤肾及脾。

3. 七情所伤脾胃

东垣认为"凡怒忿、悲、思、恐惧，皆损元气"。《脾胃论·饮食劳倦所伤始为热中论》曰："喜、怒、忧、恐，损耗元气。既脾胃气衰，元气不足，而心火独盛。"《脾胃论·脾胃虚不可妄用吐药论》云："厥阴司天，亦风木旺也；厥阴之胜，亦风木旺也，俱是脾胃受邪。"五志七情过极都影响脾胃的阴阳升降，导致气机失常，内伤脏腑。

四、关于阴火

阴火理论为李东垣所创，但其源于《素问·阴阳应象大论》"壮火食气，气食少火，壮火散气，少火生气"理论。阴火的产生乃饮食不节、劳役过度、精神刺激等原因损伤脾胃，脾胃气虚，不能升发，无以出上窍、发腠理、实四肢，谷气下流，滞留不去，化为阴火上冲，乘其土位。《脾胃论·饮食劳倦所伤始为热中论》曰："若饮食失节，寒温不适，则脾胃乃伤。喜、怒、忧、恐，损耗元气。既脾胃气衰，元气不足，而心火独盛。心火者，阴火也。起于下焦，其系系于心，心不主令，相火代之；相火、下焦包络之火，元气之贼也。火与元气不两立，一胜则一负。脾胃气虚，则下流于肾，阴火得以乘其土位。"正常情况下，脾胃健旺，元气充足。当脾胃气虚，元气不充则相火妄动而产生阴火。具体而言，阴火产生之源有：脾胃气虚，气血生化不足，谷气下流，春生之令不行，升降失常，阳气不能升发，郁于脾土乃生寒热。"脾胃既虚，不能升浮，为阴火伤及生发之气，营血大亏；营气伏于地中，阴火炽盛。"（《兰室秘藏·劳倦所伤》）脾虚不运，水湿内郁，与肾间相火相合，而成阴火，即"肾间受脾胃下流之湿气，闭塞其下，致阴火上冲"。五志过极，产生心火，"夫阴火炽盛，由心生凝滞，七情不安故也"，即"心火者，阴火也"。木旺生火，心火发展能引起肝火，"所胜妄行者，言心火旺能令母实。母者，肝木也。肝木旺则挟火势，无所畏惧而妄行也，故脾胃先受之"。下元虚弱产生阴火,脾阳虚极,导致肾阳虚衰,不能潜藏,反而浮越,产生阴火。总之,阴火总以脾胃亏虚为本,而心君之火、肝肾相火的亢盛以及气机升降失调,阳气郁而化火皆为其标,标本相因为患,百病由生。

阴火的临床表现,《脾胃论·饮食劳倦所伤始为热中论》谓:"脾证始得,则气高而喘,身热而烦,其脉洪大而头痛,或渴不止,其皮肤不任风寒,而生寒热。盖阴火上冲,则气高喘而烦热,为头痛,为渴,而脉洪……此皆脾胃之气不足所致也。"《内外伤辨·辨寒热》云:"阴火上冲,作蒸蒸而躁热,上彻头顶,旁彻皮毛,浑身躁热,作须待袒衣露居,近寒凉处即已,或热极而汗出亦解。"

五、脾胃病的用药特色

东垣认为脾胃病以内伤为患,治疗上强调补脾胃不足、助胃气的升发,宜甘温益气、升清降浊。提倡因证设方,灵活权变,反对拘泥古方。其特点有:

1. 善用甘温

东垣宗《内经》"损者益之,劳者温之"之旨,善用甘温,认为"伤其内为不足,不足者补之……惟当以辛甘温之剂,补其中而升其阳,甘寒以泻其火则愈矣。"又云"温能除大热,大忌苦寒之药,损其脾胃。"(《脾胃论·饮食劳倦所伤始为热中论》)他所拟定的方剂,是以辛、甘、温、升阳、益胃药物为主剂,避开苦寒伤及脾胃之品,固护脾胃的生发之气。他常用黄芪、人参、甘草三药补脾胃之元气,并强调这三味药为"除湿热烦热之圣药也"(《脾胃论·饮食劳倦所伤始为热中论》),创制了升阳益胃汤、补中益气汤等。

2. 喜用风药

李东垣用药体系的一大特色,就是很多方剂中都配以具有升散特性的药物来治疗各种疾病。如补中益气汤、升阳散火汤、清胃散、普济消毒饮等方剂中都配以具有升散特性的药物,如升麻、柴胡、羌活、防风、藁本、葛根、川芎、独活等。东垣称这些药物为风药,认为风药可以助阳,借风药轻扬上浮之性,引提脾胃清阳之气,配伍在诸方剂中以助生长、升发之用。他说:"大抵脾胃虚弱,阳气不能生长……若用辛甘之药滋胃,当升当浮,使生长之气旺。"如补中益气汤中用升麻、柴胡,即取此意。风药可以胜湿,"诸风药皆能胜湿也"(《脾胃论·脾胃胜衰论》)。取风药辛香温燥,祛除湿邪。脾脏喜燥恶湿。如果脾气虚,运化失职,则水谷精微不化反生湿浊,湿邪内停,脾反为湿困,东垣主张"必用升阳风药即瘥",如升阳益胃汤中用防风、羌活、独活、柴胡,即是此意。风药可以解郁,其辛香宣散,可升发肝胆之气,以解肝木之郁。他在《脾胃论·脾胃胜衰论》中说:"本部本证脉中兼见弦脉,或见四肢满闭,淋溲便难,转筋一二证,此肝之脾胃病也。当于本经药中,加风药以泻之"。以风药天然具有的向上、向外之特性,经配伍组方达到升阳、胜湿、散火、疏肝、引经等作用,而实现祛除病邪、消除病因、纠正机体阴阳偏胜偏衰、恢复脏腑功能协调的目的。

3. 用药量小

东垣在遣方用药方面，组方药味多但用量小，如治疗脾胃病的核心方方——补中益气汤，原方中黄芪五分①，甘草五分，人参三分，当归身二分，橘皮二分，升麻二分，柴胡二分，白术三分，起到补脾益气，升阳调中，畅达气机的作用。

第四节 《丹溪心法》读书心得

朱丹溪，名震亨，字彦修，因世居丹溪村，故人称朱丹溪。公元 1281—1358 年（元至元十八年一至正十八年），元代婺州义乌（今浙江省义乌市）人，金元四大家之一，倡导"阳常有余，阴常不足"说，善用滋阴降火的方药，为"滋阴派"的创始人。朱丹溪自幼好学，初习举子业，后奋发学医，并深入研究《内经》《难经》等古典医籍。为了进一步提高医术，在他 44 岁时又跟随当时名医罗知悌学医。尽得其学，融会自己的临证心得，自成一派。朱丹溪一生，著述很多，《丹溪心法》成书于公元 1347 年，全书共五卷，分一百门，卷首载"十二经见证"等六篇医论。

一、论治中风主痰

历代医家对中风的认识不一。唐宋以前，立论多以"外因"为主，主张"内虚邪中"论。唐宋以后，立论则以"内因"为主，尤以金元四大家为首的"内风学说"引人注目，突出了风、火、痰、虚、气血的作用。朱丹溪认为百病中多有兼痰者，痰之为物，随气升降，无处不到，或贮于肺，或停于胃，或凝滞于心膈，或聚于肠间，或客于经络四肢等。其为病则为喘咳，为呕吐，为泄利，为眩晕，心中嘈杂，怔忡惊悸，为寒热痛肿，为痞隔，为壅塞，或四肢麻痹不仁，诸般杂证，多与痰相关。在认识中风的发病原因和病变机制时，既十分推崇刘完素的"将息失宜，水不制火"的观点，也认同张子和的"风邪袭之，风从火化"之说，不过丹溪从他多年的临床实践中体会到"痰"则是中风发生发展及其转归的关键，并且十分注重地域和人的内在关系。《丹溪心法·中风》中云："案《内经》已下，皆谓外中风邪，然地有南北之殊，不可一途而论，惟刘守真作将息失宜，水不能制火，极是。由今言之，西北二方，亦有真为风所中者，但极少尔。东南之人，多是湿土生痰，痰生热，热生风也。"

朱丹溪认为中风的本质是血虚，其发生和转归是"痰"作祟，所以他说："中风大率主血虚有痰。"（《丹溪心法·中风》）"血虚有痰"是朱丹溪对中风病因的基本看法。正因为朱丹溪认为中风是由于"血虚有痰"而致，所以他治疗中风的基本原则是"治痰为先，次养血行血，或属虚，挟火（一作痰）与温，又须分气虚血虚"（《丹溪

---

① 分（汉代）：1 分约 3.45 克。

心法·中风》）。治疗上常采用二陈汤、四君子汤等，加竹沥、姜汁。气虚有痰用参芪加竹沥、姜汁。血虚有痰用四物汤，俱用姜汁炒，有痰再加竹沥、姜汁。瘦人阴虚火热，有痰，用四物汤加牛膝、竹沥、黄芩、黄柏，再加痰药。丹溪治痰喜用荆沥、竹沥，气实而能食用荆沥；气虚少食用竹沥，认为"此二味开经络行血气故也"（《丹溪心法·中风》）。丹溪还从多年的临床实践中认识到，中风一般病程较长，病久必然入络，形成瘀血。因此治疗中风初起宜顺气化痰，日久即当活血，常常用四物汤合活络丹治疗，这一方法治疗中风后遗症确实疗效较好。

二、左金丸治肝火

左金丸出自《丹溪心法·火六》："左金丸治肝火，一名回令丸。黄连六两，吴茱萸一两或半两。上为末，水丸或蒸饼丸，白汤下五十丸。"丹溪认为："气从左边起者，乃肝火也。"（《丹溪心法·火六》）。左金丸作为治火"入方"，清·汪昂曾说："左金者，谓使得金令得行于左而平肝也。"左金丸具有清肝泻火，开痞散结之功效。主治肝郁化火，横逆犯胃之胁肋胀痛、嘈杂吞酸、呕吐、口苦、舌红苔黄、脉象弦数等。肝经布于胁肋，肝气郁滞则胁肋胀痛；肝火犯胃，胃失和降，故嘈杂吞酸、呕吐；肝火循经上炎，故口苦；舌红苔黄，脉象弦数，乃肝郁而化火之征。方中重用黄连为主，一则清心火以泻肝火，此即"实则泻其子"之意；二则清胃热，胃火降则其气自降，更善清胃止呕，故对肝火犯胃之呕吐吞酸最为适宜。方中少佐辛苦而温之吴茱萸，入肝、脾、胃、肾经，辛能入肝，疏肝解郁，苦能降逆，助黄连降逆止呕，温则佐制黄连之寒，防其寒凉伐胃之弊。《丹溪心法》对此强调得很清楚，"凡火盛者，不可骤用凉药，必兼温散"。左金丸配伍组方正为贯彻此旨。由于黄连能清热泻火，入心、肝、胆、胃、大肠经，而吴茱萸系厥阴肝经之主药，以止痛和止呕见长，两药相辅相成，辛开苦降，寒热并用，泻火而不凉遏，温通而不助热，使肝火得清，胃气得降，药简效宏。不但可以清肝胆之火，还能泻胃肠之热，且有和胃降逆、制酸止呕等功效，为辛开苦降的代表方剂，一直为历代医家所沿用。

由于本方的广泛应用、确切疗效，现代学者对其开展了大量的临床与药理研究。单用左金丸，或以左金丸为主药配伍，或通过辨证调整黄连、吴茱萸的用量比例，常用于多种脾胃功能失调的病症，如胃脘痛、腹痛、呕吐、呕逆、泄泻、便秘、痢疾、反酸嗳气、痞满等，包括幽门螺杆菌感染性胃炎、糜烂性胃炎、胆汁反流性胃炎、消化性溃疡、幽门梗阻、肠梗阻、痢疾、急性阑尾炎术后肠粘连及胃肠功能紊乱、急性胆囊炎、胆石症等。此外，还用于消化系统以外的疾病，如梅核气、重症不寐、胸痛、口腔炎、胁痛、乳痈、乳房肿痛、睾丸肿痛、眩晕、巅顶痛等。现代药理实验研究表明，左金丸有较好的抗溃疡、抑制胃排空、杀灭幽门螺杆菌，以及镇痛、抗炎等作用。

三、越鞠丸解诸郁

《素问》提出"五郁"之说，并确定了"木郁达之，火郁发之，土郁夺之，金郁泄之，水郁折之"的治疗原则。朱丹溪秉承经旨，创气、血、湿、热、痰、食的"六郁"之说，并创有越鞠丸以"解诸郁"。《丹溪心法·六郁》谓越鞠丸："解诸郁。又名芎术丸。苍术，香附，抚芎，神曲，栀子（各等分）。上为末，水丸如绿豆大。"

何为"诸郁"？其门人戴原礼云："郁者，结聚而不得发越也。当升者不得升，当降者不得降，当变化者不得变化也。此为传化失常，六郁之病见矣。气郁者，胸胁痛，脉沉涩；湿郁者，周身走痛，或关节痛，遇阴寒则发，脉沉细；痰郁者，动则喘，寸口脉沉滑；热郁者，瞀闷，小便赤，脉沉数；血郁者，四肢无力，能食便红，脉沉；食郁者，嗳酸，腹饱不能食，人迎脉平和，气口脉繁盛者是也。"（《丹溪心法·六郁》）由此可见，六郁由"当升者不升，当降者不降，当变化者不得变化"所造成。人身之中，气、血、痰、火、湿、食皆可结聚为病，故均可致郁。朱丹溪说："气血冲和，万病不生，一有怫郁，诸病生焉。故人身诸病，多生于郁。"（《丹溪心法·六郁》）

今人多认为香附为本方的主药，所治乃气、血、痰、火、湿、食六郁而以气郁为主之证。病虽言六郁，但皆由气郁所致，治当以行气解郁为主，使气行则血行，气畅则痰、火、湿、食诸郁随之而消。方中香附疏肝解郁，以治气郁；川芎辛香，为血中气药，以治血郁，又可助香附行气解郁之功；栀子清热泻火，以治火郁；苍术气味芳香雄烈，可燥湿运脾，以治湿郁；神曲消食和胃，以治食郁。至于痰郁，或因气滞湿聚而生，或因饮食积滞而致，或因火邪炼津而成，今五郁得解，则痰郁自消。

《丹溪心法·六郁》曰："苍术、抚芎，总解诸郁，随证加入诸药。凡郁皆在中焦，以苍术、抚芎开提其气以升之。假如食在气上，提其气则食自降矣。"苍术燥湿运脾；川芎（抚芎）活血祛风。苍术可以恢复脾之升清，川芎（抚芎）有助恢复肝之疏泄，又可主治脾胃气滞，脘腹不舒。朱丹溪将本方又命名为芎术丸，足见对川芎（抚芎）、苍术的重视。将川芎（抚芎）、苍术二药作为主药，提醒我们人身诸病，多生于郁，其病位在中焦，而脾胃为气机升降之枢纽，治疗郁病时，重在恢复气机之正常升降。《素问·刺禁论》云："脾为之使，胃为之市。"说明脾胃居于中焦，为脏腑气机升降出入的枢纽。**脾胃**有升有降，通连表里内外上下，其他脏腑均赖脾胃之气以为生，升则上输心肺，降则下归肝肾。不仅帮助各脏气机输布，也制约各脏气机的过度升降，维持其和谐状态，起着调度、协调的作用。所以朱丹溪云："凡郁皆在中焦。"治郁的主要方法在于调畅气机。

临床运用越鞠丸，应该注意重在掌握升降气机之法以解诸郁。六郁表现各有不同，处方用药应有所侧重，灵活治疗诸郁。《丹溪心法》六郁篇在越鞠丸方之上，有主方六郁汤。这个六郁汤很奇特，它一反通常的组方规律，不是以君臣佐使原则组成的方子，而是以六郁分列所治药物。"气郁:香附(童便浸),苍术(米泔浸),抚芎。湿郁:白芷,苍术,川芎,茯苓。痰郁:海石,香附,南星(姜制),瓜蒌。(一本无南星、瓜蒌,有苍术、川芎、栀子)。热郁:山栀(炒),青黛,香附,苍术,抚芎。血郁:桃仁(去皮),红花,青黛,川芎(抚芎亦可),香附。食郁:苍术,香附,山楂,神曲(炒),针砂(醋炒七次,研极细)。春加芎,夏加苦参,秋冬加吴茱萸。"读到此,似乎可以懂得朱丹溪治疗六郁,是根据六郁的不同表现,随症灵活选择不同的药物治疗而已,即以苍术、抚芎总解诸郁,再"随证加入诸药"。因此越鞠丸可视为概括诸郁的代表性方剂,临床运用须灵活化裁。

朱丹溪认为抚芎长于开提中焦之气,川芎则行气开郁、活血止痛。故解诸郁,治气郁、热郁多用抚芎;治湿郁、血郁多用川芎。《本草纲目》记载:"其出关中者,呼为京芎,亦曰西芎;出蜀中者,为川芎;出天台者,为台芎;出江南者,为抚芎。皆因地而名也",指出了不同产地的不同名称,但没有说明这些因地而名的川芎功效是否存在差异。《本草纲目拾遗》谓:"至抚穹则性专于开郁上升。"现今中药饮片已无川芎、抚芎之分。

第五节　加味血府逐瘀汤治疗窦性心动过缓

窦性心动过缓属于祖国医学"心悸""胸痹""厥证""脉迟"等病症范畴。其临床主要表现为胸闷、胸痛、心悸、眩晕,甚至昏厥或猝死。对脉迟的认识,《素问·脉要精微论》言"代则气衰";《临证指南医案》谓胸痹:"若夫胸痹,则但因胸中阳虚不运,久而成痹。"治疗上《金匮要略》立方,俱用辛温通阳。所云寸口脉沉而迟,阳微阴弦,是知但有寒证,而无热证矣。中医认为,心主身之血脉,若心肾两脏不足,阳气衰微,阴寒痼冷深伏于内,并上乘阳虚之心胸,致使心脏鼓动无力,血脉寒凝,滞涩不畅,脉搏亦随之迟缓,所以窦性心动过缓治疗应以益气温阳,活血祛瘀为主。

加味血府逐瘀汤组成:桃仁10克,红花5克,当归10克,生地黄20克,川芎5克,赤芍10克,牛膝10克,柴胡10克,白桔梗5克,淡附片10克,生黄芪15克,栝蒌(旧称栝蒌或栝楼)皮10克,甘草5克。用法:每日1剂,水煎服。血府逐瘀汤见于《医林改错》,功能活血祛瘀,行气止痛,治胸中血瘀,血行不畅之胸痛、心悸、乏力等症。方中桃仁、红花、川芎、赤芍活血祛瘀;配合生地黄、当归活血养血;柴胡行气散结;牛膝破瘀通经;桔梗载药上行,使药力发挥于胸(血府);甘草通百脉以调和诸药。在此方基础上加淡附片温经散寒,助心阳之力;黄芪则可补气、升气,与淡附片相配,可增加淡附片敷布阳气,散逐里寒之效,实验亦表明黄芪能增强心脏收缩力,增加心输出量;栝蒌皮能宽胸理气。诸药合用,能推动心脏气血运行,使心脏功能得到改善，心率提高。

【典型案例】

石某，男性，35 岁。于 1990 年 9 月 29 日初诊。5 个月前开始出现胸闷、心悸，在某医院检查时发现心率 46 次 / 分，曾用阿托品治疗，服药时心率能达到 60 次 / 分，停药则恢复如初，近 1 个月来胸闷、心悸加重，伴头晕、乏力，遂来本院就诊。查体：体温 36.6℃，脉搏 48 次 / 分，呼吸 18 次 / 分，血压 116/72 mmHg[①]。神志清楚，自动体位，两肺无殊，心率 48 次 / 分，律齐，未闻及病理性杂音，腹软，无压痛，肝脾肋下未扪及，舌淡，苔薄白，脉沉迟。心电图：窦性心动过缓。阿托品试验阳性。诊断为病态窦房结综合征。证属心肾阳虚，气血寒凝，投以加味血府逐瘀汤 5 剂后，心率提高到每分钟 60 次。治疗 1 个月后复查心电图：窦性心律，心率 65 次 / 分。阿托品试验阴性。

第六节 芒硝的临床应用体会

芒硝为含硫酸钠的天然矿物经精制而成的结晶体，味苦咸、性寒，归胃、大肠经，具有泻下、软坚、清热之功，善治实热结滞、腹胀便秘、停痰积聚、目赤肿痛、喉痹等症，用途广泛。笔者常用本品配伍他药，治疗多种内科疾病，疗效满意，现将临床所得，摘录如下，以飨同道。

1. 肾结石

王某，男，43 岁。1993 年 6 月 29 日初诊。腰痛半年，时轻时重，B 超示左肾中极可见 0.5cm×0.6cm 增强光团，其后可见声影，提示为肾结石。刻诊，左腰疼痛剧烈，痛引少腹，尿血，舌质红，苔薄黄，脉弦涩。此乃湿热蕴结，煎熬尿液成石。治拟清热利湿，通淋排石。药用芒硝、海金沙、桑白皮、川黄柏、白茯苓、木通、鸡内金、白芍各 10 g，滑石 18 g，白茅根 30 g，连进 10 剂，诸症消失，B 超复查，左肾未见结石。

按：芒硝咸、苦、寒，其质重浊，咸能软坚，消化诸物。《本经》云本品"能化七十二种结石"。因此芒硝具有良好的逐石、溶石功效，配合海金沙、白茯苓、木通、滑石等渗利排石之品，使溶石、排石之效相得益彰，结石消失。

2. 精神分裂症

刘某，女，32 岁。1992 年 10 月 5 日初诊。患精神分裂症多年。近三四天因情绪恼怒，突然哭笑无常，毁物打人，语言错乱，彻夜不眠，便秘溲赤，舌红绛，苔黄腻，脉弦。中医认为此系五志之火不得宣泄，炼液成痰，痰结日久，郁而化火，痰火郁闭，以致痰火上扰，心窍被蒙，神志遂乱。治拟泻火逐痰，镇心安神。药用芒硝、黄芩、大

---

① 注：1 mmHg = 0.133 kPa，下同。

黄、知母、半夏、胆南星、郁金、朱砂拌茯苓各 10 g，川黄连 5 g。连服 5 剂，诸症消失。

按：芒硝苦寒，禀天地寒水之气以结晶。据近代名医张锡纯临床经验，在其《医学衷中参西录·朴硝、硝石解》中谓："朴硝……为心火炽盛有实热之要药。疗心热生痰，精神迷乱，五心潮热，烦躁不眠。"曾用朴硝一味当盐，加入蔬菜中，使癫狂患者服之而获痊愈。笔者据其意，用芒硝配合川黄连、黄芩、大黄等苦寒之品泻其心火，半夏、胆南星、郁金等解郁涤痰。诸药相配，切中病机，故收效甚捷。

3. 肝硬化腹水

钟某，男，68 岁。1991 年 5 月 18 日初诊。腹胀大，伴双下肢水肿 20 余天。患者于 20 天前，出现上腹部胀闷不适，食欲减退，一周后出现腹部胀大，下肢水肿，小便短少，口干欲饮，舌尖红，苔薄白，脉弦细。腹部 B 超提示：肝硬化，脾肿大，大量腹水。血清蛋白测定：总蛋白 38 g/L，白蛋白 15 g/L，球蛋白 23 g/L。中医诊断为水臌，属肝脾血瘀，水湿内停之证。处方：黄芪、党参、丹参、炒白术各 30 g，淮山药 20 g，赤白芍、生地黄、仙鹤草、白花蛇舌草各 15 g，芒硝、莪术各 10 g，甘遂末（吞服）1.5 g，甘草 5 g。连服 5 剂，腹胀减轻。上方去甘遂末，再进 7 剂，腹水消退。

按：肝硬化腹水，主要由于肝、脾、肾三脏功能失调，阴阳气血亏损，导致气滞血瘀，三焦壅塞，水湿逗留体内，属"血不利而为水"，这是本虚标实。本虚只能缓图，标实则必须急治，所以消水是当务之急，然腹内积水，膀胱则空，故消水之法，当以逐水为主。芒硝为泻下之要药，还有软坚破血的作用，配合甘遂，峻下逐水，使腹水迅速消退；配合丹参、莪术，具有活血软肝作用；方中黄芪、党参、白术、淮山药益气健脾，以行气化瘀；生地黄、赤白芍养阴柔肝。全方合用，逐水而不伤正，补而不留湿，则使腹水消失。

4. 尿毒症

王某，男，56 岁。1993 年 8 月 23 日初诊。原有慢性肾炎病史 20 余年，最近 1 个月感乏力、纳呆、恶心，双下肢微肿，尿检蛋白（＋＋），血肌酐 450.54 μmol/L，血尿素氮 29.84 mmol/L，舌淡，苔薄腻，脉沉细。证属脾肾阳虚，湿浊内留。治拟健脾温肾，通腑泄浊。药用淡附片、大黄、玄明粉各 10 g，黄芪、党参各 30 g，仙灵脾 5 g，怀山药 20 g，藤梨根 15 g。服药后保持大便稀烂为度，每日解大便 2 ~ 3 次为宜。连服 20 剂，血肌酐、尿素氮恢复正常，诸症消失。

按：尿毒症属中医"水肿""关格"等病范畴。其主要病机在于脾肾阳虚，气化失司，导致肌酐、尿素氮等毒素潴留体内。近年来医家多采用温肾泄浊，通过泻下以达到降低肌酐、尿素氮之目的，其中大黄有独到作用。但大黄泻下作用较烈，而本病以虚为主，只宜缓下。故笔者采用大黄一道入煎剂，不用后下，再配合玄明粉起缓下作用。玄明粉为芒硝同莱菔同煎过滤，冷却后析出的结晶，经过风化而成的白色粉末，其泻下作用较缓和，能助大黄发挥泄浊作用而取效。

第七节 五苓散治疗流行性出血热 1 例

【典型案例】

患者，男，36 岁。发热伴腰痛、头痛 3 天，于 1996 年 10 月 26 日就诊。患者于 3 天前，在无明显诱因下出现发热，略恶寒，剧烈头痛、腰痛、眼眶痛，伴口渴、恶心欲吐、小便短少。查体：体温 38.8℃，脉搏 98 次 / 分，血压 120/90 mmHg，酒醉貌，球结膜充血，颈前皮肤潮红，压之褪色，两腋下及前胸可见条索状出血点，腹软无压痛，肝脾不肿大，两肾区叩痛（＋），四肢无水肿，舌红，苔薄，脉弦数。实验室检查：血常规：白细胞 12.1×10^9/L，中性粒细胞 0.78×10^9/L，血小板 150×10^9/L；尿常规：蛋白（＋＋＋），其余正常；流行性出血热抗体阳性。诊断为流行性出血热。治拟清热化气利尿，药用泽泻 30 g，猪苓 20 g，白茯苓 20 g，桂枝 10 g，白术 15 g，白茅根 30 g，淡竹叶 10 g，银花 30 g。每日 1 剂，水煎，分早、晚 2 次服。同时记录 24 小时尿量，服药 2 剂后，热退，诸症减轻，尿量达 2 000 ml/d，服药 5 剂后尿量达 3 500 ml/d，遂停上方，予六味地黄汤，半个月后尿量恢复正常。

中医认为疫毒是流行性出血热的致病原因，机体正气不足是发病条件。罹患本病后，湿热黏缠始终胶结，以中焦为窠穴，弥漫上下二焦，令三焦气机升降出入紊乱，肺气闭塞则水道不通，脾气不运则水湿内生，肾气闭塞则水无出路。邪水有余，正气不足，水湿盛则气机愈阻，正气愈虚，形成恶性循环，终成关格危证，可出现尿毒症、多脏器损害等严重并发症。因此，临床上及早清除湿热，通调水道为治疗关键。

五苓散出自张仲景《伤寒论》一书，由猪苓、泽泻、白术、茯苓、桂枝五味药组成，其功能为利水渗湿，温阳化气。张仲景在《伤寒论》中原用本方治太阳表邪未解，内传太阳之腑，以致膀胱气化不利，遂成太阳经腑同病之蓄水证。方中泽泻为君，取其甘淡性寒，直达膀胱利水渗湿；以茯苓、猪苓为臣，增强利水蠲饮之功，加白术健脾而运化水湿；更佐桂枝一药二用，既外解太阳之标，又内助膀胱气化，五药合用，水行气化，表解脾健，而蓄水留饮自除。流行性出血热典型者一般发热期 1 ~ 3 天，热自退而进入低血压期或少尿期，一旦出现少尿或无尿，处理较为棘手，病死率亦较高，因此宜及早预防。西医曾有采用发热期即每日用利尿剂，以预防少尿期发生的治疗方法。笔者受此启发，加大五苓散剂量，并在此方基础上略加变通，应用于发热期，同样取得较好效果。

本法的运用，亦体现了中医"未病先防，有病防变"的治未病思想。本病有明显的传变过程，出血热疫毒夹风寒湿热之邪，乘机体之虚，侵入人体而发病，初起在表在腑，故可见恶寒发热、头痛腰痛等症，顺其发展，则可内陷少阴，结于三焦，发生三焦内所含五脏的变证，如水气泛滥、凌心犯肺、气逆血乱等，危象丛生，必然损害肾脏，因此早期应用五苓散，有清除湿热、通调水道、截断其传变之功用，达到治病之目的。

第八节　小柴胡汤临床应用

小柴胡汤出自《伤寒论》。

【原文】

伤寒五六日，中风，寒热往来，胸胁苦满，默默不欲饮食，心烦喜呕，或胸中烦而不呕，或渴，或腹中痛，或胁下痞硬，或心下悸，小便不利，或不渴，身有微热，或咳者，小柴胡汤主之。

柴胡半斤，黄芩三两，人参三两，甘草三两（炙），半夏半升（洗），生姜三两（切），大枣十二枚（擘）。

上七味，以水一斗二升，煮取六升，去滓，再煎，取三升，温服一升，日三服。若胸中烦而不呕者，去半夏、人参，加栝蒌实一枚；若渴，去半夏，加人参，合前成四两半，栝楼根①四两；若腹中痛者，去黄芩，加芍药三两；若胁下痞硬，去大枣，加牡蛎四两；若心下悸，小便不利者，去黄芩，加茯苓四两；若不渴，外有微热者，去人参，加桂枝三两，温覆微汗愈；若咳者，去人参、大枣、生姜，加五味子半升、干姜二两。

——《伤寒论》

本方证之病机为邪犯少阳，枢机不利。本方是解外和里，疏利三焦，调和脾胃，祛邪又扶正的和剂。方有执言："伤寒五六日，中风，往来寒热，互文也。言伤寒与中风，当五六日之时，皆有此往来寒热以下之证也。五六日，大约言也。往来寒热者，邪入躯壳之里，脏腑之外，两夹界之隙地，所谓半表半里，少阳所主之部位，故入而并于阴则寒，出而并于阳则热，出入无常，所以寒热间作也。胸胁苦满者，少阳之脉循胸络胁，邪凑其经，伏饮抟聚也。默，静也。胸胁既满，谷不化消，所以默默不言，不需饮食也。心烦喜呕者，邪热伏饮抟胸胁者涌而上溢也。或为诸证者，邪之出入不常，所以变动不一也。"柯韵伯云："寒热往来，病情见于外；苦喜不欲，病情得于内。看喜、苦、欲三字，非真呕、真满、不能饮食也，看往来二字，即见有不寒热时。寒热往来，胸胁苦满，是无形之表；心烦喜呕，默默不欲饮食，是无形之里……此七证皆偏于里，惟微热为在表；皆属无形，惟胁下痞硬为有形；皆风寒通证，惟胁下痞硬属少阳。总是气分为病，非有实可据，故皆从半表半里之治法。"

---

①现写作"瓜蒌根"。

1.少阳病的特点

太阳主表，阳明主里，少阳主半表半里，属胆与三焦。邪犯少阳，邪郁则恶寒，正胜则发热，正邪相争于表里之间，故寒热往来。少阳经脉循行于两胁，邪气结在少阳胆经部位，故胸胁苦满。胆气犯胃，则默默不欲饮食，心烦喜呕。归纳少阳病有四个特点：一是少阳主枢，少阳经脉循行于两胁，其阳气表里内外无处不及，具有枢纽作用。二是少阳其气畏郁，少阳之气喜疏泄条达，忌郁滞。三是少阳为弱阳、嫩阳、稚阳，故宜和不宜攻伐。四是少阳病有"四易"，易经腑同病，易气郁、化火，易生痰、生饮、生水，易伴发太阳、阳明、太阴之气的不和及心胆不宁。鉴于少阳病的特点，所以，治少阳病既不能像治太阳病那样用汗法，像治阳明病那样用清下法以攻邪，又不能像治三阴病那样以专注扶正为主，而只能是通过和解或调和的方法，即用"和法"来达到治疗的目的。

2.小柴胡汤的功效

小柴胡汤为解外和里、疏利三焦、调和脾胃、祛邪而又扶正之和剂。由柴胡、黄芩、人参、大枣、半夏、生姜、甘草七味药组成。按药物的不同作用分为苦降、辛开、甘补三组。①苦降：柴胡解经邪、舒气郁；黄芩清胆热、清郁火。二者合用，经腑同治，解少阳邪热，又能疏利肝胆。②辛开：半夏、生姜辛散助柴胡以解郁，化痰消饮去水，和胃降逆止呕。③甘补：人参、大枣、甘草助少阳正气以祛邪；补脾护胃，防邪传太阴。如此苦降、辛开、甘补三组协力，寒温并用、攻补兼施，寒而不凝、温而不燥、补而不腻、升降协调，具备了和枢机、解郁结、畅三焦的功能。章虚谷云："小柴胡汤升清降浊，通调经腑，是和其表里以转枢机，故为少阳之主方。"柯韵伯云："先辈论此汤，转旋在柴芩二味，以柴胡清表热，黄芩清里热也。卢氏以柴胡、半夏得二至之气而生，为半表半里之主治，俱似有理。然本方七味中，半夏、黄芩均在可去之例，唯不去柴胡、甘草，当知寒热往来，全赖柴胡解外，甘草和中。故大柴胡去甘草，便另名汤，不入加减法。"徐春甫云："张仲景著《伤寒论》，专以外伤为法，其中顾盼脾胃元气之秘，世医鲜知之，观其少阳证小柴胡汤用人参，则防邪气之入三阴；或恐脾胃稍虚，邪乘而入，必用人参、甘草，固脾胃以充中气，是外伤未尝不内因也。可见仲景公之立方，神化莫测，或者只以外伤是其所长，而内伤非其所知也，此诚不知公之论也。"

3.小柴胡汤的作用

（1）解热。外邪中人，寒热阵作，邪不在太阳，亦不在阳明，有柴胡证，用本方服之即除。

（2）调整脾胃功能。本方对脾运失常，胃纳不佳，或大便秘结，或便溏泄泻，有柴胡证，用本方调治，均有显著效果。如《伤寒论》第229条："阳明病，发潮热，大便溏，小便自可，胸胁满不去者，与小柴胡汤。"《伤寒论》第230条："阳明病，胁下硬满，不大便而呕，舌上白苔者，可与小柴胡汤。"

（3）疏肝利胆，解郁。心烦不寐，心情抑郁，情绪不宁，胸部满闷，胸胁胀痛，或易怒易哭，潮热盗汗，本方有显著疗效。

4.临床运用体会

（1）抓主证而不必诸证俱全。小柴胡汤证有口苦、咽干、目眩、往来寒热、胸胁苦满、默默不欲饮食、心烦喜呕七个主证。脉证具备，当然疗效显著。然而《伤寒论》第101条说："伤寒中风，有柴胡证，但见一证便是，不必悉具。"因此，运用小柴胡汤要善于抓部分主证，果断治疗。

（2）抓病机而不拘证候。病机是立法之本，而方随法出。所以，只要病机是邪犯少阳、枢机不利、肝胆气郁者，不管症状是否与原文描述的相同，都可加减应用。

（3）抓方理而不拘方药。小柴胡汤的功效特点就是"和解"，组方主要由"苦降、辛开、甘补"三对药组构成，依此组方之理，临床上可以药组为代表，根据证候不同，灵活辨证运用，用药可各有侧重，如胃和者可去半夏、生姜；正虚不明显者可去人参、大枣，但柴胡、黄芩为必备之物。注意仲景在本方中重用柴胡达半斤（汉代剂量），所以可以在此剂量范围内酌情应用，调整用量比例，如要偏于解热作用，柴胡剂量应大于甘补之药，若要偏于扶正祛邪，柴胡剂量宜偏少。

第九节　柴胡桂枝汤的临床应用

柴胡桂枝汤见于《伤寒论》第146条。

【原文】

伤寒六七日，发热，微恶寒，支节烦疼，微呕，心下支结，外证未去者，柴胡桂枝汤主之。

——《伤寒论》

这一条论太阳和少阳并病，先有太阳病，后出现少阳病，这叫太少并病。伤寒六七日，为病解的日期，《伤寒论》第7条云："病有发热恶寒者，发于阳也；无热恶寒者，发于阴也。发于阳，七日愈；发于阴，六日愈。"伤寒六七日，如果按这个条文去看的话，应该这个病是已经痊愈了，但是仍然没有痊愈。恶寒轻了，但仍然发热，而且四肢关节烦疼，可见太阳表证虽轻而未解。同时又出现微呕，并感心下支撑闷结，这是少阳病的证候。外证未去，又添少阳证。如柯韵伯云："伤寒至六七日，正寒热当退之时，反见发热恶寒诸表证，更兼心下支结诸里证，此表里不解矣。然恶寒微，则发热亦微。但支节烦疼，则一身骨节不烦疼可知。肢如木之支，即微结之谓也。表证微，故取桂枝之半；内证微，故取柴胡之半。此因内外俱虚，故制此轻剂和解之也。"（《伤寒来苏集·伤寒论注·少阳脉证》）郝万山在讲解本条文时认为四肢剧烈疼痛为太阴四肢被风寒邪气所伤，所以用小柴胡汤和桂枝汤合方，各取半量，以小柴胡汤和解少阳，以桂枝汤疏通经脉，祛除四肢末梢的风寒邪气。

柴胡桂枝汤方：桂枝一两半（去皮） 黄芩一两半 人参一两半 甘草一两（炙） 半夏二合半（洗） 芍药一两半 大枣六枚（擘） 生姜一两半（切） 柴胡四两

上九味，以水七升，煮取三升，去滓，温服一升。本云人参汤，作如桂枝法，加半夏、柴胡、黄芩，复如柴胡法，今用人参作半剂。

本方为小柴胡汤、桂枝汤各取半量，合剂而成。能够治疗少阳病，"微呕""心下支结"，同时治"支节烦疼""发热，微恶寒"的太阳病。以小柴胡汤和解少阳，调畅气机，以治半表半里；以桂枝汤调和营卫，解肌祛风，以治太阳之表，并疏通经脉，祛除四肢末梢的风寒之气。章虚谷谓本方："此小柴胡与桂枝合为一方也。桂枝汤疏通营卫，为太阳主方；小柴胡和解表里，为少阳主方。因其发热微恶寒、肢节疼痛之太阳证未罢，而微呕、心下支结之少阳证已现，故即以柴胡为君，使少阳之邪开达，使邪仍得以从太阳而解也。少阳病必呕而心下支结，逼近胃口，故小柴胡用人参、姜、半，通胃阳以助气，防其邪之入府（现应为"腑"）也。然则虽曰和解，亦为开达驱邪之法，故可仍从汗解。世俗反畏人参之补而去之，乃失其功用，而中虚之人，邪不能外出，必致内陷而致危，是皆不明表里证治故也。"

据现代研究，桂枝汤具有抗炎、镇痛、改善消化功能、解痉、改善心血管功能、增强血液循环、抗过敏等作用。小柴胡汤具有解热、抗炎、抗过敏、改善消化功能、抗溃疡、抗肝损伤等作用。两方合用，不但药理作用叠加，还能有新的功效，如抗癫痫作用，并有一定的麻醉作用。

柴胡桂枝汤属于和剂，临床应用广泛。本方可用于：①外感病，如感冒、流感、肺炎等，既有少阳不和，又有太阳表证，诸如发热、头痛、自汗、微呕、食欲减退、全身乏力及肢节疼痛等；②胃肠和肝胆疾病，如胃痛、胃酸过多、十二指肠溃疡、胃溃疡、结肠炎、胆囊炎、胰腺炎、肝炎、慢性肝病等，而见心下支结、腹痛、背部放射痛、恶心、呕吐或伴肢节疼痛；③痹症伴肝气郁结，如指关节、腕关节、肘关节、膝关节、踝关节及颈椎、腰椎等疼痛；④郁证伴肢节疼痛，如神经官能症、神经衰弱、癔症、焦虑症、围绝经期综合征、反应性精神病等。

第十节　柴胡桂枝干姜汤的临床应用

柴胡桂枝干姜汤见于《伤寒论》第147条。

【原文】

伤寒五六日，已发汗而复下之，胸胁满微结，小便不利，渴而不呕，但头汗出，往来寒热，心烦者，此为未解也，柴胡桂枝干姜汤主之。

柴胡半斤　桂枝三两（去皮）　干姜二两　栝楼根四两　黄芩三两　牡蛎二两（熬）
甘草二两（炙）

上七味，以水一斗二升，煮取六升，去滓，再煎取三升，日三服。初服微烦，复
服，汗出便愈。

——《伤寒论》

伤寒五六日了，经过发汗、下法等治疗后，汗、下就伤津液、伤正气。发汗后可能
表证尚未解，接着误用下法，就出现太阳之邪传到少阳。少阳证候一般是胸胁满、呕而
不渴，小便自可。刻下见胸胁满微结，小便不利，渴而不呕，当是少阳病兼水饮内结。
少阳包括手足两经及胆与三焦两腑，少阳枢机不利，胆火内郁，可致三焦决渎功能失
调，以致水饮留结于中，又与少阳之邪相结，故"胸胁满微结"，就是气有郁结，但不
是很严重。汗、下后，津液虚了，气化的功能失调，再加上少阳还有微结，三焦水道不
调，水液不得下行，所以就"小便不利"。水停气郁，不能化生津液，故见口渴。这种
口渴不是胃里停饮，胃气尚和，所以不呕。小便不利和渴而不呕连起来看，此是病在三
焦，未及胃脘。热郁体内不得宣达于全身，反而蒸腾于上部，则身无汗，只见"但头汗
出"。热邪不能从汗而解，少阳有邪故见"往来寒热，心烦者"。以方测证，还当有脾
虚便溏的临床表现。本条所述当为少阳不和、三焦失畅、脾阳不足、津液被伤之证。治
疗当用和解少阳、畅达三焦、温脾生津之法。用柴胡桂枝干姜汤治之。

《伤寒论》以柴胡名汤的方子有六张，唯此方在临床较为少用，不若大小柴胡汤脍
炙人口、报道为多。本方能温寒通阳，化饮散结，疏利肝胆之气。善治背痛、腹痛、腹
胀、胁痛、胁胀、小腹痛、小腹胀、小便不利、大便溏薄等症。柴胡桂枝干姜汤能解决
疾病向太阴发展的趋势，刘渡舟先生称之为"阴证机转"。

柴胡桂枝干姜汤由小柴胡汤去半夏、人参、大枣、生姜，加桂枝、栝蒌根、牡蛎、
干姜而成，有和解少阳、温化水饮之功。本证因渴而不呕，胃气无明显上逆，故去半
夏。因水饮内停，三焦壅滞，且少阳之邪未解，故去人参、大枣。方中柴胡、黄芩解少
阳经邪，清少阳腑热，舒少阳之气，为方中主药；栝蒌根生津胜热之渴；牡蛎软坚散
结，以疗气机之凝结；桂枝配干姜，通阳化阴以畅三焦；干姜配甘草，辛甘化阳以温补
脾阳，而甘草又有调和诸药作用。柯韵伯云："此方全是柴胡加减法，心烦不呕而渴，
故去参夏加栝蒌根。胸胁满而微结，故去枣加蛎。小便不利，而心下不悸，故不去黄
芩，不加茯苓；虽渴而表未解，故不用参而加桂。以干姜易生姜，散胸胁之满结也。初
服烦即微者，黄芩栝蒌之效；继服汗出周身而愈者，姜桂之功也。小柴胡加减之妙，若
无定法而实有定局矣。"《医宗金鉴》谓："少阳表里未解，故以柴胡桂枝合剂而主
之，即小柴胡汤之变法也。去人参者，因其正气不虚；减半夏者，以其不呕，恐助燥
也。加栝蒌根，以其能止渴兼生津液也；倍柴胡加桂枝，以主少阳之表；加牡蛎，以软

少阳之结。干姜佐桂枝，以散往来之寒；黄芩佐柴胡，以除往来之热，且可制干姜，不益心烦也。诸药寒温不一，必须甘草以和之。初服微烦，药力未及；复服汗出即愈者，可知此证非汗出不解也。"

伤寒因汗下误治，出现胸胁满微结、小便不利、渴而不呕、但头汗出、往来寒热、心烦等症，这是邪陷少阳，枢机不利，既有水饮停积，又有阳郁不宣，病机比较复杂，非单用柴胡剂所能胜任，治宜柴胡桂枝干姜汤。唐宗海云："已发汗，则阳气外泄矣，又复下之，则阳气下陷，水饮内动，逆于胸胁，故胸胁满微结，小便不利。水结则津不升故渴，此与五苓散证同一意也。阳遏于内，不能四散，但能上冒为头汗出。而通身阳气欲出不能，则往来寒热，此与小柴胡证同一意也。此皆寒水之气闭其胸膈腠理，而火不得外发，则返于心包，是以心烦。故用柴胡以透达膜腠，用桂、姜以散撤寒水，又用栝蒌、黄芩以清内郁之火。夫散寒必先助其火，本证心烦已是火郁于内，初服桂姜，反助其火，故仍见微烦，复服则桂、姜之性已得升达，而火外发矣，是以汗出而愈。"临床运用应把握胆热脾寒、痰瘀互结、阴虚水停的病机。有胁痛胁胀、口渴、腹胀、便溏等，见症就可用。而大便溏薄在少阳病中反映出来"阴证机转"，是由阳入阴的一个转折点。

本方用于治疗少阳病有阴证机转，即少阳病又见太阴病，主症为胁痛、口渴、便溏。病机为肝胆郁热、脾虚、津伤。如慢性肝病见胁痛、口干、纳差、便溏；糖尿病见口渴、便溏、情绪不佳；慢性结肠炎伴口干口苦、胸脘痞闷、腹痛而泻、脉弦；乳腺增生、肋软骨炎见胸胁疼痛、口干、便溏等。方后言："日三服，初服微烦，复服，汗出便愈。"是因本方疏理少阳半表半里，初服正气得药力，正邪相争，郁阳得伸，但气机一时尚未畅通，故有微烦之感，复服，气机得以畅通，表里阳气畅达，周身汗出而解。使用柴胡桂枝干姜汤这个反应，医者不可不晓。

第十一节　谈补中益气汤

补中益气汤是金元时期李东垣所著《脾胃论》中治疗脾虚下陷的一张重要处方，原方组成：

黄芪（病甚，劳役热者一钱）　甘草（以上各五分，炙）　人参（去节，三分，有嗽去之）。以上三味，除湿热烦热之圣药也。当归身二分，酒焙干，或日干，以利血脉。橘皮不去白，二分或三分，以导滞气，又能益元气，得诸甘药乃可，若独用泻脾胃。升麻二分或三分，引胃气上腾而复其本位，便是行春升之令，柴胡二分或三分，引清气，行少阳之气上升，白术三分，除胃中热，利腰脐间血。

本方主要用于治疗饥饱劳役内伤脾胃所致的身热心烦、头痛畏冷、懒言少食、四肢困倦、自汗、口渴、不愿活动、动则气短而喘、脉象虚大之症，或因中气不足，清阳下陷所致的泻痢，或寒热似疟久久不愈之症。李东垣自云，"夫脾胃虚者，因饮食劳倦，心火亢甚，而乘其土位，其次肺气受邪，须用黄芪最多，人参、甘草次之。脾胃一虚，肺气先绝，故用黄芪以益皮毛而闭腠理，不令自汗，损其元气。上喘气短，人参以补之。心火乘脾，须炙甘草之甘以泻火热，而补脾胃中元气；若脾胃急痛并大虚，腹中急缩者，宜多用之，经云：'急者缓之。'白术苦甘温，除胃中热，利腰脐间血。胃中清气在下，必加升麻、柴胡以引之，引黄芪、人参、甘草甘温之气味上升，能补卫气之散解，而实其表也；又缓带脉之缩急。二味苦平，味之薄者，阴中之阳，引清气上升也。气乱于胸中，为清浊相干，用去白陈皮以理之，又能助阳气上升，以散滞气，助诸甘辛为用。"（《内外伤辨》）饥饱劳役，内伤脾胃，中焦阳气下陷，则阴火上浮，故身热心烦；头为诸阳之会，脾胃虚则清阳不升，浊气上逆，故头痛，其疼痛为时作时止；阳虚不能卫外故自汗；气虚故懒言、不愿活动；脾虚故少食、肢倦；脾胃虚则肺气不足，故气短；肺气不足，不能敷布津液故口渴；脾虚中阳不升，清阳下陷故泻痢；脾胃虚则谷气不得升浮，无阳以护营卫，正虚邪陷，邪正相争，故寒热似疟，久久不愈。中焦为枢转之处，脾主升，胃主降，升降适当则全身气血通畅，生化之源正常。欲想降火，必先升之，只要能升，则可自降。是故东垣立补中益气汤治之，用甘温之品补其中气，升其中阳。方中黄芪补肺固护腠理；人参补元气，健脾益中，甘草和中益脾，合芪、参甘温以益元气，虚热自退；白术燥湿健脾；当归配黄芪成当归补血汤，能补气养血；当归配柴胡疏肝、养肝、柔肝、利脾；陈皮理胸中清浊相干之气；升麻助黄芪升脾胃太阴、阳明之气，柴胡疏肝利脾并能升发少阳之气，清阳升则浊阴降。《本草纲目》曾说："升麻引阳明清气上行，柴胡引少阳清气上行，此乃禀赋虚弱，元气虚馁，及劳役饥饱生冷内伤，脾胃引经最要药也。"中虚得补，元气恢复，诸症自愈。赵献可称本方："凡脾胃，喜甘而恶苦，喜补而恶攻，喜温而恶寒，喜通而恶滞，喜升而恶降，喜燥而恶湿，此方得之。"（《医贯·后天要论·补中益气汤论》）

李东垣意取轻清上升，故本方用量偏轻。黄芪五分至一钱，炙甘草五分，人参三分，当归、陈皮、升麻、柴胡、白术各三分。临证时要酌情加大剂量。据焦树德先生经验介绍，升麻、柴胡剂量不能加大，因本方为饮食劳倦内伤脾胃、内生虚热而设，方中升麻、柴胡为升散药，只是借此二药升提下陷之清气，多用则成升散剂，易耗伤元气，达不到补中升阳的作用。试之临床，确有其理。

本方运用广泛，主治身热有汗、头痛恶寒、懒言、食不知味、渴喜热饮、四肢倦怠、不耐劳作、动辄气喘、脱肛、胞宫下坠等一切清阳下陷之症，现代常用于治疗子宫脱垂、胃脾肝肾等脏器下垂、脱肛、疝气、膀胱肌麻痹引起的癃闭、重症肌无力、内伤发热、泄泻、慢性肝炎、原发性低血压、心律失常、失眠、头痛、老年性痴呆、耳鸣、复发性口疮、慢性咽炎、崩漏、带下、滑胎等辨证属于中气不足，清阳不升的多种病症。除气虚清阳下陷外，大凡正虚为主，或兼夹实邪或不兼，均可以本方加减化裁，能取得很好的疗效。如气虚头痛，加川芎、藁本、蔓荆子、细辛等；骨节疼痛，加羌活、威灵仙、络石藤等；虚烦失眠，加酸枣仁、珍珠母、夜交藤、茯神等；久泄，加肉豆蔻、石榴皮等；中虚腹痛，加白芍、川楝子、乌药等；郁证，加甘麦大枣汤；眩晕，加葛根、川芎；脘部停饮，加茯苓、桂枝、泽泻；带下清稀，无有秽浊腥臭，同时有脾虚下陷表现者，加炒苍术、黄柏炭、炒车前子、炒山药；尿浊反复，疲乏无力，中气不接，纳谷不香，甚则腰腿酸软，加金樱子、芡实、山药；无名低热，全身疲乏，四肢沉重，舌苔黄白相兼，脉沉细数无力，加山栀、淡豆豉；痰郁明显，加半夏、生姜、竹茹；习惯性流产，有补中益气汤证，加菟丝子、盐杜仲、川断；脾胃虚弱，营卫不和，加桂枝、芍药；元气不足，阴火灼肺，症见少气心烦、口渴咽干、小便短赤，加麦冬、五味子；脾阳不足、恶寒身倦、少气懒言、肢冷泄泻等，去升麻、柴胡，加炮姜、附子。

第十二节　谈炙甘草汤

炙甘草汤出自《伤寒论》第177条"辨太阳病脉证并治"。

【原文】

伤寒，脉结代，心动悸，炙甘草汤主之。

甘草四两（炙），生姜三两（切），人参二两，生地黄一斤，桂枝三两（去皮），阿胶二两，麦门冬半升（去心），麻仁半升，大枣三十枚（擘）。

上九味，以清酒七升，水八升，先煮八味，取三升，去滓，内胶烊消尽，温服一升，日三服。一名复脉汤。

——《伤寒论》

本条文首冠以"伤寒"两字，是指病起于伤寒，今太阳表证已除，且出现心动悸、脉结代为主的证候，说明病已由表入里，损及少阴。太阳与少阴相表里，少阴为心肾两脏，外邪不传足少阴肾经，即传手少阴心经，素体心阴不足，复因外邪扰动，则心失所养，心阳不振则鼓动无力，则出现脉结代，心动悸为心之阴阳俱虚所致。《医宗金鉴·订正仲景全书·伤寒论注·太阳篇》云："心动悸者，谓心下筑筑惕惕然动而不自安也。若因汗下者多虚，不因汗下者多热，若饮水小便不利者属饮，厥而下利者属寒。今病伤寒，不因汗下而心动悸，又无饮热寒虚之证，但据结代不足之阴脉，即主以炙甘草汤者，以其人平日血气衰微，有不任寒邪，故脉不能续行也。此时虽有伤寒之表未罢，亦在所不顾，总以补中生血复脉为急，通行营卫为主也。"

组方意义：本方共涉及10味药，其中5味通阳益气的药：桂枝、人参、生姜、炙甘草、清酒；5味滋阴养血的药：生地黄、麦冬、阿胶、麻仁、大枣。徐忠可在《伤寒图说》中谓"以甘草、桂枝、人参、姜、枣扶其阳，以阿胶、麦冬、麻仁、地黄滋其燥，又恐人不察其独培中土之意，而揭其汤名曰炙甘草汤，见人参、甘草相合，而主持有本，然后润药无偏阴之患，桂枝无辛散之嫌，由是气旺而津生，自能冲开凝结之阴，结代之脉可除矣。正以此证非亡阳之比，乃阳弱而阴枯也，若更以姜附劫之，则立槁矣。"许宏《内台方议》中谓："炙甘草为君，人参、大枣为臣，以补元气之不足者；以桂枝、生姜之辛，而益正气为佐；以麦门冬、阿胶、麻子仁、地黄之甘，润经益血，而补其阴为使。以清酒为引而能通，以复脉者也。"

炙甘草汤作用有调和阴阳，可用于治疗伤寒病后和重病恢复期阴血不足、血不养心、心慌、心悸、虚烦少眠、大便干涩、脉象结代等症状。临床可用于治疗功能性心律不齐、冠心病、风湿性心脏病、病毒性心肌炎、各类心律失常、心内膜炎、神经官能症、甲亢等所致心悸气短症状。现代药理研究炙甘草汤主要有抗心律失常、影响心肌生理特性、影响心肌动作电位、抗心肌缺血再灌注损伤、抗缺氧等作用。

本方炙甘草为主药，对治疗脉结代起重要作用。生地黄量宜大，需30克以上，岳美中老先生曾有形象比喻："若濡润不足而燥烈有余，如久旱之禾苗，仅得点滴之雨露，立见晒干，又怎能润枯泽燥呢？"麻仁通常作为润燥通便的药，在本方中不解其意的人很多，有人认为是酸枣仁之误，其实用麻仁，不单纯是润肠，更多是湿润血脉之举。张景岳曾说，麻仁有"润心肺，滋血脉"之功效。钱璜云："麦冬、生地黄、阿胶、麻子仁同为润经益血复脉通心之剂也。"近来国外也有科研报道称麻仁有修复受损心肌细胞的功能。原方清酒放在煎服法中使用，很容易忽视，仲景煎服法中清酒七升，水八升，清酒的用量可谓不少，足见清酒的重要，笔者用之于临床，尤其是治疗心律失常，清酒是必不可缺的。张仲景那个年代没有蒸馏酒，因此没有高度白酒。清酒应指自酿的米酒。冬季刚酿成的酒呈奶色，如陆游《游山西村》"莫笑农家腊酒浑"，"腊酒"是指农历十二月里酿成的米酒，是稻谷丰收后酿制，酿成之初略显浑浊，可品尝，味甘醇，但酒力稍逊。储藏到第二年春天，色澄清，此时酒质好，酒力高。仲景言清酒，应是相对初酿浑浊而言，即要用质量好一点的米酒。这种酒辛热轻扬，可以行药力、通经络、利脉道。米酒中含有丰富的维生素、葡萄糖、氨基酸等营养物质，具有开胃提神、活气养血、滋阴补肾的功效，能够帮助血液循环，促进新陈代谢，同时与水同煎后，酒味散尽功效留存，可以提高炙甘草汤的效用。

第十三节　谈升阳散火汤

升阳散火汤载自李东垣的《内外伤辨惑论》。

【原文】

升阳散火汤，治男子妇人四肢发困热，肌热，筋骨间热，表热如火燎于肌肤，扪之烙手。夫四肢属脾，脾者土也，热伏地中，此病多因血虚而得之也。又有胃虚，过食冷物，郁遏阳气于脾土之中，并宜服之。

升麻、葛根、独活、羌活、白芍药、人参 (以上各五钱)，甘草 (炙)、柴胡 (以上各三钱)，防风 (二钱五分)，甘草 (生，二钱)。上件吹咀如麻豆大，每服秤五钱，水二盏，煎至一盏，去渣，大温服，无时，忌寒凉之物。

——《内外伤辨惑论》

此方也载于《脾胃论》中。在《兰室秘藏·卷下》和《东垣试效方》两书中更名为柴胡升麻汤。《脾胃论》中此方柴胡用八钱。

本方揭示了李东垣运用升阳散火治疗阴火的另一种方法，此法标本兼顾，以治脾胃虚热。"火郁发之"见于《素问·六元正纪大论》，气机运行不利，郁而化火，热邪伏于体内不得透发，治疗当以透散、展布气机为主，气机得布，火郁得散。张景岳在《景岳全书·古方八阵》中指出："东垣升阳散火汤，治胃虚血虚，因寒邪郁遏阳气，以致肌表俱热如火，扪之烙手。此火郁发之之剂也。"李东垣认为郁火一是因"血虚"致"热伏地中"；二是因"胃虚过食冷物"致"郁遏阳气于脾土之中"，致脾胃气虚，无力升浮，谷气下流，阳气郁滞于脾胃化为阴火。值得注意的是这里提到的血虚，是脾胃之气虚弱，导致"中焦受气取汁"的能力变差而出现的病机。《灵枢·经脉》云："胃主血所生病。"李东垣往往因此把胃病说成"血病"。

升阳散火汤意在散火，散火的手段是升阳，通过升阳以达到散火之目的。其中柴胡、升麻、葛根、羌活、独活、防风升阳散火，火散则热自消，症自除。正如《医方集解》中所说："此皆味薄气轻，上行之药，所以升举其阳，使三焦畅遂，而火邪皆散矣。"柴胡归肝经，引少阳春生之气；升麻归胃经，入中焦，从中焦开始升阳。两药合用气机得以通畅运行，则郁火随之而散。葛根升阳解肌，通行足阳明之经，鼓舞胃气上行，又能生津除渴。羌活、独活升阳散郁之余，还可燥湿，以治疗脾虚不运所生湿邪。以生甘草、白芍酸甘养阴以防耗散太过，以人参、炙甘草甘温益中。吴昆《医方考》谓："少阳者，三焦与胆也。经曰：少火生气。丹溪曰：天非此火不能生万物，人非此火不能以有生。是少火也，生物之本，扬之则光，遏之则灭，今为饮食填塞至阴，抑遏其上行之气，则生道几于息矣，故宜辛温之剂以举之。升麻、柴胡、羌活、独活、防风、干葛，皆辛温上行之物也，故用之以升少阳之气，清阳既出上窍，则浊阴自归下窍，而食物传化自无抑遏之患；芍药味酸，能泻土中之木；人参味甘，能补中州之气；生甘草能泻郁火于脾，从而炙之，则健脾胃而和中矣。"汪昂在《医方集解》中亦云："此手足少阳药也，柴胡以发少阳之火为君；升、葛以发阳明之火，羌、防以发太阳之火，独活以发少阴之火为臣；此皆味薄气轻，上行之药，所以升举其阳，使三焦畅遂，而火邪皆散矣。人参、甘草益脾土而泻热，芍药泻脾火而敛阴，且酸敛甘缓，散中有收，不致有损阴气为佐使也。"

李东垣常以风药升阳散火，用柴胡散少阳之火；升麻、葛根散阳明之火；羌活、防风散太阳之火；独活散少阴之火。升清阳时用量多轻灵，少为二分，多至三钱。风药用量不宜过大，一者，阳气者，烦劳则张，阳气的过度升发可以导致外张而散，耗损阳气。脾气已虚，过服辛散之风药恐更伤其气；二者，阳化气而阴成形，脾胃均需阴液以濡润滋养，风药温燥，过服恐伤其阴精。

升阳散火汤能升阳散火解郁，益气和中祛风。主治脾胃虚弱，过食生冷食物，抑遏阳气，火郁脾土，而致发热倦怠、骨蒸劳热、扪之烙手、胁肋胀闷、脘腹疼痛、大便溏泄、中气下陷、内脏下垂、少气懒言、纳食减少、头痛恶寒、肢体酸重疼痛等。临床可用于治疗功能性发热、上呼吸道感染、口腔溃疡、咽喉肿痛、风湿痹痛、神经官能性腹泻、肠源性慢性腹泻等病症；多为脾胃虚弱、火郁脾土、发热倦怠、腹痛泄泻及风湿郁阻等证。临床如见功能性发热兼有暑湿，加大豆黄卷、荷叶、淡竹叶、藿香；湿阻纳呆，加苍术、厚朴、陈皮、谷芽、麦芽；胃脘痛，加延胡索、木香、砂仁、香附，伴有恶心呕吐，加半夏、竹茹、陈皮、生姜。凡属脾胃阴虚、胃火上炎患者，均非本方所宜；脾胃虚寒患者，也不可用本方。

第十四节　中风临证浅识

中风为临床常见的危重症之一，具有病死率高、致残率高、复发率高的特点。中医学非常重视对中风的诊治，积累了丰富的理论和临床经验，因其病机复杂，证候变化多端，见仁见智，各有千秋。笔者在临床治疗中，偶有心得，兹浅谈如下。

1. 辨病识证，同现代医学相结合

中风属现代医学脑血管病，中医对中风的辨病辨证主要依据是临床表现，即半身不遂、口舌喝斜、言语謇涩或不语等，这是由于当时科技条件限制，不可能有其他诊断方法。近年来，随着现代医学的发展，对中风的病因病理的不断深入研究，CT、磁共振等的广泛应用，诊断方法更趋先进，更趋精准。因此，中风的辨病辨证须同现代医学结合起来，形成一种结合中西医特点的新的诊断模式。要把西医侧重病因和病理形态的诊断与中医侧重全身生理病理的疾病反应诊断结合起来，这样对整个病情就有了较全面的了解，增加诊断的深度和广度。例如同为中风，如何区别出血性中风和缺血性中风，实践已证明单凭临床表现来判断是不够的，必须借助于现代医学的检查，才能给出较为明确的诊断。又如腔隙性脑梗死，由于病变范围小，病人往往没有半身不遂等表现，甚至表现为常人，如果用中医传统的诊断分析方法，极易造成漏诊或误诊。但通过现代医学的检查，我们就很容易得出诊断。结合现代医学辨病辨证，不仅可明确诊断，而且还可以辨明发病因素、病理变化、病势转归等，例如根据 CT 检查的结果，我们可以据此来观察病变部位、病变性质（出血性或缺血性）、病变范围大小，结合四诊结果，分析归纳，就能较准确地了解病因、病机、病位、病性、预后转归等。

2. 病机重在气虚血瘀

中风多发于中老年人，"年四十而阴气自半，起居衰矣。"因此中风当以气血内虚为本，脑脉瘀血、经络阻滞为标。《灵枢·刺节真邪》云："虚邪偏客于身半，其入深，内居荣卫，荣卫稍衰，则真气去，邪气独留，发为偏枯。"《医经溯洄集·中风辨》云："中风者，非外来风邪，乃本气病也，凡人年逾四旬，气衰之际，或因忧喜忿怒伤其气者，多有此疾，壮岁之时无有也。"《景岳全书·非风》云："卒倒多由昏聩，本皆内伤积损颓败而然。"《医学纲目·风证辨异》云："中风皆因脉道不利，气血闭塞也。"中风之发生，机制虽然复杂，但皆因气血内虚，复因情志不遂、劳思伤神、饮食不节等诱因，引起脏腑阴阳失调，气虚血不升运，瘀血不能化行，痰浊壅塞滞留，直冲犯脑，造成脑脉痹阻或血溢脑脉之外。王清任在《医林改错》中亦认为中风半身不遂，偏身麻木是气虚血瘀所致，首创"补阳还五汤"。现代医学血液流变学检查上大多存在高凝血症和高黏血症；瘀血造成的脑组织病理改变，极易形成缺血、缺氧的水肿带，时间较长则可造成继发性损害，也符合中医的瘀血理论。因此，气血内虚、瘀血阻滞是中风病机的重点。

3. 治疗从益气、活血两方面着手

中风病机重在气虚血瘀，因此治疗的关键在于益气活血。唐容川《血证论》云："血之运，气运之，即瘀血之行，亦气之行。"因此益气活血应该作为基本的治疗方法，但在临床中应灵活应用。中风在整个病变过程中，始终存在着邪正斗争，虚实变化，在急性期邪实为主的情况下，一方面要积极祛邪外出，使邪不伤正，另一方面也要注意扶正，即益气养血，这就是"邪祛正自复，正复邪自去"。而在急性期过后，益气之法应全力加用。常用药为黄芪、党参、北沙参等，尤其是黄芪，现代医学研究表明黄芪具有调节免疫、保护大脑血流量、抗氧化自由基、抗脑细胞缺氧的作用。根据不同阶段，不同辨证，黄芪用量可渐加至 60 g，甚至 150 g，若到恢复期还表现为气虚、阴虚，常可配以何首乌、杜仲、桑寄生、生地黄、山茱萸等补肾养阴之品。

活血化瘀能祛瘀生新，促进瘀血的消散，改善局部血液循环，解除脑血管痉挛，具有抗凝、抗血栓形成等作用。缺血性中风应用活血化瘀法，已为大家所公认。对于出血性中风运用活血化瘀法，部分医家持谨慎态度，担心会加重出血或导致再次出血。但是离经之血便是瘀血、死血。瘀血不去，新血不生，所以应早用活血化瘀法。现代医学也证明，活血化瘀法治疗出血性中风，不仅可促进血肿吸收和减轻由血肿释放的某种生物毒性物质的损害，还可减轻血肿周围的炎症反应和脑水肿，缓解颅内压的增高，还有利于神经功能的恢复。常用药有水蛭、地龙、三七、丹参、川芎等，其中水蛭为破血逐瘀之要药，其味咸，入血分，《神农本草经》谓："主逐恶血、瘀血、月闭，破血瘕积聚……利水道。"《医学衷中参西录》认为："但破瘀血，不伤新血。"故为治疗之首选。在益气活血的基础上，根据临床见症，加减用药。出现瘀热并见，

应配以清热凉血之品，如黄芩、山栀、生地黄、丹参、玄参等；出现脑水肿者，应配以活血利水之品，如泽兰、益母草等；恢复期则用益气活血养血之法，以补阳还五汤为基础。

4. 辨病辨证，临证权变

中风治疗中虽然以益气活血为基本治疗方法，但中风临证千变万化，病理较为复杂，虚（气虚、阴虚），火（肝火、心火），风（肝风、外风），痰（风痰、湿痰），气（气逆），血（瘀血）六端均可夹杂其间，当以临证权变，灵活治疗，辨病与辨证相结合，整体辨证与局部辨证相结合。如有痰湿内蒙、神识昏聩，加用天竺黄、胆南星、石菖蒲、郁金等开窍醒神；如肝阳肝风上扰，则选用天麻、钩藤平息肝风；如喉间痰鸣沥沥，则加竹沥、川贝母、半夏以化痰；阴虚明显，则加龟甲、龙骨、女贞、旱莲草等养阴清热之品。中风常因风、火、痰、瘀壅阻，气机升降失调，或素体津亏气弱，肠道传导失职，常可出现苔黄腻、腑气不通之症，用通腑泻下则引风、火、瘀下行，邪去正安，常用药为生大黄，如腑气已通，大便得下，则停用或改为制大黄。注意不可戕伤正气，中病即止。

第十五节　化痰祛瘀法治疗脑梗死

脑梗死为临床常见的危重症之一，属祖国医学"中风"范畴，目前较一致的观点是本病是在气血内虚的基础上，遇有劳倦内伤、忧思恼怒、过食厚味、烟酒等诱因，进而引起脏腑阴阳失调，气血逆乱，直冲犯脑，形成脑脉痹阻，基本病机为本虚标实。急性期积极有效的治疗，对于提高治疗有效率，提高患者的生存质量具有积极意义。急性期以标实为主，痰、瘀是造成脑脉痹阻的根本原因。因此，当以"急则治标"为主，紧紧抓住痰瘀互结，阻络为病这一主要病机，以化痰祛瘀为主要方法，药用天竺黄、石菖蒲、制半夏化痰通络，葛根、红花、丹参、益母草活血化瘀。现代药理研究表明，石菖蒲能减少大脑因缺氧引起的脑功能损伤，红花对脑梗死动物的脑组织具有保护作用，葛根能改善脑循环，扩张脑血管，从而减轻脑组织缺血缺氧现象。笔者曾用此方治疗急性脑梗死患者 60 例，药用：天竺黄 10 g，石菖蒲 10 g，制半夏 10 g，葛根 30 g，红花 10 g，丹参 30 g，益母草 20 g，大黄 10 g，水煎，每日 1 剂。以 1 个月为 1 疗程。并设对照组 58 例以丹参注射液治疗。结果治疗组 60 例，基本痊愈 13 例，显效 23 例，有效 18 例，无效 6 例，恶化 0 例。治疗组总有效率 89.99%。对照组 58 例，基本痊愈 8 例，显效 13 例，有效 25 例，无效 11 例，恶化 1 例。对照组总有效率 79.30%，两组疗效比较，差异有统计学意义（$P<0.01$）。两组治疗前后血液流变学的比较结果显示，两组治疗前各项指标经统计学处理无显著性差异，治疗后两组各项指标比较有显著性差异。

第十六节　活血通腑法治疗高血压脑出血急性期

高血压脑出血是临床常见的危重症之一，属中医"中风"范畴，具有发病急骤、变化多端的特点，治疗颇为棘手。现代医学认为高血压脑出血是在高血压、动脉硬化等基础上发生的急性颅内出血，出血后形成血肿压迫脑组织，在血肿周围形成完全缺血区和血流减少区，继之血肿周围出现水肿，导致颅内压骤然升高，形成脑疝或引起脑循环和代谢障碍，颅内神经功能受损。同时临床观察表明，高血压脑出血病人的血液黏稠度均有不同程度的增高，因此使用脱水剂虽可使症状缓解，但可加重这一结果，并且不能溶解血肿。

祖国医学认为本病好发于中老年人，因为中老年人肾气渐衰，精血不足，阴亏于下而阳亢于上，一旦烦劳恼怒过激，或气候变化急骤，则气血逆乱，夹风、火、痰、瘀上犯于脑，血脉不畅，气血运行受阻，致络破血溢，瘀血内停而成脑出血。血溢脉外为离经之血，当属"瘀血"，正如唐容川所谓："既是离经之血，虽是清血鲜血，也是瘀血。"瘀血阻于脑窍，则脑髓壅滞，经脉瘀塞，神明受扰，以致神昏、肢体偏瘫不用。瘀血不去则新血不生，瘀血不去则血行失去常道，还可加重出血。瘀阻经络则营津不行，外渗于经络而为痰为饮。高血压脑出血急性期因风、火、痰、瘀壅阻，气机升降失调，或素体津亏气弱，肠道传导失职，或卧床过久，肠道蠕动减弱，常可致腑气不通，腑热上蒸，促使风、火、痰上冲，出现大便秘结、口干口臭、昏迷目闭、面色潮红、咳痰黄腻等症。采用通腑之法可达泄热醒神之功。

出血性中风为血溢脑脉之外，故属血瘀无疑，但其瘀血由出血引起，与一般的瘀血不同，故治疗上对可否应用活血化瘀治疗有颇多争论，尤其是出血性中风的急性期。近年来经过大量临床研究，认为中医"离经之血为瘀血""凡治血者必先以祛瘀为要"的理论，同样适用于出血性中风的急性期治疗。

陈汝兴教授就认为脑出血发病后 6 小时内应用活血化瘀法是稳妥安全的，并且是最佳时期。可用水蛭、川芎、桃仁、红花、紫丹参活血化瘀，祛瘀生新；大黄、全栝蒌、石菖蒲通腑豁痰。其中水蛭活血化瘀，破血瘀而不伤正。川芎为血中气药，活血行气，芳香走窜，上行头目，引药上达病所。据实验研究表明，活血化瘀药具有解除脑损伤部位血管痉挛状态，改善血灶局部的微循环，促进颅内血肿吸收的作用。大黄泻热攻下，活血化瘀，配石菖蒲豁痰开窍，以防痰热内生。全栝蒌润肠通便，与大黄有协同作用，具有活血通腑，减轻脑血肿的形成，加速血肿的吸收消散，防止再出血的功能，有利于脑组织及其功能的恢复，从而提高疗效。

第十七节　浅谈无症状脑梗死的辨治思路

　　无症状脑梗死是指无脑卒中病史，无明确神经系统定位体征，只在头颅 CT 和 MRI 检查时发现的一种病症。由于这部分病人无症状，常易被人们忽视，可导致更严重的脑卒中。无症状脑梗死的发病率各家报告不一，从 5.1% 到 23% 不等，但老年人（＞65岁）发病率一般在 20%～30%。我国中南大学湘雅医院神经学研究所分析 418 例脑梗死病人，有 46 例无定位体征，只有非特异性症状；93 例有定位体征患者存在无法解释其症状体征的梗死灶，总检出率为 33.25%。可见无症状脑梗死体征的检出率并不低。

1. 辨病结合现代诊断

　　目前无论是中医还是西医从临床上诊断无症状脑梗死仍有一定困难，诊断必须借助于现代医学的检查手段。对以临床症状为主要诊断依据的中医学来说，更应结合现代科学，力求融会贯通，将辨病与辨证有机结合，使诊断和治疗切合病机。笔者认为须从以下几个方面予以考虑。

　　（1）临床表现　无症状脑梗死主要指无定位体征，并非指机体处于无病痛的良好状态。脑梗死是因为脑血管闭塞，导致脑组织缺血缺氧坏死，因此绝大多数患者都能找到缺血的先兆，只要仔细回顾病史，还是可以发现病人一些非特异性症状，如头晕、头痛、智力减退、注意力不集中，主观感觉肢体麻木、无力、笨拙，早发抑郁症等。

　　（2）影像学检查　无症状脑梗死的发现源于 CT 的问世。MRI 的应用使对其的了解得到进一步深入。因此对有脑卒中危险因素存在和有相关症状的病人，应进行 CT 或 MRI 检查，以便及早发现病灶。

　　（3）诊断思维的改变　中医学对脑卒中的诊断大多源于对证候的分析得出的结果。如《灵枢·刺节真邪论》谓："虚邪偏容于身半，其入深，内居荣卫，荣卫稍衰，则真气去，邪气独留，发为偏枯。"《证治要诀》谓："中风之证，卒然晕倒，昏不知人，或痰涎壅盛，咽喉作声，或口眼㖞斜，手足瘫痪，或半身不遂，或舌强不语。"由于无症状脑梗死缺乏临床症状，如果单纯从临床症状考虑，中医往往难以正确辨病，显然这不符合疾病本质的诊断。因此我们要改变诊断思维，辨病同辨证相结合，结合现代医学最新科研成果，这样可以更加全面地认识疾病发生和发展规律，揭示疾病的本质，有利于治疗。

2. 病机以脑脉瘀滞为根本

　　现代医学对无症状脑梗死的发病机制尚不清楚，目前已知它主要与血管病变及血液成分的改变有关，也就是说脑梗死的危险因素同样是无症状脑梗死的危险因素。①年龄与性别，据有关报道，无症状脑梗死多发生老年人群，多数在 65 岁以后发病，且以男性居多。②局部脑血流减低，持此观点的人认为平均局部脑血流量减少对无症状脑梗死的发生有明显影响，且比年龄的关系更密切。③高血压动脉硬化，高血压可使小动脉内膜增厚，管腔变小，造成脑实质灌注减少、缺血；高血压还可引起颅内小动脉局灶性玻璃样变性，使小动脉堵塞，局部脑组织缺血。④糖尿病与高血脂，有人发现无症状脑梗死与糖耐量异常有关，其机制可能为糖代谢异常促使脑内小动脉硬化，而血脂的异常也同动脉粥样硬化有关。

由于当时受到科学技术水平的局限，中医学未发现有无症状脑梗死的记载，辨治应从基本病机入手，从中医学对中风的分析来看，无症状脑梗死应该为正虚邪实，脑脉瘀滞。中风之发生，大多发生于老年人，《内经》云"年四十而阴气自半，起居衰矣。"主要因素在于患者年老体衰，正衰积损，气血亏虚，心、肝、肾三脏阴阳失调，加之忧思恼怒，或饮酒饱食，或房室劳累，或外邪侵袭等诱因，以致阴亏于下，阳亢风动，血随气逆，气血运行受阻，血流不畅，夹痰、火、瘀上犯于脑，而致脑脉瘀滞不通。病机虽然复杂，但瘀血阻络则是无症状脑梗死最根本的病理改变。

3. 治疗重在活血化瘀

治疗疾病的关键在于正确认识疾病的本质，中医学的最大优点在于以整体的观点，通过各种临床证候的变化规律来认识机体的病理改变，最后确立治疗方案。无症状脑梗死的特点是"无症状"，故在治疗过程中，应该遵循中医辨证论治的原则，以辨病为主导，以中风的基本病机为基础，根据不同病因和体质进行辨证论治，分清阴阳属性、虚实变化、脏腑盛衰，进而找出相应的治疗方法，确立对应的方剂和药物。

无症状脑梗死是以气行不畅、脑脉痹阻为主要病理改变，其病机应属瘀血阻络。因此无论是何种诱因，无论虚实如何变化，活血化瘀是贯穿治疗始终的主要方法。在活血化瘀的基础上，可随病机虚实情况，结合化痰开窍、平肝息风、通腑泻下、养阴益气等法。常用的活血化瘀药有水蛭、三七、丹参、川芎、红花、蒲黄、当归等；对高血压动脉硬化所致者可选用益母草、牛膝、三七等；化痰开窍则常选天竺黄、胆南星、石菖蒲、郁金等；平肝息风则常选天麻、钩藤、白菊花、夏枯草等；通腑泻下则常用生大黄。由于气与血的关系十分密切，血瘀可以使气机运行不畅，而致气机阻滞；气机不畅又可以加重瘀血的形成和发展，最终使病情加剧。故有气行则血行，气滞则血瘀之说。所以在使用活血化瘀方法治疗的同时，应多与行气理气的药物配合使用，这样能够达到更好的效果，更快更有效地消除瘀血。至于在无症状脑梗死恢复期，则宜用丹参、川芎、当归、益母草、鸡血藤等活血养血的药物，并注意扶正以助祛邪。

4. 未病先防治未然

中医学历来重视"治未病"，这一治疗学思想对无症状脑梗死的防治也尤为重要。有无症状脑梗死病史的患者发生脑梗死的风险比较大，如果对发生无症状脑梗死的危险因素进行有效的防治，就能有效控制无症状脑梗死的发生。高血压、高血脂、高血糖、心脏病等是脑梗死的主要危险因素，要积极治疗这些原发病，控制血压、血糖、血脂等，终止疾病的发展。血液流变学变化，全血黏度、血浆黏度、纤维蛋白原等增高，往往提示血流瘀滞，脉络随时有痹阻的可能，因此要勤于检查，平时宜用活血化瘀通络之品。要指导有脑梗死危险因素的人群平时生活要有规律，劳逸适度，调养精神，保持心情舒畅，情绪稳定，善于自我宽慰，助人为乐；合理膳食，以清淡为主，多吃新鲜蔬菜、水果等，少食肥甘辛辣之品，切忌酗酒吸烟；适当参加体育运动，提倡有氧运动；保持大便通畅，切忌排便时屏气用力。这对预防脑梗死的发生大有裨益。

第十八节　清瘀通塞汤治疗脑梗死急性期

清瘀通塞汤组成：天竺黄 10 g，全栝蒌 30 g，枳实 10 g，生大黄（后下）10 g，葛根 20 g，川芎 15 g，水蛭 9 g，丹参 20 g。每日 1 剂，水煎，具有化痰祛瘀通腑作用。

脑梗死属祖国医学"中风"范畴，目前较一致的观点认为本病是在气血内虚的基础上，遇有劳倦内伤、忧思恼怒、嗜吸烟、食厚味等诱因，进而引起脏腑阴阳失调，气血逆乱，直冲犯脑，形成脑脉痹阻所致，基本病机为本虚标实。急性期积极有效的治疗，对于提高治疗有效率和患者的生存质量具有积极的意义。本病在急性期多以标实为主，血瘀痰阻是造成脑脉痹阻的根本原因。

痰与瘀是人体津血的病理产物，痰本于津，瘀本于血，生理上津血同源，病理上痰瘀相关，它们常互为因果，气血流畅则津液并行，痰无以生，瘀无以成，而气滞血行不畅，导致血瘀痰阻，脑脉瘀阻后可进一步生水成痰，痰阻则可成瘀。如罗赤诚在《医宗粹言》中谓："先因伤血，血逆则气滞，气滞则生痰，痰与血相聚，名曰瘀血挟痰……若素有郁痰所积，后因伤血，故血随蓄滞，与痰相聚，名曰痰挟瘀血。"脑梗死急性期以邪实为主，内风旋动，夹痰瘀阻滞脑窍，痰浊阻于中焦，郁而化热，痰热中阻，清阳不升，胃气失和，传化失常，浊邪不降，腑实热结，转而上逆，上扰脑窍，痹阻脑脉，则枢机不利，清阳不升，脑窍失养，损伤脑髓神机，表现为半身不遂，言语謇涩或不语，口舌㖞斜，甚则神识昏蒙。基于以上认识，治疗当以"急则治标"为主，我们紧紧抓住痰瘀互结，阻络为病这一主要病机，用化痰祛瘀通腑为主要方法，清瘀通塞汤方中天竺黄、全栝蒌清热化痰，理气散结；枳实、葛根升清降浊，调理气机；生大黄峻下热结，荡涤胃肠积滞，通腑化浊；川芎、水蛭、丹参活血化瘀。急性脑梗死运用中药清瘀通塞汤，能明显改善急性脑梗死患者的症状，并能降低全血黏度、血浆黏度，减少血浆纤维蛋白原含量，从而改善血液流变学情况。因此，对减少后遗症、提高患者的生活质量有重要意义。

第十九节　浅述唐容川对瘀血证的认识及对治疗中风的指导意义

唐宗海，字容川 (1846—1897 年)，四川彭县（今彭州市）人。唐氏自幼思维敏捷，颖悟过人。根据《内经》理论及前贤的认识，发皇古义，参乎古今，撰成了《血证论》一书。现就唐容川对瘀血证的认识以及其在中风治疗中的指导意义谈谈本人的体会。

1. 离经之血即为瘀血

何为瘀血？唐容川曰："其离经而未吐出者，是为瘀血。"（《血证论·吐血》）在第五卷《血证论·瘀血》中进一步阐述："吐衄便漏，其血无不离经……世谓血块为瘀，清血非瘀，黑色为瘀，鲜血非瘀，此论不确。盖血初离经，清血也。鲜血也，然既是离经之血，虽清血、鲜血亦是瘀血。"唐氏提出了"离经之血"即为瘀血的重要病理机制，指出片面以血的颜色、是否结块作为瘀血的诊断依据不正确。临床上，虽清血、鲜血，只要有瘀血的证候，同样应归为瘀血证，唐容川拓展了历代医家对瘀血证的认识，对瘀血证的诊断有着重要指导意义，这与现代有关对瘀血的病理研究所论述的是基本一致的。现代医学认为：瘀血证是以现代病理学所谓的身体局部病态的血液循环异常，血管变性及至渗出性病变，血栓形成出血等为主要病理机制。证明唐容川所提出"离经之血"是瘀血证的病理基础的正确性。

2. 瘀血证的治疗方法

唐容川在《血证论》一书中，不仅对瘀血的病机诊断标准及临床表现作了详细论述，而且对瘀血证的治疗进一步加以发挥。

（1）提出祛瘀为治血要法。唐容川《血证论·吐血》曰："凡有所瘀，莫不壅塞气道，阻滞生机……不可不急去之也。且经隧之中，既有瘀血踞住，则新血不能安行无恙……故以祛瘀为治血要法。"强调祛瘀为治疗血证原则，并指出："一切不治之证，总由不善去瘀之故。凡治血者，必先以去瘀为要。"这一论点对中医及中西医结合抢救急症、危重症具有重要的临床意义。临床上如急性弥漫性血管内凝血（DIC）、心源性充血性心力衰竭、哮喘病急性发作、中风等，均用活血祛瘀，配合清热、养阴、化痰定喘、益气等药物进行治疗，而达到抢救和医治患者效果。

（2）提出祛瘀生新的观点。唐容川《血证论·男女异同论》曰："治失血者，不去瘀而求补血，何异治疮者不化腐而求生肌哉。"强调"非去瘀是一事，生新另是一事也。盖瘀血去则新血已生，新血生而瘀血自去。""则知以去瘀为生新之法，并知以生新为去瘀之法。"对出血性疾病，在祛瘀和止血的问题上历来存在不同的学术观点。有部分观点认为出血性疾病断不能采用活血祛瘀药物，否则会加重出血。唐氏阐明祛瘀生新的辩证关系及因果关系，说明"活血可以止血"的原理。现代应用活血祛瘀治疗出血性中风、上消化道出血等出血性疾病，成功治疗和抢救了病者，佐证了祛瘀生新，活血止血的论点的正确性。

（3）提出血证治疗四大法则。唐容川根据血证的变化特点，提出治疗血证四大方法，即"止血""消瘀""宁血""补血"。凡遇突然出血，在治疗时，首先应当使用止血之法。否则，会导致血脱气耗，产生不良后果。血止之后，必然有离经之血未能排出体外，留于人体之中则形成瘀血。瘀血停聚成为人体致病的重要因素。或壅而发热，或变而成痨，或形成结癥，或使气血阻滞不通而刺痛，还可影响新血正常运行。因此止血之后应当消瘀，故将消瘀作为血证治疗的第二法。待血止瘀消之后，为防止血液再次潮动，须选用方药使血液得以安宁，故将宁血法作为血证治疗的第三法。血证患者，出血之后，其血必虚，血虚则气无所依，亦可因之而亏。因此在血证后期，其血已止，亦未留瘀，唯留人体正气之虚衰，此时当用补血之法。

3. 对中风治疗的指导意义

唐容川在《血证论》中虽未对中风作出专门的论述，但有关瘀血证的认识和治疗观点，对中风的治疗有积极的指导意义。

中风为临床常见的危重病症之一，因其病机复杂，证候变化多端，见仁见智，各有千秋。《医学纲目·风证辨异》云："中风皆因脉道不利，气血闭塞也。"该病在现代医学血液流变学检查上大多存在高凝血症和高黏血症。瘀血造成的脑组织病理改变，极易形成缺血、缺氧的水肿带，时间较长则可造成继发性损害，也符合中医的瘀血理论。因此，治疗上活血祛瘀应该作为该病基本的治疗方法。中风在急性期后主要表现为气血内虚、瘀血阻滞。同时中风之病又极易复中，此时可用宁血、补血之法，要根据不同病机特点，注意扶正、益气、活血等法灵活应用。常用补益之药为黄芪、党参、北沙参等，尤其是黄芪，现代医学研究表明黄芪具有免疫调节、保护大脑血流量、抗氧化自由基、抗脑细胞缺氧的作用。

第二十节　中风后痴呆从脾论治摭拾

中风后痴呆属中风后遗症之一，表现为认知、记忆、思维、判断和语言等多方面功能的严重减退，其病位在脑。积极防治中风后痴呆，是治疗中风的一个重要方面。

1. 中医理论对脑的认识

脑居颅腔之中，《灵枢·海论》中说："脑为髓之海，其输上在于其盖，下在风府。"《寓意草·卷一》说："头为一身之元首……其所主之脏，则以头之外壳包藏脑髓。"指出了脑上抵颅盖，下至风府穴，其外为头面，内为脑髓。《内经》还认为脑与十二经脉相连，具有宜封藏、喜静恶扰、宜神忌邪的特点，是精髓和神明汇集发出之处，又称为元神之府。主要生理功能有主宰生命活动、主精神意识和主感觉运动。

人的精神活动，包括思维意识和情志活动等，都是客观外界事物反映于脑的结果，思维意识是精神活动的高级形式,《类证治裁·卷三》说:"脑为元神之府,精髓之海,实记性所凭也。"《医林改错》说:"灵机记性不在心在脑。"因此,脑为精神意识思维活动的枢纽。脑主精神意识的功能正常,则精神饱满,意识清楚,思维灵敏,记忆力强,语言清晰,情志、运动正常。否则,脑病便出现精神思维及情志方面的异常,表现为灵活性、记忆衰退,精神、意识、思维、生活能力下降。脑的生理功能、思维意识的正常发挥,决定于脑髓的充盈与否,《灵枢·海论》曰:"脑为髓之海……髓海有余,则轻劲多力,自过其度。髓海不足,则脑转耳鸣,胫酸眩冒,目无所见,懈怠安卧。"脑髓由精而化,精由肾藏,故脑与肾的关系密切,如《医学入门·天地人物气候相应图》说:"脑者髓之海,诸髓皆属于脑,故上至脑,下至尾骶,髓则肾主之。"脑髓的充盈,要靠肾精的补充。脑髓由肾精化生,肾精的盛衰,不仅影响骨骼的发育,也影响脑髓的充盈。但肾为先天之本,肾精主要是先天之精,肾精的化生和充实,均有赖于后天之本——脾胃运化的水谷精微所化后天之精来充养才能充盛。

2. 脑髓的补充重在脾

由于中风后痴呆继发于中风,中风之因多以风、火、痰、瘀为患,上窜瘀阻脑脉,进而使脑髓受损,使脑气与脏气不相顺接,脾的生化功能不能正常发挥,肾之精气不能上输,以致元神失养,发为痴呆,临床表现为表情呆板、反应迟钝、遇事善忘、答不切题、计算力差等。因此脑髓不足是中风后痴呆的病理基础,脾气亏虚是脑髓不足的关键。肾是藏精的主要脏器,主骨生髓充脑,肾精的盛衰直接影响脑髓的盈亏。然肾为先天之本,就肾精来源而言,有先天和后天之分,先天之精来源于父母的生殖之精,是禀受于父母的生命遗传物质,与生俱来。后天之精来源于脾胃化生的水谷精气,脾胃运化饮食物后的水谷精微,化而为精,输送至肾中,充养先天之精,使肾精充盈。肾精充盈,则脑髓充满,故脑能发挥正常各种生理功能。可见脾为后天之本,是生化水谷之精的重要脏器,肾精的不断充盈需要脾胃运化的水谷精气的不断补养。正如王清任谓:"灵机记性在脑者,因饮食生气血,长肌肉,精汁之清者,化而为髓,由脊骨上行入脑,名曰脑髓。"因此,精虚之源应责之于脾,脾胃功能旺盛,水谷精微生化有源,才能充血生精,脾胃亏虚,运化无力,则气血生化无源,导致肾精虚损,不能上达充脑,元神失养,发为痴呆。在中风后痴呆的治疗上,要着眼发挥脾主运化的功能,脾气旺盛,则气血生化有源,肾精得充,脑髓得补。

3. 脾气虚弱是中风后痴呆的重要因素

中风后痴呆发生于中风之后,而气血津液的运行失常、生痰、生瘀是发生中风的重要因素。气血津液的物质基础来源于饮食,而饮食物的消化及其精微的吸收、转输都由脾胃来完成。《素问·经脉别论》曰:"饮入于胃,游溢精气,上输于脾,脾气散精,上归于肺,通调水道,下输膀胱,水精四布,五经并行。"脾胃同居中焦,脾主运化,饮食物的消化及其精微的吸收、转输都由脾所主,脾气不但将饮食物化为水谷精微,为化生精、气、血、津液提供充足的原料,而且将水谷精微转输至全身,以营养五脏六腑、四肢百骸，充养先天之精，使其发挥正常功能。脾气虚弱，运化功能失常，一方面运化水谷功能减退，饮食物不能很好地消化，水谷精微不能很好地吸收和输布；另一方面运化水液的功能失常，导致水液不能布散而停聚体内，就要产生水、湿、痰、饮等病理产物，成为中风的发病根源。可见脾气虚弱是导致中风及中风后痴呆的一个重要因素。

综上所述，中风后痴呆是一种较为棘手的后遗症，与脾肾的关系密切，脾为后天之本，脾运正常，则肾之生精有源，脑髓得充，则能有效改善中风后痴呆的症状。

第二十一节　中医药治疗缓慢性心律失常

本病多属于祖国医学"心悸""怔忡""胸痹""晕厥""迟脉"等范畴，近现代以前，对本病的认识主要来自切诊，散见于文献中。随着现代诊疗技术手段的发展，包括常规心电图、动态心电图等，使得对缓慢性心律失常的认识前进了一大步。各医家对于本病的病因病机、病理变化及治法方药从不同的角度进行了详细论述，积累了丰富经验。

1. 病因病机

中医学认为，其病位在心，根于肾，系于脾，联于肺及肝。其发病主因是心、脾、肾阳气虚弱，阴寒内盛，或是夹有气滞、痰饮、瘀血等所致，且以虚寒证居多。常可因年迈体弱、素体阳虚、久病损阳、突受惊恐、郁怒思虑、情志怫郁、操劳过度、寒温失宜、饮食失调、房室不节等而致元气虚损，心阳不振，阳微不运，气行不畅，或气滞、夹有痰饮、瘀血等，致心阳痹阻，阴邪窃踞阳位，影响气血运行，血脉运行迟滞，心体失荣，心神失摄，阴阳不交，心脉气血失其冲和之性而发本病。其病性为本虚标实，心、脾、肾阳虚是发病基础，气虚血瘀是病机关键。

2. 治疗原则

根据本病"本虚标实""阳虚阴盛"，且以虚寒证为主的病理实质。温阳宁心可视为治本原则。活血化瘀、祛痰化饮、疏肝理气应视为三大治标原则。治本是为了心阳得扶，以利于心脏正常功能恢复，为气血运行提供动力与物质基础；治标是清除痰饮瘀血、疏通气机，为气血运行通渠开道。另外，根据病机，健脾和胃、补肾养筋、理肺和肝是辅助治则。同时，应因时、因地、因人制宜。

3. 中医药治疗

目前本病的中医辨证分型尚无统一标准，具体治疗用药也各有差异，各自谨守病机，灵活用药。但总的治疗原则还是相近的，强调辨证论治，使用传统方剂以及中药注射液、中成药物、针灸推拿及其他疗法。

以经典方剂为基础，结合辨证或辨病加减化裁是临床组方的重要形式之一，临床中应用广泛，效果显著。治疗本病以麻黄附子细辛汤、生脉散、保元汤、参附汤、补阳还五汤、炙甘草汤等较多。其中最常用的为麻黄附子细辛汤加减，此方集中体现了温阳益气的治疗大法，治疗以阳虚为主的缓慢性心律失常。著名中医学家岳美中认为心肾阳虚所致的缓慢性心律失常属生理衰退，治当以培补为主，非短期用药可获效。治病之法，犹如点油灯一般，在灯光黯然之际，有时当添油，有时则须拨灯草，但添油是关键。倘系无油，纵有再长的灯草，须臾即可燃尽；若不断添油，烛光长照不息。脉迟证，培补心肾阳气，乃正治法。但培补之法，不应过分辛温兴奋（拨灯草），当以强壮（添油）为主。因此岳老素来推崇保元汤，认为可以之为君，合生脉散，然其中麦冬在太阴则不宜用，五味子有阴有阳皆可用，并酌情加入枸杞、巴戟天、肉苁蓉、熟地黄、菟丝子和山茱萸等温而不燥的补肾药。提倡守方稳进三五月或更长时间，可望获得较好疗效。

辨证论治方面，心阳虚弱、痰饮内阻（或水气凌心）：方用生脉散、保元汤合苓桂术甘汤加减。心阳虚弱、肝郁气滞：方用生脉散、保元汤合柴胡疏肝散加减。心阳虚弱、血行瘀滞：方用生脉散、保元汤合血府逐瘀汤加减。

上述辨证中若阳气虚甚，阴寒内盛，可酌加制附片、干姜等温散阴寒之品。若血瘀甚，可酌加地龙、水蛭等破瘀之品。若心中憺憺大动，虚里跳跃，加龟甲、磁石等以滋阴潜镇。若胸闷殊甚，可酌加紫菀、旋覆（旧写作复）花以宣肺通络。若阴虚阳亢，症见血压偏高，可酌加首乌、天麻、桑寄生、钩藤等滋阴息风。若肿甚，加泽泻、仙鹤草以通络利水。若失眠烦躁，可酌加合欢皮、生龙牡以护养心神。若大便秘结，加肉苁蓉，或首乌，或火麻仁，或郁李仁，以润肠通便。

随着中药剂型改革，注射剂开始广泛应用于临床，取得了不错疗效，针对本病主要有参附注射液、参麦注射液。参附注射液中人参具有强心作用，具有类似异丙肾上腺素的作用，能激活心肌的 β 肾上腺素受体，对缓慢性心律失常有提高心率、改善窦房结和房室传导功能的作用，且心电生理研究证明附子还可缩短窦房结恢复时间和窦房结传导时间。参麦注射液含人参、麦门冬，有益气、滋阴生津、养心复脉之效。现代研究证实其能兴奋网状内皮系统，具有儿茶酚胺样作用，故可提高心率，增强心肌收缩力，增加冠状动脉血流量，改善窦房结供血，提高窦房结自律性，改善和加速传导。

本病属慢性病，病程长，需长期用药，传统汤剂和现代针剂的疗法患者不易长期坚持。因此，症状缓解期大多患者改用口服中成药维持治疗。目前市面上此类中成药品种繁多，如宁心宝、心宝、稳心颗粒、通心络等，单独或联合使用均可改善症状，提高心率。可辨证选择使用。

除中药治疗外，尚可采用非药物治疗，如针灸、推拿、饮食疗法、音乐疗法、运动等，均有良好作用。

第二十二节　益肾活血法治疗糖尿病肾病

糖尿病肾病是糖尿病的严重并发症之一，临床上糖尿病一旦发生肾脏损害，往往呈进行性发展，成为糖尿病病人的主要死亡原因之一。中医认为糖尿病肾病其病本在肾，由消渴从气阴两虚发展而来。如《圣济总录》曰："消渴日久，肾气受伤，肾主水，肾气虚衰，气化失常，开阖不利，能为水肿。"病机特点是本虚标实，虚实夹杂。消渴日久，久病入络，气血运行不畅，而致血脉瘀阻。从血液流变学检查来看，本病均有不同程度的血液黏稠度增高，提示有"血瘀证"，故治疗以益肾活血为主，自拟益肾活血方：黄芪15 g，生地黄15 g，山茱萸12 g，泽泻10 g，丹参20 g，川芎15 g，水蛭9 g，益母草20 g，白术10 g，淮山药20 g，附片5 g。每日1剂，水煎分早晚2次服。以1个月为1个疗程，方中黄芪益气，现代药理研究表明，黄芪具有双向调节血糖作用，还可降低血脂，促进血液流动等；丹参、川芎、水蛭、泽泻活血化瘀；益母草活血化瘀，兼有利水消肿；生地黄、山茱萸补肾养阴；白术、淮山药补脾固精；酌加附片温肾以化水湿。全方合用能益肾活血，从而延缓肾脏病变的进展。

第二十三节　升降散治火郁

升降散最早见于龚廷贤所著《万病回春》一书，《万病回春·瘟疫门》有内府仙方一首："内府仙方治肿项大头病、虾蟆瘟病。僵蚕二两，姜黄、蝉蜕各二钱半，大黄四两，共为细末，姜汁打糊为丸，重一钱一枚。大人服一丸，小儿半丸，蜜水调服，立愈。"清代医家杨栗山在《伤寒温疫条辨》云："是方不知始自何氏，《二分晰义》改分两变服法，名为赔赈散……予更其名曰升降散。"《二分晰义》为清代雍正时人陈良佐所著。杨氏将该方更名为"升降散"，载于其所著之《伤寒温疫条辨》一书中，传之于世。"白僵蚕酒炒，二钱，全蝉蜕去土，一钱，广姜黄去皮，三钱，川大黄生，四钱，称准，上为细末，合研匀。病轻者，分四次服，每服重一钱八分二厘五毫，用黄酒一盅，蜂蜜五钱，调匀冷服，中病即止。病重者，分三次服，每服重二钱四分三厘三毫，黄酒盅半，蜜七钱五分，调匀冷服。最重者，分二次服，每服重三钱六分五厘，黄酒二盅，蜜一两，调匀冷服。一时无黄酒，稀熬酒亦可，断不可用蒸酒。胎产亦不忌。炼蜜丸，名太极丸，服法同前，轻重分服，用蜜、酒调匀送下。"其方虽为温病而立，升清降浊，散风清热，主治温病表里、三焦大热，阻滞气机，清阳不升，浊阴不降，其证不可名状。然治外感及杂病诸多火郁之证，疗效甚佳。蒲辅周先生对升降散倍加赞誉，将杨氏治温十五方悉录于《蒲辅周医疗经验》书中。当代名医赵绍琴老师对该方也极为欣赏。

杨氏将其列为治温十五方之总方，主治病证有："表里三焦大热，其证不可名状者，此方主之。如头痛眩晕，胸膈胀闷，心腹疼痛，呕哕吐食者；如内烧作渴，上吐下泻，身不发热者。如憎寒壮热，一身骨节酸痛，饮水无度者；如四肢厥冷，身凉如冰，而气喷如火，烦躁不宁者；如身热如火，烦渴引饮，头面猝肿，其大如斗者；如咽喉肿痛，痰涎壅盛，滴水不能下咽者；如遍身红肿，发块如瘤者；如斑疹杂出，有似丹毒风疮者；如胸高胁起胀痛，呕如血汁者；如血从口鼻出，或目出，或牙缝出，毛孔出者；如血从大便出，甚如烂瓜肉，屋漏水者；如小便涩淋如血，滴点作疼不可忍者；如小便不通，大便火泻无度，腹痛肠鸣如雷者；如便清泻白，足重难移者；如肉瞤筋惕者；如舌卷囊缩者；如舌出寸许，绞扰不住，音声不出者；如谵语狂乱，不省人事，如醉如痴者；如头疼如破，腰痛如折，满面红肿，目不能开者；如热盛神昏，形如醉人，哭笑无常，目不能闭者；如手舞足蹈，见神见鬼，似疯癫狂祟者；如误服发汗之药，变为亡阳之证，而发狂叫跳，或昏不识人者，外证不同，受邪则一，凡未曾服过他药者，无论十日、半月、一月，但服此散，无不辄效。"

升降散善升清降浊，行气活血，透发郁热，不仅为治温之总方，亦为治郁热之总方。杨栗山谓："是方以僵蚕为君，蝉蜕为臣，姜黄为佐，大黄为使，米酒为引，蜂蜜为导，六法俱备，而方乃成。窃尝考诸本草，而知僵蚕味辛苦气薄，喜燥恶湿，得天地清化之气，轻浮而升阳中之阳，故能胜风除湿，清热解郁，从治膀胱相火，引清气上朝于口，散逆浊结滞之痰也。其性属火，兼土与木，老得金水之化，僵而不腐，温病火炎土燥，焚木烁金，得秋分之金气而自衰，故能辟一切怫郁之邪气。夫蚕必三眠三起，眠者病也，合簿皆病，而皆不食也；起者愈也，合簿皆愈，而皆能食也。用此而治合家之温病，所谓因其气相感，而以意使之者也，故为君。夫蝉气寒无毒，味咸且甘，为清虚之品，出粪土之中，处极高之上，自甘风露而已。吸风得清阳之真气，所以能祛风而胜湿；饮露得太阴之精华，所以能涤热而解毒也。蜕者，退也，盖欲使人退去其病，亦如蝉之蜕，然无恙也。亦所谓因其气相感，而以意使之者也，故为臣。姜黄气味辛苦，大寒无毒，蛮人生啖，喜其祛邪伐恶，行气散郁，能入心脾二经，建功辟疫，故为佐。大黄味苦，大寒无毒，上下通行。盖亢甚之阳，非此莫抑，苦能泻火，苦能补虚，一举而两得之。人但知建良将之大勋，而不知有良相之硕德也，故为使。米酒性大热，味辛苦而甘。令饮冷酒，欲其行迟，传化以渐，上行头面，下达足膝，外周毛孔，内通脏腑经络，驱逐邪气，无处不到。如物在高巅，必奋飞冲举以取之。物在远方及深奥之处，更必迅奔探索以取之。且喜其和血养气，伐邪辟恶，仍是华佗旧法，亦屠苏之义也，故为引。蜂蜜甘平无毒，其性大凉，主治丹毒斑疹，腹内留热，呕吐便秘，欲其清热润燥，而自散温毒也，故为导。盖蚕食而不饮，有大便无小便，以清化而升阳，蝉饮而不食，有小便无大便，以清虚而散火。君明臣良，治化出焉。姜黄辟邪而靖疫，大黄定乱以致治，佐使同心，功绩建焉。酒引之使上行，蜜润之使下导，引导协力，远近通焉，补泻兼行；无偏胜之弊，寒热并用，得时中宜。所谓天有覆物之功，人有代覆之能，其洵然哉。"升降散中药仅四味，然其配伍精当，寒温并用，升降相因，确为"火郁发之"之代表性方剂。杨栗山云："在温病，邪热内攻，凡见表证，皆里热郁结浮越于外也，虽有表证实无表邪。"升降散恰为郁热者设，若能了解郁热形成的机制及临床特征，就能掌握运用升降散的奥妙，临证就可灵活变通，宣通三焦，畅达气血，清升浊降，则火郁之邪可得宣泄疏发，故凡郁热者皆可以升降散主之。

人身之阳气，升降出入，运行不息，神明变化所由生焉。邪气阻滞、七情所伤、饮食劳倦戕伤脾胃，皆能导致升降失常，阳郁不达而化热，形成火郁之证，火郁与火热虽同属阳热之证，但二者临床表现各异。火热证是热炽于里而张扬于外，通身表里皆见一派热象，此种热象，一望可知。而火郁则是热郁于里不得张扬，虽有里热，但并不形于外，表里不一，很难一目了然。肺主一身之气，司呼吸主治节，若邪袭于肺而化热，肺失宣降则可形成肺经郁热，出现寒热咳喘、胸闷、胸痛等症；肝主疏泄，内寄相火，气郁化火，火郁于肝，则出现头痛眩晕、胁痛易怒等症；脾乃升降之枢，痰湿困脾或饮食劳倦伤脾，则阳郁不升，阴火内炽，见身热倦怠、腹满吐利等症；心主火，火热内郁，症见心烦不寐、惊狂昏谵，或口舌生疮、斑疹疮疡；肾主蛰，火伏水中，以静为贵，故肾无郁火；热郁三焦，则营卫失调而寒热交争，水湿不行而肿满淋浊；热郁于胆则寒热往来，口苦、咽干、目眩；热郁小肠则心烦淋痛；热郁大肠则大便闭结、腹痛胀满，或火迫作泄；热郁于胃则牙痛龈肿、消谷善饥、渴饮呕吐，或发斑吐血；心包乃心之外护，代心受邪，其症与火郁心者同。总之，郁热范围很广，不论外感之温疫、温病、伤寒，抑或内伤杂病，只要属郁热，皆可以升降散化裁治之。

郁热的症状特点是内呈一派热象，外呈一派寒象。气机郁滞，阳郁不达，外失阳之温煦，故外呈寒象，如恶寒恶风、四肢不温，甚或厥冷，其郁愈甚，则其厥愈深等；热邪郁伏于内，故内呈热象，如身热、烦渴、胸腹灼热、口秽气粗、溲赤便结等，其面色多见滞暗无华，甚或黧黑；或见但头汗出，而身无汗；小便短赤，大便秘结。热扰于心则心烦急躁、昏谵、狂乱、自觉心中愦愦然，烦杂无奈，莫名所苦；热迫于肺则咳喘、气粗；热郁少阳则口苦、咽干、目眩、胸胁苦满；热扰于肝则动风；郁热上扰清窍，则头目眩晕、面赤目赤、咽痛头痛、头汗；郁热下迫则小便赤涩、协热下利或热结旁流等。舌象因火郁于内，津耗液亏，舌体失于濡泽，因而多见舌形瘦薄而舌面少津，甚则扪之干燥或舌面干裂。若因湿阻气机而致火郁者，多见舌红苔白腻。脉象因火热内郁，气机阻滞，气血循行不畅，故脉象多见沉涩或沉弦而数。若郁闭特甚，气血内壅，亦偶有脉来沉弦迟缓者，切宜详诊细参，勿以寒证论之。

由于致郁原因各异，热邪轻重之殊，正气强弱不同，故临床使用升降散时，尚需依据病情灵活化裁。用此方治火郁之证，多针对其火郁之因，灵活加减。因湿遏热郁者，加茵陈、滑石、佩兰、菖蒲等；温邪袭肺者，加豆豉、栀子、连翘、薄荷、牛蒡子等；情志怫逆致热郁者，加柴胡、香附、玫瑰花、绿萼梅、合欢花、淮小麦、川楝子等；瘀血致郁者，加丹皮、赤芍、茜草、桃仁、红花、紫草等；痰浊蕴阻而热郁者，加半夏、石菖蒲、胆南星、茯苓、贝母、栝蒌、黛蛤散、杏仁、竹沥等；食积中阻热郁者，加鸡内金、焦山楂、焦神曲、焦麦芽、焦谷芽、炒枳壳等；阳明腑实热瘀者，加芒硝、枳实、厚朴等；郁热重者，加石膏、知母、黄芩等；热郁津伤者，加芦根、花粉、石斛等；气血两燔者，加石膏、知母、黄芩、水牛角、生地黄、丹皮、赤芍等；热郁兼气虚者，去大黄加生黄芪、党参、西洋参、升麻、柴胡、山药等；肝经郁热上扰者，加桑叶、菊花、苦丁茶、龙胆草、栀子、石决明等。治火郁又需酌加风药，如防风、升麻、羌活等，以风药行气开郁、调畅气机、通达腠理而发其郁火。

临床注意郁热经治疗透达之后，可见身热反剧、面赤、口渴反增等现象，此非病情加剧，乃郁热外达，肌表之热反呈显露之象。判断郁热外透的主要标志有五：一为脉由沉伏渐转浮起，由细小迟涩转洪滑数大且兼和缓之象；二为舌由绛紫干涩转红活而润；三为周身四肢由逆冷转温；四为神识由昏昧转清；五为由无汗转周身漐漐之汗出。

第二十四节　火郁证治

火郁之证，属临床常见证之一。其证虽属"火"邪为患，然因其火邪"郁"而未发，故临床见症多错综复杂，参差不一，有的反而见到寒象。若不详诊细参，推究病本，往往容易误诊误治，耽延时日，故临证不可不辨。

一、火郁的病因病机

"火郁"一词，首见于《素问·六元正纪大论》。究其病机，皆因邪气阻滞气机，引起人体气血循行障碍，内郁不宣，邪气不得泄越，蕴蓄于里，造成火郁之证。正如刘完素所云："郁，怫郁也，结滞壅塞，而气不通畅。所谓热甚则腠理闭密而郁结也。如火炼物，热极相合，而不能相离。故热郁则闭塞而不通畅也。"（《素问玄机原病式·六气为病·热类》）。中医学认为：人的生命活动处于不停的运动状态之中，而升降出入又是人体生命运动的基本形式。在正常生理状态下，人体无时无刻不在进行气的升降出入运动，不断从自然界摄入所需物质，排出代谢的废物，清气上升，浊气下降，吐故纳新，维持气血循行不息，才能使脏腑功能健旺，生机蓬勃。一旦升降出入失常，气机滞塞，清气不升，浊气不降，则百病由生。正如《素问·六微旨大论》所云："故非出入，则无以生长壮老已；非升降，则无以生长化收藏。是以升降出入，无器不有。""出入废则神机化灭，升降息则气立孤危。"而火郁的形成，正是由于邪气阻滞气机，升降出入失常所致。一旦阳气郁遏不达，升降出入不畅，则失其冲和之性，郁而化热。其致病原因颇多，外感六淫邪气，内滞气、血、痰、饮、湿、食均可罹患。如有平素内热，外感风寒，腠理闭塞而为郁热者；有七情所伤，邪气阻滞气机，升降出入失常而为郁者；脾胃壅滞，阳气被遏，或脾胃虚弱，抑遏阳气于脾胃之中，阳气无力散发，发为火郁证者。

二、火郁的临床表现

火郁既非实火也非虚火，实火是指火性炎上为主要特征的病证，火郁是指由气郁的过程而化火的病证。故火郁者舌不红，或舌红而苔厚腻，脉多见沉涩，或沉细滑数，若湿重可见沉濡。火郁在表，则皮似火燎、瘙痒或疮疡；火郁在上，则或为咽炎、唇炎、舌炎、口腔炎，或为鼻炎、耳炎、结膜炎，或为甲状腺炎、淋巴结炎等。火郁的特点常是长期不愈，反复发作。火郁证的见证不一，或因火热闭郁于内，不得外泄，故发为躁烦，心中愤愤然，若无可奈何状，夜寐梦多。或因火郁于内，气机闭阻，阳气不达于四末，故常见四肢逆冷，状若阴证，实为热厥。或因火热被寒凉所折而内郁，寒则涩而不流，气血凝滞，阳气不达于面，故面色晦暗滞浊，或泛青灰色。对于脾胃气虚或阳气被遏所致火郁，全小林院士强调其辨证要点为：①烫（自觉）而不热（他觉）；②炎而不红（舌色）；③反复、长期；④百治不效，按实火治不效，按虚火治也不效。以上是火郁的重要辨治要点。

三、火郁的治疗原则

火郁之证，气机闭塞，若纯用寒凉之品，则易凝滞气机，使邪无出路，反成凉遏之势，是欲清而反滞，愈清愈郁，不唯病无愈期，反恐招致他患。

《素问·六元正纪大论》提出"火郁发之"，开治火郁之门径，实为治疗火郁证之根本法则。所谓"发之"，即宣发、发泄之意。气机运行不利，郁而化火，热邪伏于体内不得透发，治疗当透散、展布气机，气机得布，火郁得散。知晓气机何以被郁，气机输布的道路又为何被阻而不得布，方可对症下药以祛其阻遏。临床见火郁之证，必先用解郁、疏利、宣泄、轻扬等方法，开散郁结，宣通其滞，调畅气血，使营卫通达，郁火方有泄越之机。宣畅气机的原则是祛其壅塞。因造成气机不畅的原因众多，若六淫外袭，或痰湿、瘀血、食积、腑实等壅塞气机者，须祛邪以畅达气机；若情志怫郁而气机不畅，则须行气理气以疏达气机的若正气虚馁而气机不畅者，又宜扶正以畅达气机。总之，要针对造成气机不畅的原因，有的放矢。经云："火郁发之。"热郁亦即火郁，亦当发之，所以在治疗火郁证时，当以发之为首务，而清之居其次。火郁之病因虽多，若能审证求因，祛其致郁之由，则可使郁开气达而火泻，不用寒凉而其火自消。如因六淫而致火郁者，祛其外邪，则火郁可发；因于气滞者，疏利气机，则火郁能宣；因于血瘀者，行其瘀滞，则火郁自解；因于痰湿者，化其痰湿，则气机条畅而郁火有泄越之路；因于食滞者，消导化滞，则火郁不存。如此种种，总以宣畅气机，清透郁热为其要义。

第二十五节 甘草小麦大枣汤治疗抑郁症经验点滴

抑郁症是一种常见的精神疾病，主要表现为情绪低落，兴趣减低，悲观，思维迟缓，缺乏主动性，自责自罪，饮食、睡眠差，担心自己患有各种疾病，感到全身多处不适，严重者可出现自杀念头和行为。结合其临床表现，该病属于中医学的"郁证"范畴。甘草小麦大枣汤出自张仲景《金匮要略》，由甘草三两、小麦一升、大枣十枚组成。方中小麦甘凉，养肝补心，除烦安神。甘草甘平，补养心气，和中缓急。大枣甘温质滋，益气和中，润燥缓急。三药合用，其构思精练，组方巧妙，甘润平补，养心调肝，共奏养心安神，和中缓急之功。笔者用甘草小麦大枣汤治疗抑郁症颇具心得，现介绍如下。

一、甘草小麦大枣汤合柴胡疏肝散治肝郁

肝郁者精神抑郁，情绪不宁，善太息，悲观厌世，多疑善怒，胸胁胀痛，痛无定处，脘腹痞胀，不思饮食，肠鸣，大便不调，妇女月经失调，苔薄白，脉弦等。中医理论认为，肝是人体五脏之一，其主要生理功能主藏血，主疏泄，调畅气机。人的精神情志活动，除由心所主宰外，还与肝的疏泄功能密切相关，肝的疏泄功能正常，舒畅条达，则人的精神情志活动亦正常，表现为精神愉快，心情舒畅，思维灵敏，气和志达，血气平和。若肝失疏泄，则易于引起人的精神情志活动异常，出现上述肝郁症状。治宜疏肝解郁，理气和中。柴胡疏肝散由陈皮（醋炒）、柴胡各6 g，川芎、香附、枳壳（麸炒）、芍药各5 g，甘草（炙）3 g组成，功能疏肝解郁，行气止痛。方中柴胡苦辛微寒，疏肝解郁；香附苦辛而平，长于疏肝理气，并有良好的止痛作用；川芎味辛气雄，行气活血而止痛，与香附合用共助柴胡以解肝经之郁滞，增强行气止痛之功；陈皮理气行滞而和胃，醋炒以入肝经；枳壳宽中消胀，理气行滞；芍药养血柔肝，缓急止痛。与甘草小麦大枣汤合用，共奏疏肝解郁，行气止痛之功。

典型案例：女性患者，35岁，2011年1月21日初诊。1年前因受精神刺激后，郁郁寡欢，时常太息，多疑善怒，伴胸胁胀痛，脘腹痞胀，茶饭不思，夜寐不安，大便干结，苔薄白，脉弦。治宜疏肝解郁，理气和中，拟方：陈皮、柴胡各6 g，川芎、香附、枳壳、芍药各12 g，淮小麦30 g，合欢皮10 g，炒酸枣仁12 g，煅龙骨20 g，红枣15 g，炙甘草3 g。服药7剂后自觉心情好转，胸胁胀痛消失，但夜寐仍然欠安。治拟上方加夜交藤30 g，继服7剂。服药后诸症消失。

二、甘草小麦大枣汤合温胆汤治痰郁

痰郁者精神抑郁，心绪不宁，表情呆滞，或惊恐不安，心悸失眠，胸部闷塞，胸胁胀痛，咽中不适如有物梗阻，咯之不出，咽之不下，或头晕目眩，舌苔白腻或黄腻，脉沉弦滑。由于肝失疏泄，气机郁滞，水湿失于布化，聚湿生痰，上扰神明则精神抑郁，情绪低落，表情呆滞，心悸失眠；痰湿阻于胸中则胸胁胀痛；痰湿阻于咽部则咽中梗阻，咳之不出，咽之不下。治宜理气开郁，化痰散结。温胆汤由半夏（汤洗七次，去滑）、竹茹、枳实（麸炒，去瓤）各 6 g，陈皮 15 g，茯苓 4.5 g，甘草（炙）3 g 组成。功用理气化痰，清胆和胃。方中半夏辛温，和胃健脾，除湿化痰，下逆气止呕；竹茹甘、微寒，清化痰热，清胆和胃，止呕除烦，半夏与竹茹配伍，一温一凉，既化其痰浊，又清其胆热。枳实苦辛微寒，行气消痰，消痰除痞；陈皮辛温而苦，理气燥湿，燥湿化痰，可助半夏祛痰，又可健脾；茯苓健脾利湿，以杜生痰之源；炙甘草益脾和中，调和诸药；煎时加生姜、大枣和营卫，益脾气，祛痰止呕。与甘草小麦大枣汤合用，共奏理气化痰，清胆和胃之效。

典型案例：男性患者，52 岁，2010 年 7 月 13 日初诊。自诉平素性格内向，近来自觉精神抑郁，心烦，每有响动则惊恐不安，心跳不已，失眠，胸胁隐隐胀痛，咽中似有物梗阻，咳之不出，咽之不下，舌苔白腻，脉弦滑，治宜理气开郁，化痰散结。拟方：半夏、竹茹、枳实各 10 g，陈皮 15 g，茯苓 15 g，煅龙骨、煅牡蛎各 20 g，淮小麦 30 g，红枣 15 g，炙甘草 3 g。服药 5 剂后，心神较前安定，脉舌同前。中药守原方继服 5 剂。三诊时诉近日心情舒畅，体轻寐安，舌淡红苔薄，脉和缓。中药原方再进 5 剂。

三、甘草小麦大枣汤合栀子豉汤治火郁

火郁者心情急躁易怒，见人强装笑脸，背人悲泣厌世，终日长吁短叹，懊恼难解，心烦躁扰，夜不安寐，胸闷胁痛，头痛目眩，目赤耳鸣，口苦口干，胃脘灼痛，嘈杂吞酸，大便秘结，小便黄赤，舌红苔黄，脉弦数。由于肝郁气滞，郁而化热化火，气火内郁则性情急躁；火扰心神则心烦躁扰，夜不安寐；肝郁化火犯胃则胸胁胀满疼痛，嘈杂吞酸；郁火上扰头目，则头痛目眩，目赤耳鸣；火热内盛则大便秘结，小便短赤。治宜疏肝解郁，泻火安神。栀子豉汤由栀子 9 g，香豉 6 g 组成。功用清宣郁热，除烦止躁。本方为汗、吐、下后余热未尽，热扰胸膈而设。方中栀子苦寒，清泻郁热，解郁除烦，又可引火下行，降而不升；豆豉辛甘，解表宣热，又能和胃气。两药相伍，降中有宣，药少力专，为清宣胸膈郁热的良方。与甘草小麦大枣汤合用，共奏疏肝解郁，泻火安神之效。

典型案例：女性患者，61 岁，2010 年 11 月 16 日初诊。3 个月前与人争吵，情绪激动。嗣后每念此事即懊恼难解，心烦躁扰，渐致夜不安寐，头痛隐隐，胃脘胀满隐痛，口苦口干，胃中嘈杂，大便秘结难解，舌红苔黄，脉弦稍数。治宜疏肝解郁，泻火安神。拟方：栀子 9 g，香豉 12 g，黄连 5 g，黄芩 10 g，制军 10 g，生地黄 15 g，生龙骨

20 g，佛手 10 g，淮小麦 30 g，红枣 15 g，生甘草 5 g。服药 7 剂后诸症大减，中药原方继服 7 剂。

四、甘草小麦大枣汤合补中益气汤治虚郁

虚郁即由于气、血亏虚导致气机推动无力而郁而滞。虚郁者多思善虑，情绪抑郁，心神恍惚，表情淡漠，时时欠伸，多喜独处，善悲欲哭，心悸怔忡，头晕头昏，失眠健忘，纳食腹胀，倦怠无力，妇女月经量少色淡或淋漓不尽，舌淡嫩，脉细弱。由于思虑过度，暗耗心血，心失所养，则心悸怔忡；心神不安则失眠健忘；清窍失养则表情淡漠；脾气不足则纳少腹胀；脾虚统摄无权则妇女月经量少色淡或淋漓不尽。治宜益气养血，解郁安神。补中益气汤由黄芪 18 g，炙甘草 9 g，人参（去芦）、白术、陈皮、升麻、柴胡各 6 g，当归 3 g 组成。功用补中益气，升阳举陷。方中重用黄芪，味甘微温，补中益气，升阳举陷；配以人参、炙甘草、白术益气健脾，与黄芪合用，以增强其补中益气之功；当归养血和营，协人参、黄芪以补气养血；陈皮理气和胃；升麻、柴胡升阳举陷，协助君药以升提下陷之中气；炙甘草调和诸药。与甘草小麦大枣汤合用，具有益气养血，解郁安神之效。

典型案例：女性患者，28 岁，2010 年 3 月 7 日初诊。2 年前因感情问题致情绪抑郁，心神恍惚，见朋友避而不谈，常感前途渺茫，面部烘热伴头晕头昏，夜寐欠佳，倦怠无力，懒言少食，经行量少色淡，舌淡嫩，脉细。治宜益气养血，解郁安神。拟方：生黄芪 30 g，党参 20 g，炒白术 10 g，当归 10 g，白茯苓 15 g，陈皮 5 g，柴胡 2 g，炙升麻 2 g，炒酸枣仁 10 g，淮小麦 30 g，红枣 15 g，炙甘草 5 g。患者诉服上方 7 剂后，头晕头昏、面部烘热基本消失，身体觉舒，脉舌同前。中药守原方继服 7 剂。

五、甘草小麦大枣汤合血府逐瘀汤治血郁

血郁者精神抑郁，自言自语或情绪亢奋，烦躁易怒，胸胁胀痛，或呈刺痛且痛有定处，头痛，失眠健忘，身体某部有发冷或发热感，舌紫黯，脉弦或涩。由于情志不遂，肝失疏泄，气机不畅，气郁气结，则精神抑郁，自言自语或情绪亢奋，烦躁易怒，心胸憋闷，两胁小腹胀痛；血瘀不能温煦机体则局部发冷，瘀而化热则局部发热。治宜行气活血，开郁化瘀。血府逐瘀汤由桃仁 12 g，红花 9 g，生地黄 9 g，川芎 4.5 g，赤芍 6 g，牛膝 9 g，桔梗 4.5 g，当归 9 g，柴胡 3 g，枳壳 6 g，甘草 6 g。功用活血祛瘀，行气止痛。本方系由桃红四物汤合四逆散（生地黄易熟地黄，赤芍易白芍）加桔梗、牛膝而成。方中桃仁破血行滞；红花活血祛瘀以止痛；川芎、赤芍活血祛瘀，畅通血脉；牛膝通利血脉以助祛瘀，并引血下行；生地黄凉血祛瘀，化久郁之热；当归养血和血，与生地黄相伍又养血润燥，使瘀去新血生；桔梗开宣肺气，载药上行，合枳壳升降配伍，行气宽胸；柴胡舒肝解郁，升达清阳，与桔梗、枳壳同用，理气行滞，使气行则血行；甘草调和诸药。与甘草小麦大枣汤合用，共奏行气活血，开郁化瘀之功。

典型案例：女性患者，26 岁，2009 年 9 月 17 日初诊。烦躁易怒，多思善虑，右胸胁刺痛，痛处不移，头痛，失眠健忘，左侧身体常有发冷感，月经不调，经色暗，舌紫黯，脉弦涩。治宜行气活血，开郁化瘀。拟方：桃仁 12 g，红花 9 g，生地黄 15 g，川芎 6 g，赤芍 9 g，牛膝 9 g，桔梗 3 g，柴胡 3 g，佛手 12 g，淮小麦 30 g，红枣 15 g，甘草 6 g。服药 5 剂后头痛诸症减轻，乃守原方再进 7 剂。

第二十六节　癫痫重在益肾清浊

癫痫是以突然意识丧失，发则扑倒，不省人事，两目上视，口吐涎沫，四肢抽搐，或口中怪叫，移时苏醒，一如常人为主要临床表现的一种发作性疾病。本病缠绵难愈，实属肾精亏损，脑髓空虚，痰瘀乘脑髓空虚上扰神明所致，因此治疗重在益肾清浊。兹略述如下。

一、脑髓的生理及与肾精的关系

脑位于颅内，居人体之上部，《素问·五脏别论》谓脑为"地气之所生也""藏于阴而象于地，故藏而不泻"。因其满而不能实，形同腑而功同脏，是为奇恒之腑。脑居高位，内纳脑髓，主管人的高级中枢神经功能活动，为元神之腑，神机之源，觉元之本。因此王清任在《医林改错》中谓"脑为元神之府，灵机记性在脑不在心。"故脑病则表现为灵活性、精神、意识、思维、生活能力等下降。但是，脑病涉及脏腑颇多，其中与肾脏关系最为密切，这是因为肾藏精，主骨生髓，髓通于脑。而脑生理功能的正常发挥，需要脑髓充足，脑为髓之海，只有脑髓充足，才能使人的脑生理功能得到充分发挥。而构成脑髓的物质基础就是肾精，正如《灵枢·经脉篇》所云："人始生，先成精，精成而脑髓生……"《医学从众录》亦云："究之肾为肝母，肾主藏精，精虚则脑海空虚而头重。"可见脑为聚髓之处，而非生髓之地，脑髓的充足，还有赖于肾藏精功能的正常发挥。肾为先天之本，肾精是人体和生命的基本物质，肾主藏精，其含义有二，一是指肾所藏之生殖之精，是具有繁衍后代，促进人体生长发育之精；二是指藏五脏六腑水谷之精气（即后天之精），是维持生命、滋养人体各部组织器官并促进机体生长发育的基本物质。它源于水谷，由胃化生，脾之转输，肺之散精，肝之疏泄，肾之藏精，化而生髓而充脑。由此可见，肾精是脑髓生成的物质基础，肾精的盛衰直接影响到脑髓的消长变化。肾气充足，则生精化髓机能旺盛，不仅肢体轻劲有力，更重要的是髓旺则脑髓时时得到补充，脑的神机功能才能得到很好地发挥。肾精亏虚，不能生髓充脑，不但脑神失养，功能失常，且易被病邪乘虚侵入，扰乱神明，以致脑气与脏气不能相接，元神失养，发为本病。

二、痰瘀互结是发病关键所在

肾精的盛衰，影响脑髓的充盈，肾精是在运动的，有藏即有泻，肾精藏泻适宜，运行有度是维持人体生命的重要功能。同时，肾精是人体的基础，肾精虚则影响其他脏腑功能的发挥。痰由津液凝聚，瘀为血行不畅而成，二者分别为津液和血的病理改变。津和血在生理状态下同属阴精，可互相转化，即谓"津血同源"。在病理情况下可相互影响。痰与瘀同为病理产物，又是致病因素，痰与瘀的产生缘于体内脏腑功能的失调，脾虚则健运失常，精微不布而生痰；肾虚则水无所主，泛而为痰；肝郁不舒，气滞水停而生痰。瘀血的生成，一则多由于正气亏虚，阴阳失调，气虚则血行不畅；加之痰之为病，随气流行，其性黏滞，极易阻碍血的运行，久则成瘀。而瘀血内存，气机受阻，升降失调，必然影响津液输布排泄，导致痰浊内生。因此痰阻则血滞而瘀，血瘀则痰结难化，形成痰瘀同病。脑髓空虚则使痰瘀阻滞脑髓有可乘之机。一遇诱因，则阴阳失调，气机逆乱，引动痰瘀上阻脑髓，阻碍脑脉，使气血滋养脑髓受阻，破坏脑髓至清至纯的状态，使脑髓枯萎，神明失常，气血逆乱，清窍蒙蔽故发为癫痫之疾。

三、治疗重在益肾清浊

基于以上认识，我们认为癫痫的基本病性为本虚标实，治疗的重点不仅仅在发病的时候施治，休止期的治疗亦至关重要。治疗原则重在益肾清浊。肾精亏虚，无以化髓充脑是其根本原因。正气存内，邪不可干，只有肾精旺盛，脑的功能才能正常发挥。所以补益肾精是其基础，补肾中药多选熟地黄、仙灵脾、巴戟肉、菟丝子、山茱萸、山药、黄精、阿胶、桑椹子、枸杞子、益智仁等，并根据中医理论"精不足者补之以味"，加用血肉有情、性味厚重之品，如紫河车、龟甲胶、鹿角胶等。清浊者，即清痰浊、清瘀浊。痰瘀同为病理产物，阻于脑髓，在癫痫的发生发展过程中起重要作用，痰瘀不除，则脑髓难养，脑神不用，所以治疗中清痰瘀亦为主要原则。可用紫丹参、川芎、益母草、红花、桃仁、水蛭、地龙、鸡血藤、半夏、天南星、栝蒌、竹茹、茯苓、薏苡仁、天竺黄等。同时，肾虚血瘀痰阻，必有气虚血少，因此益气养血之品，如黄芪、党参、当归等也应灵活应用。益肾清浊同用，则痰瘀被除，肾精健旺，生髓上充于脑，脑神得用，癫痫之疾自可除之。

但是，癫痫是一组反复发作的脑神功能失常的慢性疾病，病机复杂，时作时休，可分为发作期和休止期。中医治病的特点是强调整体调理，辨证施治。中医在防治癫痫方面亦有悠久的历史，积累了丰富的经验。因此，我们在治疗上在以益肾清浊为基本治法的同时，应根据不同的临床表现综合施治。在发作期或发作较为频繁时，则以清痰瘀为主，并与开窍醒神、息风定痫等法并用。在休止期时，则以补虚固本祛邪为主，与补肾填精、清瘀化浊诸法并用。治疗期间注意调养精神，保持心情舒畅，注意饮食适宜，劳逸适度等，亦是综合施治不可缺少的部分。

第二十七节　从脾阴虚论治腹水

腹水由于津液运化失常，出现水液不循常道而外溢腹中，极易造成脾脏的阴津亏损，而"脾称湿土，土湿则滋生万物，脾润则长养脏腑。"（《血证论》）。脾脏一旦失去津液滋润，即可出现脾阴虚症状，诸如食少纳呆，食后腹胀，肌肤枯燥，口干咽燥，手足心热，大便秘结，舌质红，苔少或光剥，脉细数或弦细。但需指出脾脏不同于他脏，脾阴虚的基础为脾气虚，脾气虚损，不能运化津液，自身津液亏乏，亦能损伤脾阴，故脾阴虚往往同时有脾气虚的症状。脾为气机升降之枢纽，脾阴虚则津液运化失常，加重腹水的产生，因此可从脾阴虚入手治疗腹水。

从脾阴虚论治腹水之法，如《内经》云："土位之主，其泻以苦，其补以甘。"脾为阴土，性喜运升，当以滋脾养阴为其大法，所选药物应是质地滋润，生津化液，补而不燥，滋而不腻，再配以消利腹水之品，以达到养阴化阴、润脾升发、消利腹水之目的。可选用太子参、淮山药、扁豆、莲肉、鸡内金、麦芽、山楂、白芍、米仁等。太子参、淮山药、扁豆、莲肉甘淡平和，健脾气、养脾阴，补而不滋，健而不燥；鸡内金、麦芽、山楂开胃扶脾，寓消于补。其他诸如川石斛、沙参、麦冬等亦可随选。消利腹水则用茯苓皮、车前草等药，免用峻下逐水之品。脾气虚者可用党参、黄芪、白术等药。

第二十八节　流行性出血热早期利尿四法

流行性出血热病机多行善变，少尿期尤为凶险。在治疗本病时，初起即用利尿法，通过利尿使其不经过少尿期或缩短少尿期，其法阐述如下。

《素问·八正神明论》曰："上工救其萌芽……下工救其已成，救其已败。"叶香岩谓："务在先安未受邪之地。"这些论述均要求医者根据疾病的传变规律，以全局的观点、动态的观点制定正确的治疗方案，对可能受到传变的脏腑和可能受到影响的气血津液，采取预防措施，阻断和预防病变的转移、扩大，把病变尽可能地控制在较小的范围。流行性出血热症情各异，变化多端，但只要坚持在治疗中尽早使用利尿法，使其直接进入多尿期，就能起到未病先防之目的。

一、清热利尿法

该法适用于发热初起者，症见发热，微恶寒或不寒，口渴，头身疼痛，腰痛，眼眶痛，面红目赤，颈胸潮红，小便短赤，舌红，苔薄黄或黄腻，脉浮数或滑数。药用银花、连翘、黄芩、车前子、木通、瞿麦、萹蓄、滑石、茯苓皮、甘草梢等。

二、滋阴利尿法

该法适用于发热期末，邪热伤阴者，症见身热不净，口渴心烦，颧红气短，小便短赤且量少灼热，舌红少津，苔黄燥，脉细数。药用猪苓、茯苓、生地黄、滑石、石膏、知母、麦冬、泽泻、冬瓜子、薏苡仁、白茅根等。

三、化瘀利尿法

该法适用于见有血证者，症见身热夜甚，口不甚渴，吐血，衄血，便血，溲血，斑疹显露，舌红，脉细数。药用水牛角、生地黄、丹皮、玄参、丹参、小蓟、蒲黄、淡竹叶、白茅根、茯苓皮、三七等。

四、淡渗利尿法

该法适用于发热不明显，而有水湿停滞之证者，症见微发热，倦怠食少，脘痞，恶心呕吐，小便短少，舌淡红，苔白，脉濡。药用茯苓、猪苓、薏苡仁、通草、泽泻、冬瓜仁、车前草等。

以上 4 法，是针对利尿而设，具体运用中，应根据症情变化，灵活运用。用药过程中，一要注意时间上要求短、见效要快；二要注意尿量变化，昼夜 24 小时要超过 2 000 ml，如能确定已进入多尿期，则要停用，反之则要加强利尿。

第二十九节　浅谈古代医案读法

医案，最早称为诊籍，又称脉案、方案，现亦称病案。医案是中医临床实践的记录。清代医家方耕霞曾说"医之有方案，犹名法家之有例案，文章家之有试牍。"古代医案不同于现代医案，现代医案理法方药描述清楚全面，并且以现代文书写，故阅读方便，易于理解。而古代医案大多都为案头实录，记录不全，不加修饰，写法各异。或先叙病因病机，或首述症状脉舌，或洋洋千言，或寥寥几字，加之文句古奥，晦涩难读，给阅读理解带来困难，因此阅读古代医案要根据不同体裁，采用不同的阅读方法，重点学习医案中的辨证施治思路、随机应变技巧、独特的用药经验。

一、阅读之法

1. 顺序阅读法

一般的医案理法方药比较完整，病因、症状、脉象、舌象、病机、治法，甚至注意事项都描述清楚，这样的医案可以按书写顺序阅读，就能完全理解作者的辨证思路，诊治特色。

案例 1

眩晕多年，每发于湿蒸之令，今年初夏，潮湿过重，发亦频频。诊脉濡细，舌苔腻白，考古法眩晕一证，概从《内经》诸风掉眩，皆属于肝之论，大旨不外乎风阳上旋，更辨别挟火、挟痰以治之，今按脉证，乃湿郁上泛，挟浊痰腻膈所致，因前人未经论及，而临证亦罕见也，拟辛香运中，以化湿化痰主之。

制厚朴一钱，煨草果四分，炒苏子一钱五分，旋覆花一钱五分，茅术一钱，制半夏一钱五分，陈皮一钱，白芥子七分，椒目五分，赤苓三钱。

——《柳选四家医案·评选爱庐医案》

本案理法方药全面，析理精当，眩晕因痰湿为患，每因湿患即发，治宜燥湿化痰，以辛香之品化之。

案例 2

表热四候，额汗如淋，汗时肤冷，汗收热灼，消滞泄邪，清补诸法，已遍尝矣。诊脉虚细，惟尺独滑，舌苔已净，胃纳稍思，细绎脉证，病邪不在三阳，而在三阴，考仲圣有反发热一条，是寒邪深伏少阴之阳分，今乃湿温余邪，流入少阴之阴分，良由少年肾气不藏所致，治当宗其旨，变其法，拟补肾阴，泄肾邪，一举两得，庶可许热解汗收。

熟地黄五钱，枸杞炭一钱，独活一钱五分，茯苓三钱，五味子七粒，细辛三分，牛膝五分，丹皮一钱。

——《柳选四家医案·评选爱庐医案》

此案从因分析，先述证候、脉舌，再叙病机，根据脉证，认为病邪不在三阳，而在三阴，湿温余邪流入少阴之阴分，治拟补肾阴，泄肾邪，取张景岳补肾法，另加独活，细辛而收效。

案例 3

场屋不遂，郁郁而归，神识不清，胸满谵语，上不得入，下不得出，脉虚涩兼结，因此郁气所伤，肺经清肃之气，不能下行，而反上壅。由是木寡于畏，水绝其源，邪火为之内扰，津液为之干枯。胸中结满者，气不得下也；神昏谵语者，火乱于上也。上不得入，下不得出，气化不清，而显天地否塞之象也，法宜舒通肺气，使清肃下行，则邪火不扰，而胸满自愈矣。

紫菀，干葛，枳壳，桔梗，杏仁，苏子。

——《清代名医医案精华·薛生白医案》

此案因情志不遂，导致气机郁滞，升降失常，不出不入，气化不清，神识失明，胸中结满，出现神昏谵语等情志变化之证候，关键在于天地痞塞，实由肺之清肃功能失调，不能下行而反上逆。故治疗上唯有通过宣通肺气，开天地之痞塞（旧写作否塞），行气机之升降，用紫菀（旧称苑）、干葛、枳壳、桔梗、杏仁、苏子宣降肺气，气机开通，升降有序，大气得转，诸郁皆散，神识自明。

案例 4

某，头痛累月，阳脉大，阴脉涩，此阴衰于下，阳亢于上，上盛下虚之候也。阳气居于上，体本虚也，而浊气干之则实。阴气居下，体本实也，而气反上逆则虚。头为清阳之位，而受浊阴之邪，阴阳混乱，天地否塞，而成病矣。

法用六味地黄汤，加青铅五钱。

——《叶氏医案存真》

此案主症为头痛累月，阳脉大，阴脉涩，叶氏从脉象上分析为上盛下虚，阴虚阳亢，浊气上干清阳而致头痛。头痛不治头，而以六味地黄汤滋肾阴，另加青铅重坠引虚阳下行，缘由病根在下虚。本案病机分析详尽，选方精当，显示出叶氏辨证施治高超技巧。

2. 推理法

对于一些案语简单，或仅列主证，或主脉，或仅叙病机而未载症状的医案，可用推理法，或先看处方，或先看用药，以方测证，以药测证。

案例 1

某（三八），气阻胸痛。

鲜枇杷叶，半夏，杏仁，桔梗，橘红，姜汁。

——《临证指南医案·卷四·胸痹》

此案言气阻胸痛，叶氏列入胸痹门。胸痹有广义、狭义之分，广义胸痹即胸痛，指胸部闷痛，属症状，范围甚广；狭义胸痹指现代中医内科学心系病变引发的胸痛胸闷。古代医家分有胸痹和心痛二病，心痛病位在心，而胸痹包括心系、肺系等多种疾病，甚至胃脘痛。本案甚为简略，从处方上看，用鲜枇杷叶、半夏、杏仁、桔梗、橘红、姜汁，当与咳嗽有关，由此可见本案实为咳嗽胸痛证，病位在肺，非由心脏引起之胸痹。肺失清肃，痰浊壅阻，故用肃肺化痰法，用鲜枇杷叶化痰止咳降逆，半夏、橘红化痰理气，杏仁宣肺止咳，桔梗开提肺气，姜汁温散通阳。

案例2

心虚，笑不休，良由曲运神思，心营暗耗，心阳化风内鼓，恐延心风病。以病论之，何必读书！

人参，淮麦，建莲，炙草，茯神，龙齿，枣仁，辰砂。

——《叶氏医案存真》

此案患者缘因心气不足，加之思虑太过，心营暗耗，心神失养，神识混乱，喜笑不休，治疗用益气安神，方中用人参、建莲补益心脾气阴，炙草、淮麦养心安神，和中缓急，酸枣仁养血敛肝，茯神养心安神，龙齿、辰砂重镇安神。以方测症，应见舌淡苔白，脉细等症。

案例3

某，惊则气逆，阳泄为汗，用重镇压惊。

川桂枝木五分，黄芪去心，五钱，人参一钱，龙骨煅，一钱半，左顾牡蛎煅，一钱半。

——《临证指南医案·卷七·惊》

本案言重镇压惊，而药用黄芪益气升阳，人参补益心气，桂枝温阳通经，龙骨、牡蛎镇摄。以方测症，本案应为平素心气阳虚之体，遇惊则乱，除汗出外，应该还有心悸、舌淡、苔白诸症，重镇压惊之余，还需益气温阳固本。

3. 分析识证法

辨证是论治的前提，历代名医在辨证方面往往有独到的经验和思路，寒热错杂、虚实疑似，在医案中往往有精辟的分析，通过分析，能帮助我们去繁就简，去伪存真，真正认识疾病的本质，提高临证应变能力。

案例1

曾经失血，迩来咳逆，咽痛音哑。寒热往来，已延年余，肺痿已著，拟方徐徐图之。

炙草，桔梗，麦冬，生地，南北沙参，阿胶，油桂，麻仁，红枣，童便。

——《清代名医医案精华·赵海仙医案》

此案开始即谓"曾经失血"，说明有失血史，何处失血，从"迩来咳逆"及用药情况看，推测为咯血，同肺关系密切。"迩来咳逆"，为近来又患咳嗽气逆，伴有咽痛音哑，此症或为新感外邪，新感不足虑，所虑是既往有失血史。如果稍有不慎，则有失血再发之虞。"寒热往来,已延年余",可见并非新发,亦非发热恶寒交替,当理解为有时寒时热之感。反复失血之人,其阴必伤,以之测人,其人多有阴伤虚劳之象。因此治疗上当徐徐图之。法当甘凉濡润以救肺。此案的特色在于临证应变,通过层层分析,从根本处着眼,明辨缓急轻重。

案例 2

卞,夏热秋燥致伤,都因阴分不足。

冬桑叶,玉竹,生甘草,白沙参,生扁豆,地骨皮,麦冬,花粉。

——《临证指南医案·卷五·燥》

夏季炎热易于耗散津液,秋季干燥易感燥热之邪,都可导致肺胃津液损伤,案中虽无证候,而言阴分不足,据此推测症状应有口干咽燥,干咳痰少而黏,或发热,或手足心热,舌红少苔,脉细或细数。治疗宜清养肺胃,生津润燥,以白沙参、麦冬清养肺胃,玉竹、花粉滋阴解渴,生扁豆、生甘草健脾益胃,培土生金,冬桑叶轻宣燥热,地骨皮凉血除蒸,清肺降火。

案例 3

肝阳因劳而化风,脾阴因滞而生痰,风痰相搏,上攻旁溢,是以昏晕体痛等证见也,兹口腻不食,右关微滑,当先和养胃气,蠲除痰饮,俟胃健能食,然后培养阴气,未为晚也。

半夏,秫米,麦冬,橘红,茯苓。

——《柳选四家医案·评选静香楼医案上卷》

本案言肝阳化风,脾虚生痰,以致眩晕体痛等症。然口腻不渴,右关微滑,皆是痰湿为患,故特以化痰和胃为先,脾胃得健,生痰无源,则可培养阴气。

案例 4

脾肾两虚,而湿热又甚,虽腰疼梦泄,自汗盗汗,而口腻味甜,大便溏薄,肾阴虚而不充,脾阳困而不振,进求治法,只可先运脾阳。

茅术炒黑,干姜,熟地,山药,五味,牡蛎,党参,茯神,枣仁,浮麦,红枣。

再诊:温运脾阳,补摄肾阴,仿缪仲淳双补丸法。

茅术制,炮姜,牡蛎,党参,茯苓,补骨脂,杜仲,山药,首乌制,浮麦,五味子,红枣。

三诊:脾阳稍复,肾阴仍弱,节交夏至,阳盛阴衰之候,大剂养阴,以迎一阴来复,兼化湿热,以调时令之气。

熟地，生地，党参，冬术，茅术制，黄柏盐水炒，茯神，麦冬，五味，牡蛎，龙骨，杜仲。

——《柳选四家医案·评选环溪草堂医案上卷》

本案首言脾肾两虚，又有湿热，如专治湿热，则肾阴愈伤，病将益甚。故治疗上先后天兼顾，用黑地黄丸加味，脾肾双补。黑地黄丸是刘河间《素问病机气宜保命集》方，由熟地黄、苍术、五味子、川姜组成。主治补脾益肾，诸药合用，滋而不腻，温而不燥，共奏补脾益肾之功。二诊言温运脾阳，可见便溏未见好转，故仿缪仲淳脾肾双补法，增加温涩之品，以涩肠止泻。三诊便溏愈，节交夏至，湿热渐盛，故以养阴清泄为治。整个诊疗过程，随症处置，临证权变，令人叹为观止。

4. 注重经验之谈

前人作医案，每结合医案发些议论，谈些经验体会，给人带来启迪。

案例 1

肝阳化风为厥，肾液下衰，水不生木，而藏纳失职，此壮盛年岁，已有下虚上实之象。大意养肾主以温润，治肝须得清凉，乃仿复方之法。

大熟地，茯苓，远志，苁蓉，鹿茸，柏子仁，补骨脂，怀牛膝，黄柏，天冬。

精羊肉煮烂捣为丸。

——《叶氏医案存真》

养肾主以温润，治肝须得清凉，这是叶氏之经验积累。所谓养肾主以温润，肾藏精，主水，养肾之中伍以温润，可水火相济，阴阳并补，温下以益中，助中焦生化。温润之品，叶案中多选肉苁蓉、巴戟、羊肉、鹿胶、菟丝子、杞子等。治肝须得清凉，因肝体阴而用阳，肝体宜滋，肝用宜泄。叶氏认为就内风而言，急则治标时宜宣泄、凉泄，或少佐介类重镇之品。如酸泄用乌梅、白芍、木瓜等；宣泄用桑叶、钩藤、菊花等；凉泄用羚羊角、犀角、丹皮、玄参等；重镇用牡蛎、天麻、磁石等。以清凉和其体用，复其条达之性。

案例 2

血不养心，则心悸少寐。胃有寒饮，则呕吐清水。虚火烁金，则咽痛。肝木乘中，则腹胀。此时调剂，最难熨贴。盖补养心血之药，多嫌其滞。清降虚火之药，又恐其滋。欲除胃寒，虑其温燥劫液。欲平肝木，恐其克伐耗气。今仿胡洽居士法，专治其胃。以胃为气血之乡，土为万物之母，一举而三善备焉。请试服之。

党参，冬术，茯苓，半夏，枣仁，扁豆，陈皮，山药，秫米。

——《柳选四家医案·评选环溪草堂医案上卷》

该案症见心悸少寐，呕吐清水，咽痛腹胀，缘因血不养心，寒饮停胃，虚火烁金，肝木乘中，系一例病机错杂之虚损案。若单以补养心血，或清降虚火，或消除胃寒，或平肝伐木之法，不仅无益，反能使病情加重，故谓"此时调剂，最难熨贴"。在众多症状之相互矛盾处，王旭高抓住"胃为气血之乡，土为万物之母"之要领，寻出养胃一法，取胡洽居士法，专治其胃，其方系四君子汤加酸枣仁、生姜而成。王旭高去甘草之满中，生姜之温散，另加半夏、扁豆、陈皮、山药、秫米，全方不寒不燥，不刚不柔，诚"一举而三善备焉"。

案例 3

张（三十），幼年哮喘已愈，上年夏令，劳倦内伤致病，误认外感乱治。其气泄越，哮喘音哑，劳倦不复，遂致损怯。夫外感之喘治肺，内伤之喘治肾。以肾主纳气耳。

加减八味丸，每服二钱五分，盐汤下，六服。

——《临证指南医案·卷四·喘》

叶天士在《临证指南医案·卷四·喘》中说"在肺为实，在肾为虚"。本案提出"外感之喘治肺，内伤之喘治肾"。这是他临床的经验总结。外感六淫、内伤七情、饮食不节，多为实喘之因；劳欲、久病则为虚喘之由。实喘宜开肺，虚喘宜固肾。幼年哮喘已经治愈，上年哮喘复作、喑哑。以理推之，自是内伤劳损，痼疾复发，故以加减八味丸，即金匮肾气丸加五味子、肉桂补肾纳气，止哮平喘。

案例 4

凌，交节病变，总是虚证。目泛舌强，脊背不舒，溲淋便涩，皆肾液不足，肝风乃张，当宗河间浊药轻服，名曰饮子。

熟地黄五钱，咸苁蓉八钱，炒杞子三钱，麦冬二钱，云苓一钱半，川石斛三钱，生沙苑一钱，石菖蒲一钱，远志肉四分。饮子煎法。

——《临证指南医案·卷一·肝风》

"交节病变，总是虚证。"叶氏重视节气变化对于人体的影响，认为季节交替之时，正属气候变动之际。人与天地相应，如果不能及时适应季节变化，容易罹患新疾或使原有症状加重。本案患者于交节之时发病，乃肾阴不足，水不涵木，肝风鸱张。肝藏血主筋，开窍于目；肾藏精主骨，司二便开合，故症见目泛舌强，脊背不舒，溲淋便涩。肾居下焦，当以重浊滋腻之药填之，予滋阴息风。又虑滋腻之品恐伤脾胃，故仿刘河间浊药轻服，作饮子煎法，少量不计时服。

5.比较法

通过两个以上的同类医案在主证、治法、方药上的相互比较，找出辨证用药规律，从而揭示作者辨证立法用药的主要经验与学术思想。

案例1

胃痛数载，脉虚而涩，经事先期，此属营虚气痹，不宜过于辛燥。

旋覆花汤加柏仁、茯神、橘红。

胃痛便艰，脉涩，营虚络痹，恐延关格。

旋复花加柏子仁、栝蒌皮、桃仁。

脘痛，经事淋漓，腹胀，此气阻络脉，辛以润之。

旋复花汤加柏仁、橘红、归须。

营枯气阻胃痛

当归、新绛、柏子仁、延胡、桃仁、桂圆肉。

——《未刻本叶氏医案》

治疗瘀血型胃痛叶氏常用旋覆（旧写作复）花汤加减，常加桃仁、延胡增强活血化瘀之力；又加茯苓、橘红理气和胃；特别是柏子仁，几乎是方中必加之药。叶氏称之为"辛以润之"，胃脘痛的瘀血是因为营枯所致，因胃痛日久，血液生化乏源，是因虚之瘀，故不可过于攻伐，必须用润药通之。

案例2

汪（三九），此劳力伤阳之劳，非酒色伤阳之劳也。胃口消惫，生气日夺，岂治嗽药可以奏功。黄芪建中汤去姜。

——《临证指南医案·卷一·虚劳》

吕，脉左细，右空搏，久咳，吸短如喘，肌热日瘦，为内损怯症。但食纳已少，大便亦溏，寒凉滋润，未能治嗽，徒令伤脾妨胃。昔越人谓上损过脾，下损及胃，皆属难治之例。自云背寒忽热，且理心营脉卫。仲景所云元气受损，甘药调之。二十日议建中法。黄芪建中去姜。

——《临证指南医案·卷二·咳嗽》

某，内损虚证，经年不复，色消夺，畏风怯冷，营卫二气已乏，纳谷不肯充长肌肉，法当建立中宫，大忌清寒理肺，希冀止嗽，嗽不能止，必致胃败减食致剧。黄芪建中汤去姜。

——《临证指南医案·卷二·咳嗽》

仲。久嗽，神衰肉消，是因劳倦内伤。医不分自上自下损伤，但以苦寒沉降。气泄汗淋，液耗夜热，胃口得苦伤残，食物从此顿减，老劳缠绵，讵能易安，用建中法。黄芪建中汤去姜。

——《临证指南医案·卷一·虚劳》

张（二九）。馆课诵读，动心耗气。凡心营肺卫受伤，上病延中，必渐减食。当世治咳，无非散邪清热，皆非内损主治法。黄芪建中汤去姜。

——《临证指南医案·卷二·咳嗽》

叶氏对经方有深刻的理解，对于经方的具体运用，能够根据病机灵活加减化裁，不拘一格，并有其独特的方证标准。从上述五个医案可以看出，凡久病消瘦体弱、胃纳不佳、时寒时热、喘促短气、容易出汗、脉虚无力者，叶氏喜用黄芪建中汤加减治疗，体现了叶氏"理中气，当推建中"的思想。叶氏使用黄芪建中汤多去姜，这是因为去姜的医案中或有内热，或有阴虚，都忌姜之表散、动阳、耗阴的特性，故弃之不用。

第三十节　浅谈中医体质与养生

一、中医体质的概念

中医体质是指人体生命过程中，在先天禀赋和后天获得的基础上形成的形态结构、生理功能和心理状态方面综合的、相对稳定的固有特质，是人类在生长、发育过程中所形成的与自然、社会环境相适应的人体个性特征。中医体质概念中，强调人体体质禀赋于先天，受后天调养多种因素影响。这种特征往往决定人类群体在生长发育和衰老的过程中，普遍存在着个体差异。先天因素是人体体质形成的重要基础，而体质差异性形成的原因同先天因素、性别、年龄、精神、环境有密切的关系。同时体质具有转化性。

1."形神合一"是中医体质的主要特征

中医体质由形态结构、生理功能、心理状态这几方面组成。而这些特征又体现在中医强调的形与神两个方面。形，即形体，包括肌肉、骨骼、五脏、五官、皮肤、毛发、血脉等，是形态结构的物质部分；神，即生命功能、思维活动，包括精神活动、情绪反应、认知、睡眠、呼吸、吸收、消化等，是生理、心理活动部分。神生于形、依附于形，而神又主宰形。形与神是人体不可分离的统一整体，形神结合就是生命，形神和谐则健康，形体健壮则精神旺盛，生命活动正常；形体衰弱则精神衰弱，生命活动异常；形体衰亡，生命便告终结。

2. 体质可分

体质的形成与先天后天的多种因素相关，先天禀赋决定体质基调，后天休养则是调整体质的重要手段。先天禀赋主要随父母而来，后天休养则包括年龄、生活方式、生存环境、精神活动、疾病、药物治疗等。先天因素的多样性和后天因素的复杂性使个体体质存在明显的差异性，即便是同一个体，在不同的生命阶段，会反映出不同的体质特点。而处在不同的社会背景、不同的地方区域、不同的饮食起居，更会表现出不同的体质特点。所以说体质虽然有一定的相对稳定性，但更是开放的、动态的、变化的，年龄、环境、生活习惯、疾病等因素都能影响体质。因此体质是可以根据个体的不同分为不同类型。实际上中医从秦汉时期开始，就注重对体质的分类。如《内经》对体质的分类主要有阴阳分类法、五行分类法、形态分类法和心理分类法，例如，《灵枢·通天》以阴阳的偏颇为依据，将体质分为太阴人、少阴人、太阳人、少阳人和阴阳和平人。《灵枢·阴阳二十五人》将体质分为木、火、土、金、水五个主型，在五个主型下面又分为若干个亚型。《灵枢·逆顺肥瘦》将体质分为肥人、瘦人、常人和壮士。《灵枢·卫气失常》又将肥人分为膏、肥、肉三型。《灵枢·寿夭刚柔》将体质用刚、柔分类。张仲景开创了体质分类的临床应用，他通过大量的临床观察，总结出"强人""羸人""盛人""虚弱家""素盛今瘦""阳气重""其人本虚"等各种不同的体质类型。如《伤寒论》第152条云"强人服一钱匕，羸人服半钱"；第46条云"所以然者，阳气重故也，麻黄汤主之"；《金匮要略》第7条云"盛人脉涩小，短气，自汗出，历节痛，不可屈伸"。金元四大家中，寒凉派的刘完素，生于北方，北方人多食膏脂，体质刚劲壮实，且多嗜酒，久而蕴热，故从火热立论，用药多寒凉之品。攻邪派的张子和，也系北方人，他根据北方人体质壮实，饮食厚浊，地气干燥等特点，主张用汗、吐、下三法攻邪。养阴派的朱震亨为南方人，南方人体质多柔弱，"阳常有余，阴常不足"，治疗多用滋阴降火之法。明清时期，张介宾从禀赋的阴阳、脏气的强弱盛衰、饮食的好恶、用药的宜忌、气血的虚衰等，将体质分为阴脏、阳脏、平脏三种类型。华岫云在叶天士《临证指南医案》中根据叶氏辨证，从形态特征、肌肉坚实与柔软及面色、面型和肤色等方面将体质分为阴阳两型。近代医家陆晋生依据病邪的从化规律，将体质分为湿热、燥热、寒湿、寒燥四种类型。现代王琦教授经过长期临床研究，将中医体质分为平和质、气虚质、阳虚质、阴虚质、痰湿质、湿热质、血瘀质、气郁质、特禀质等九种，这一分类具有科学性、先进性、可操作性，已普遍被世人接受。

3. 体病相关

由于受先天因素和后天因素的影响，不同的体质反映个体体质的正气强弱，正气的强弱是人体是否发病的决定因素。许多疾病的发生与不同体质有密切的关系，形成某些疾病发生的背景和基础。如饮食过咸会促生痰湿体质、瘀血体质，长期营养过剩反而会导致气虚体质，长期吃辣会加重湿热体质，常食寒凉会促生阳虚体质，身体过劳会导致气虚体质，身体过逸则会出现郁滞体质。清代吴德汉《医理辑要·锦囊觉后篇》云："要知：易风为病者，表气素虚；易寒为病者，阳气素弱；易热为病者，阴气素衰；易伤食者，脾胃必亏；易劳伤者，中气必损。须知发病之日，即正气不足之时。"明确指出了体质因素与发病的密切关系。临床上常可见肥胖者中风多为气虚质、痰湿质，而消瘦者多见阴虚质。不同的体质也影响病情的不同发展，不同的体质类型有不同的传变形式。体质虚弱者不但易于感邪，且易深入，传变多而病情缠绵。痰湿体质的人特别容易出现肥胖，容易出现高脂血症、高血压病、脂肪肝等疾病。气虚体质的人容易出现低血压、低血糖、内脏下垂、贫血等。阳虚体质的人容易感受寒邪，出现各种痛证、痹证、水肿等。阴虚体质的人常会出现咽喉肿痛、失眠、便秘等。体质状态也是预测疾病发展、转归和预后的重要依据。体质强壮者，正气充足，抗邪能力强，一般不易感邪发病，即使发病，也是正邪斗争剧烈的实证，病势虽急，但不易传变，病程也短。体质虚弱者，不但易于感邪，且易深入，病情多变，易发生重证或危证。

4.体质可调

体质由先天禀赋决定，受后天因素影响。这一特征说明体质具有相对稳定性，但也有可变性。由于每一个体在生长壮老的生命过程中，因受环境、精神、营养、锻炼、疾病等内外环境中诸多因素的影响，而使体质发生变化，这种变化特征是体质可调的理论基础。后天生活环境对体质的形成和发展始终起着重要的制约作用。人之所以会生病，偏颇的体质是一个重要的条件，而不良的生活方式、性格心理、生活环境是造成偏颇体质的主要根源。自然因素，如地理环境、气候条件的长期影响，可使不同时空条件下的群体在形态结构、生理功能、心理行为等方面产生适应性变化，从而产生不同的体质变化。社会因素，如社会地位、社会习俗、道德水准、精神状态、个人境遇的影响，也可使体质发生变异。因此，体质的相对稳定性和一定范围内的动态可变性，说明体质的可调性。体质的可调性使通过调整体质的偏颇达到治病防病的目的成为可能，顺应体质的稳定性，改善明显的偏颇体质，在未病的情况下，及时采取针对性措施，纠正或改善由于阴阳气血偏盛偏衰造成的体质偏颇，达到预防疾病或延缓疾病发病的目的。在已病情况下，通过服用适宜的药食、调整生活习惯等来阻止疾病的传变或加重。

二、中医体质养生原则

体质养生和疾病治疗在中医学里是平分秋色的，治疗与养生相结合是中医治病强体的一贯理念。辨病识体，把握病人的体质，在此基础上分析疾病、制定治疗措施、指导养生。对于疾病治疗，中医认为药物治疗只是在病邪很盛时的一种手段，一旦病邪已衰，就要适可而止，如《素问·五常政大论》云："大毒治病，十去其六；常毒治病，十去其七；小毒治病，十去其八；无毒治病，十去其九。谷肉果菜，食养尽之，无使过之，伤其正也。"中医学治病的特色是辨证论治，重视个体上的差异，指出偏颇体质对某些疾病具有一定的易感性。"正气存内，邪不可干"，未病先防，已病防变，主张注意饮食起居精神情志方面的养生，防微杜渐，以保持人体的正气充足，不易受外邪的侵犯，从而达到防病于未然的目的。充分体现了中医"治未病"思想。

中医养生主张因时、因地、因人而异，包括形神共养、道法自然、阴阳调和、饮食调养、谨慎起居、和调脏腑、通畅经络、节欲保精、适量运动、动静相宜等一系列养生原则，而养生的最终目的是要达到机体的协调平衡。养生是对生命的保养，当一个人身体达到平衡点的时候，是最健康的。如《素问·上古天真论》谓："上古之人，其知道者，法于阴阳，和于术数，食饮有节，起居有常，不妄作劳，故能形与神俱，而尽终其天年，度百岁乃去。"养生是一种综合的维持健康的行为与能力，优化生命体验，促进身心健康，减少疾病，提高生命质量。

1. 顺应自然，和于四时

中医学非常重视天人相应，认为人的生命是由天地间正常变化而产生的，如果天地间没有正常的变化，人的生命就不会存在。《灵枢·邪客篇》云："人与天地相应也。"《素问·宝命全形论》："天覆地载，万物悉备，莫贵于人。人以天地之气生，四时之法成。"人与天地是一个不可分割的整体，无时无刻不受到大自然的作用和影响。因此养生的首要任务是适应四时，顺乎自然。"法于阴阳，和于术数，食饮有节，起居有常，不妄作劳"，所谓法于阴阳，就是要遵循自然界的规律，因势利导，顺势而为。天有四时阴阳，寒暑温凉，一切事物都是运动不息并不断地在变化着，春温春生，夏热夏长，秋凉秋收，冬寒冬藏，人体就要根据四时季节的变化，与自然共舞。由于人与天地相应，自然界的阴阳消长运动，与人体生理病理密切相关，影响着人体阴阳之气的盛衰，人体必须适应自然界的四时阴阳变化，道法自然，才能维持人体生命的正常活动。如果不能适应自然界的这种变化，就会发生疾病。正如《素问·四气调神大论》所说："阴阳四时者，万物之始终也，死生之本也。逆之则灾害生，从之则苛疾不起。"

和于四时，就是要非常重视四时阴阳消长的规律，采取相应的养生方法。《素问·四气调神大论》提出："春三月，此谓发陈。天地俱生，万物以荣。夜卧早起，广步于庭。被发缓形，以使志生。生而勿杀，予而勿夺，赏而勿罚。此春气之应，养生之道也……夏三月，此谓蕃秀。天地气交，万物华实。夜卧早起，无厌于日。使志无怒，使华英成秀。使气得泄，若所爱在外。此夏气之应，养长之道也……秋三月，此谓容平。天气以急，地气以明。早卧早起，与鸡俱兴。使之安宁，以缓秋刑，收敛神气，使秋气平。无外其志，使肺气清。此秋气之应，养收之道也……冬三月，此谓闭藏。水冰地坼，无扰乎阳。早卧晚起，必待日光。使志若伏若匿，若有私意。若已有得，去寒就温。无泄皮肤，使气亟夺。此冬气之应，养藏之道也。"这里《内经》提出了"春夏养阳，秋冬养阴"的春生、夏长、秋收、冬藏之气的具体养生方法，春夏之时，精神情志、起居饮食不能妨碍阳气升发；秋冬之时，精神情志、起居饮食不能妨碍阳气潜藏，以应自然四时的生长收藏的规律，保持机体阴阳平衡，取得人与自然的和谐统一。道法自然，和于四时，顺应自然阴阳消长规律的养生，实际上就是充实人体真元之气，保持机体的阴阳协调，达到防病和延缓衰老的目的。

春季3个月，始于农历立春，至于立夏前一天。春天，大地回暖，柳丝吐绿，万物勃发。春应于肝，肝喜调达舒畅，恶抑郁恼怒，因此精神修养上要做到心胸开阔，情绪乐观，排除杂念，谨记制怒。"生而勿杀，予而勿夺，赏而勿罚。"春天阳光明媚，应根据自己的身体情况，适当选择户外活动，使精神愉快，气血流畅，以利春阳之气的生发，促使一身之阳气活泼地运行，以符合春阳萌生、蓬勃向上的自然规律。

夏季3个月，始于农历立夏，至于立秋前一天。夏季气候炎热，万物处于蓬勃生长时期，天地之气交合。夏应于心，阳气外发，伏阴在内，是人体新陈代谢的旺盛时期。夏季高温，常使人心烦意乱，夜不成寐，茶饭不香，因此应主动调节情志，保持恬静愉快的心境，无厌白日太长，该出汗时就让出汗，使体内阳气得以宣泄，切忌发怒，焦躁激动，导致心火内生。夏季炎热，尽量不做剧烈的体力活动和紧张的脑力思考。夏季体内容易缺水，应及时饮水补充，尤其是老年人，由于生理功能减退，应激性和耐受力低，对口渴的反应普遍迟钝，如不及时补水，致使血液黏稠度增高。

秋季3个月，始于农历立秋，至于立冬前一天。秋季天高气爽，气候逐渐转为干燥，气温渐降。秋应于肺，秋季人的情绪不太稳定，容易引发烦躁和悲秋情绪，因此秋季尤其要注意保持乐观向上的情绪，享受累累硕果的喜悦，内心平静，神志安宁，不要悲秋忧伤，以收敛神气。秋季可参加登高赏景等活动，调摄情志，锻炼身体，增添生活乐趣。秋季也是中风高发季节，秋季天气干燥，加之吸进的是干燥的氧气，呼出的是湿润的二氧化碳，所以消耗体内的水分较多，容易引起血液黏稠度增高，导致血液在血管中流动缓慢，如加上动脉粥样硬化，血管缺少弹性，脑部血管又较细，一旦血液流动受阻，很快就会发生疾病。

冬季3个月，始于农历立冬，至于第二年立春前一天。冬季寒临大地，雨雪纷飞，大地固冻，江河冰封。冬应于肾，主封藏，因此冬季养生重在养藏固精，补肾敛阴。早睡晚起，一定要等到太阳升起。精神内守而不外露，不轻易扰动阳气。冬季应选择适当的锻炼项目，以增强人体的抗寒能力，舒张筋骨，流通血脉。但冬季锻炼切忌在大寒、大风、大雪中进行，年老体弱者尤应避免。冬季应避寒保暖，冬季是一年中最寒冷的季节，北方的冷空气不断南下侵袭，人体受到冷空气的刺激后，常常引起全身小动脉痉挛性收缩，血液循环的外周阻力加大，左心室负荷加重，引起血压升高。此时血小板也容易聚集，导致血栓形成，还会导致内分泌系统失调，体内儿茶酚胺等神经类物质分泌增加，血液黏稠度增加，血凝时间缩短，进一步促使血压升高和血栓形成，因而极易发生中风。

和于四时，还要注意防御虚邪。虚邪，泛指一切能伤害人体导致疾病发生的自然界不正之气，如六淫、疫疠邪气等，对于外来的邪气要"避之有时"，以免侵犯人体导致疾病发生，就像当年的非典、禽流感。《灵枢·九宫八风》云，"谨候虚风而避之，故圣人曰：避虚邪之道，如避矢石然，邪弗能害，此之谓也。"

2. 心理平衡，病安从来

心理平衡失调引起心身疾病是当代社会的多发病，尤其是患病者势必出现一些特定的精神和情绪变化，常表现出情绪低落、淡漠、焦虑、失望等。有些患者信心丧失，对自己所患的疾病悲观失望。有些患者怀疑自己所患疾病很严重，十分恐惧其后果，紧张不安，手足无措，哭笑无常。精神情志，贵于调和，平素心情舒畅，精神愉快，乐观向上，坚定生活信心，克服悲观失望的不良情绪，有利于气血流通，阴阳调和，《内经·上古天真论》："恬淡虚无，真气从之，精神内守，病安从来。""精神内守"主要是指人对自己的意识思维活动及心理状态进行自我控制、自我调节。使之与机体、环境保持协调平衡而不紊乱的能力，使气血平和，脏腑功能协调，以促进病残肢体、心理的康复。"内"针对"外"而言，"守"是坚守、保持的意思。强调精神的安定对人体健康的重要作用，可以防病，也可治病。做到"精神内守"有如下几方面。

首先要防止"不时御神"。《内经》言"不时御神，务快于心，逆于生乐，起居无节，故半百而衰也。"御，驾驭、控制的意思；时，善也；神，有广义和狭义之分，广义的神是指生命活动的总称，狭义的神是指精神、思维、意识、情感、性格等。"不时御神"即不善于控制自己的精神，为贪图一时的快乐、违背生活规律而取乐，有害于身体健康。气血是精神的物质基础，大量、过分耗散精神，为各种琐事伤透脑筋，费尽心机，可以使气血损耗，从而加速衰老。

其次要清静养神。养神是养生的根本，心神旷达安怡，体貌自然安详舒泰。"清静"是指精神情志保持淡泊宁静的状态。心神要清、静、安、平、适度。心神过于躁动，神不内守，乱而不定，必然扰乱脏腑，耗伤气血，易致体质偏颇。欲使心神志清楚净，关键就是要保持思想上的"恬淡虚无"，凝神敛思，神贵凝而恶乱，思贵敛而恶散。摒除杂念，畅遂情志，神情淡泊，减少名利和物质的欲望，高下不相慕，志闲而少欲，心安而不惧，坦然舒畅，有利于防病去疾，抗衰防老。反之，平时遇到一点不顺心的事，就忧郁不乐，或大发怒火，不但会影响疾病的康复，甚至会加重病情。

再者要调畅情志，避免刺激。人有不同的情绪，这是人对外界刺激的反应。生活中不免产生这样那样的不良情绪，关键在于如何控制和调节。现代研究表明，不良的情绪能使体内发生一系列变化，如交感神经兴奋性增强、血压升高、血清素的活性水平降低，从而引起机体免疫功能紊乱、大脑功能失调、抗病能力下降。情绪激动恼怒常常可以引起中风，这种情况在日常生活中屡见不鲜。中风后又因种种原因而满腔怒火，这无疑是雪上加霜，既不利于中风康复，甚至加重或再次发生中风。调畅情志，可以采用不同的方法，如以情制情法：以一种情绪去抑制另一种情绪，如以悲治怒，以恐治喜，以怒治思，以喜治悲，以思治恐等。移情法：遇到不顺心的事，可以暂且不去理会，尽量避免自寻烦恼，使思想焦点从某些事转移到另外一些事中来，这样不顺心之事就烟消云散了。暗示法：有些患者由于心理负担重，压力大，对自己的疾病康复缺乏信心，就可用语言、手势、表情等暗示的方法，使病人不经逻辑的思维和判断就接受他人灌输的积极观点，放松身心，以利康复。说理开导法：就是开导劝说，指出疾病的危害，指导病人战胜疾病的方式方法，以稳定病人情绪，认真对待疾病，增强获愈的信心。节制法：节制、调和情绪，防止七情过激，从而达到心理平衡的目的。

清代有首《祛病歌》："人或生来血气弱，不会快乐疾病作，病一作，心要乐，心一乐，病都祛。心病还需心药医，心不快乐空服药，且来唱我快乐歌，便是长生不老药。"乐观的表现分作情绪上的乐观和意志上的乐观。情绪上的乐观主要表现在气色、言语、行动、眼神和意识方面。即形于色、乐于言、行于动、彰于目、著于识。意志上的乐观表现在心态、行为等，如意志坚决、以苦为乐、知足常乐、善于处事。

修性怡神是调畅情志的好方法。人的性格豁达与否，情操高尚与否，直接影响机体情绪的变化和生理活动。急躁、焦虑、忧郁和愤怒的性格，常常是产生疾病的诱因。加强性格修养，培养良好的品德情操，也是调情养生的内容之一。养生先养心神，养心神要先修德行，厚德载福。修性就是要寻找自己的精神寄托，怀揣一颗慈善的心，敬畏自然，保护环境，爱护动物，尊老爱幼。一个人有了美好的信念，心神旷达安怡，就会感到生活很充实，也会产生一种坚强的意志。

调畅情志，还要注意适时调神，根据春、夏、秋、冬四时之气来调摄保养精神意志。春天应舒畅，夏天要充实，秋天当安定内敛，冬天要伏藏内蓄。以养人体的生、长、收、藏之气，保持人体真元之气充盛不衰，达到防病抗衰老的目的。

3. 合理饮食，以资气血

人体的营养物质都来源于饮食五味，饮食是后天化生之源，但如不当，不但不能资生气血，反而成为致病因素，损伤脾胃，导致疾病的发生。中风患者，尤其是卧床患者，由于活动时间减少，脾胃消化功能减弱，更应注意饮食卫生，保护脾胃功能。合理的饮食，主要反映在饮食有节和饮食调理上。

饮食有节，就是饮食要有规律和节制。要求人们要养成定时定量的进食习惯，不要饥饱无常，也不要暴饮暴食，嗜食肥甘厚味。这样极易损伤脾胃的运化功能，影响脾胃对水谷精微的腐化、吸收和传输。《素问·痹论》说："饮食自倍，肠胃乃伤。"在《素问·生气通天论》中谓："高梁之变，足生大丁。"因此养生要求节制饮食，既要满足营养的需要，又要无损于脾胃，从而保持脾胃的功能旺盛不衰，维护后天之精的生化之源。如孙思邈在《千金要方》中说："不欲极饥而食，食不可过饱。"

祖国医学十分重视饮食调理，认为饮食调理得当，不仅可以保持人体的正常功能，提高机体的抗病能力，还对疾病的治疗有帮助。饮食调理就是要根据食物的不同性能进行合理地调配，保证各种营养成分的比例适当。

食物泛指各种可供人们食用的物品，从五谷杂粮、荤素菜肴，到瓜果糕点、汤浆酒茶等均属食物范畴。食物的性能是指食物的性质和功能，就像药物一样，食物也有四气、五味等性味。食物的四气，是说食物具有寒、热、温、凉四种不同的属性。其中寒凉性食物具有清热、泻火、解毒的作用；温热性食物具有温阳、救逆、散寒的作用。介于寒和热，温和凉之间的食物，属于平性食物，具有健脾、开胃、补肾的作用。如民间常有冬令食用羊肉、狗肉的习惯，就是因为羊肉、狗肉都是大温之品，寒冷的冬天服之，具有温阳补肾的作用。食物的五味是指食物因不同的味道而分为酸、甘、苦、辛、咸五类，不同的味道有不同的作用。如酸能涩能收，甘能补能缓，苦能泻能燥能坚，辛能散能横行，咸能下能软坚。值得注意的是，随着对食物认识的不断深入和反复实践，某种食物的味道已由最初的口感发展到以食物的性质和作用来确定其味，而不代表该食物的真实味道。祖国医学认为五味分别入五脏。正因为如此，目前中医临床中，饮食疗法和药物疗法相配合，已成为中医治疗学中的一个重要方向。

饮食调养要合四时。春季阳气升发，万物复苏。选择食物应顺应阳气升发之特性，宜清轻升发，宣透阳气，清温平淡之品，不可过用辛热升散之物。夏季气候炎热，食物宜清补，选择清热解暑，清淡芳香之品，不用味厚发热的食物。秋季阳气收敛，阴气滋长。应选择寒温偏性不明显的平性食物，不用大寒大热之品。冬季天寒地冻，阳气深藏。宜温补，选择温热助阳之品，以扶阳散寒。

饮食养生还特别要反对饮食的偏嗜，饮食偏嗜不利养生，甚至因为饮食偏嗜，损害脏腑功能，出现五脏之气的偏盛偏衰，久则使五脏之气紊乱失调，体质出现偏颇，导致疾病发生。

4. 适量运动，起居有常

生命在于运动，平时经常进行适当的体育锻炼，可以促进血脉流通，气血条畅，从而增强体质，保证脏腑功能充分发挥，预防疾病的发生。中风患者相当一部分会留下不同程度的偏瘫后遗症，这不仅关系到患者的生存质量，也关系到患者的预后，所以更应进行运动锻炼，促进偏瘫肢体功能恢复，增强体质。但是运动要适可而止，不妄作劳。要选择适合自己的锻炼项目来进行活动，如不能下床者，可在床上练习患肢的屈、伸、抬举及手指活动等动作；病情轻者可进行散步、练体操、打太极拳、练习养生功等体育锻炼。《内经》所谓的"和于术数"，就是运用多种养生方法，锻炼身体。在古代的医籍中就有"吐纳""导引"的记载。

"吐纳"，就是呼吸精气的一种养生方法，类似于现代的养生功。在排除杂念的基础上，独立守神，调节呼吸，放松肌肉，促进机体的气化功能活动。调心、调息、调身的"三调"，为后世的养生功发展奠定了基础。

"导引"，包括了各种锻炼身体的方法。导引就是宣导气血，伸展肢体，以运动肢体身躯炼形，锻炼呼吸炼气，是一种具有疏通经络气血功能的体育活动，未病而行之，能增强体质，提高抗病防病能力；对于诸如中风患者，能起到辅助康复作用。《三国志·魏书·方技传》华佗说："人体欲得劳动，但不当使极耳。动摇则谷气得消，血脉流通，病不得生，譬犹户枢不朽是也。是以古之仙者，为导引之事，熊颈鸱顾，引挽腰体，动诸关节，以求难老。"因此他创五禽戏等用于运动肢体，锻炼筋骨。生命在于运动，经常活动肢体能疏通气机，活血行瘀，从而增强体质。

起居有常，是指生活起居要有一定规律，它包括睡眠、劳伤、性生活等多个方面。《素问·宣明五气》云："久视伤血，久卧伤气，久坐伤肉，久立伤骨，久行伤筋。""久视""久卧""久坐""久立""久行"，就是过用，超过了常度，违反了事物固有的正常规律，成为致病的常见因素。所以要注意劳逸结合，起居有度，维持机体生理功能的协调统一，保持生命力长久不衰。

起居有常，要顺应四时调摄起居。春季宜晚睡早起，衣着宽松，放松心情，无拘无束地在庭院散步，以顺应阳气升发的特点。夏季也应晚睡早起，不要讨厌夏天白天的时间太长，多活动，该出汗的时候就出汗，中午要适当午休，以保持充沛精力。夜晚不要过分贪凉，在外露宿。秋季要早睡早起，以适应秋天的收敛之气，秋天天气干燥，要特别做好相应的调护。冬季天气寒冷，要早睡晚起，等待太阳升起，避寒就温，也不要过分出汗，以保护阳气。

重视性保健，是我国古代养生学的一大特色，适度而愉快的性生活对人的精神和身体健康有益无弊。但房室不节，房劳过度或醉以入房，会损伤肾、肝、脾、阴精、元气等。慎起居，节房劳是养生之道的一个重要方面。如张景岳所说："人自有生以后，惟赖后天精气以为立命之本，故精强神亦强，神强必多寿；精虚气亦虚，气虚必多夭。"

第三十一节　夏季须防热中风

每年夏季，随着气温的逐渐升高，中风的发病率也逐渐增加，据笔者所在医院观察，每到夏季因中风住院的病人就增多。同时据有关资料表明，当气温在 32 ～ 40℃时，患有高血压病的中老年人，每 100 人中就有 5 人可能发生中风。因此对有心脑血管疾病病史的中老年人来说，应该特别注意自我保健。

中医认为，中风的发生是由于阴阳失调，气血逆乱，与风、痰、气、瘀、血、虚六种因素有关。在夏季，气候炎热，人们的食欲减退，摄入的营养相对减少；夏季白天时间长，夜晚时间短，加上气候炎热，睡眠往往不足；夏天出汗增多。这些都能引起机体的消耗增多，抵抗疾病的能力下降。一旦气温过高，犹如火上浇油，脑血管容易急剧扩张，导致颅内出血或血瘀，从而发生中风。

从现代医学的角度看，在夏季，人体为了达到散热的目的，汗液大量蒸发，其代价是通过皮下血液循环比平时高出数倍的血流量来完成的。这种超常的血液循环，对高血压患者来说，简直是一种重负，由于血管扩张，可使血压增高，增加中风的可能性，从而发生脑溢血。为了散热，人体的血液不得不进行重新分配，使血液在短期内纷纷涌向皮肤，造成大脑血流量骤然减少，使原先就有大脑供血不足的部分中老年人，大脑更加缺血，同时也使血液黏稠度增加，从而诱发脑梗死。

看来，中老年人，特别是患有高血压病或动脉粥样硬化的病人，在夏季积极预防中风的发生是很有必要的。首先应注意防暑降温，改善居住条件，如中午气温高时，应尽量减少室外活动，最好能午睡一小时。其次是要常饮水，由于老年人对缺水反应不太敏感，会因"不渴"而不常饮水，所以，即使感到不渴，每天饮水也要在1 000 ml以上，汗水多时还要增加饮水量。在饮食方面，应多吃些清淡而容易消化的食物，如豆制品、蛋类、乳类、鱼、新鲜蔬菜、瓜果等，少吃油腻食物。可喝些绿豆汤、菊花茶之类，既有清凉解暑的作用，又对高血压患者大有益处，真可谓一举两得。积极防治原发疾病，大多数中风患者同时患有高血压，因此应在医生的指导下，重视高血压等病的防治。注意中风先兆，若忽然出现头晕、半身麻木、乏力、嗜睡、一过性视物不清、舌根发硬等，可能是中风的先兆，应及时就医。

第三十二节　养生贵在心理平衡

心理平衡失调引起心身疾病是当代社会的多发病。《内经·上古天真论》："恬淡虚无，真气从之，精神内守，病安从来。"主要是指人对自己的意识思维活动及心理状态进行自我控制、自我调节，使之与机体、环境保持协调平衡的能力，使气血平和，脏腑功能协调。

首先要防止"不时御神"。"不时御神"即是指不善于控制自己的精神，为贪图一时的快乐、违背生活规律而取乐，有害于身体健康。

其次要清静养神。养神是养生的根本。心神过于躁动，必然扰乱脏腑，耗伤气血。欲使心神清净，关键就是要保持思想上的"恬淡虚无"。一是少欲望：就是要求人们思想闲静，没有过分的欲望，高下不相慕，志闲而少欲。二是少思虑：思虑太过，尤其是焦虑苦思最能伤神。三是调情志：要求自己保持乐观、愉快、宁静的情志状态。

再者要调畅情志，避免刺激。喜、怒、忧、思、悲、恐、惊七情是人体对外界客观事物的反应，也是精神活动的外在表现。正常情况下情志不会致病，如果突然、强烈或过于持久的精神情志刺激，超过人体本身的耐受范围，即可成为病因而引起内伤病。因为不同的情志变化对五脏有不同的影响，可产生相应的病证，例如喜伤心、怒伤肝、思伤脾、悲伤肺、恐伤肾。

修性怡神也是调畅情志的好方法。养生先养心神，养心神要先修德行，厚德载福。怀揣一颗慈善的心，敬畏自然，保护环境，爱护动物，尊老爱幼。国医大师裘沛然先生曾经为世人开出了养生妙方"一花四叶汤"：一花，即指身体健康长寿之花；四叶，即一为豁达，二为潇洒，三为宽容，四为厚道。这剂妙方既是裘老从传统养生理论中得到的启示，同时也是他自己养生实践的总结。

第三章　临证心悟

第一节　心　悸

一、定义

心悸包括惊悸和怔忡，是指以病人自觉心中悸动，惊慌不安，甚则不能自主为主要临床表现的一种病证，一般多呈发作性，每因情志波动或劳累后发作，且常伴有胸闷、气短、失眠、健忘、眩晕、耳鸣等症。心悸因惊恐、劳累而发，时作时止，不发时如常人。病情较轻者为惊悸；若终日悸动，稍劳尤甚，全身情况较差，病情较重者为怔忡。怔忡多伴惊悸，惊悸日久不愈者亦可转为怔忡。

心悸是临床常见病证之一，也可作为临床多种病证的症状之一，如胸痹心痛、失眠、健忘、眩晕、水肿、喘证等出现心悸时，应主要针对原发病进行辨证治疗。

根据本病的临床特点，现代医学中各种原因引起的心律失常，如心动过速、心动过缓、期前收缩、心房颤动或扑动、房室传导阻滞、病态窦房结综合征、预激综合征、心功能不全、心肌炎，以及一部分神经官能症，如表现以心悸为主者，均可参照本节辨证论治。

二、历史沿革

《内经》虽无心悸或惊悸、怔忡之病名，但有关于惊悸、怔忡临床证候及脉象的论述，并认为其病因有宗气外泄、心脉不通、突受惊恐、复感外邪等。如《素问·平人气象论》说："胃之大络，名曰虚里。贯膈入肺，出于左乳下，其动应手，脉宗气也。盛喘数绝者，则病在中；结而横，有积矣；绝不至曰死。乳之下，其动应衣，宗气泄也。"《素问·举痛论》："惊则心无所倚，神无所归，虑无所定，故气乱矣。"《素问·痹论》说："脉痹不已，复感于邪，内舍于心"，"心痹者，脉不通，烦则心下鼓"。证之于临床，若虚里的跳动，外可应衣，以及心痹时"心下鼓"，均属宗气外泄的表现。《内经》还对心悸脉象的变化有深刻认识，心悸病人，其脉搏也有较明显的变化，或脉来疾数，或脉来缓慢，或脉律不齐。《素问·三部九候论》说："参伍不调者病"，最早将脉律不齐作为疾病的表现。《灵枢·根结》说："持其脉口，数其至也，五十动而不一代者，五脏皆受气。四十动一代者，一脏无气；三十动一代者，二脏无气……不满十动一代者，五脏无气。"《素问·平人气象论》中"人一呼脉一动，一吸脉一动，曰少气……人一呼脉四动以上曰死……乍疏乍数曰死"，是最早认识到心悸时严重脉律失常与疾病预后关系的条文。

张仲景首先用惊悸作为病名。在《伤寒论》及《金匮要略》中以惊悸、心动悸、心下悸、心中悸等为描述，在《金匮要略》中以惊悸为病名，立"惊悸吐衄下血胸满瘀血病脉证治"篇，并有"寸口脉动而弱，动即为惊，弱则为悸"之说。认为惊悸的主要病因有惊扰、水饮、虚损及汗后受邪等，记载了心悸时表现的结、代、促脉及其区别，提出了基本治则及炙甘草汤等治疗心悸的常用方剂。如《伤寒论·辨太阳病脉证并治》："发汗过多，其人叉手自冒心，心下悸，欲得按者，桂枝甘草汤主之。"用桂枝甘草汤辛甘化阳，振奋心阳而止悸；《金匮要略·血痹虚劳病篇》："虚劳里急，悸，衄，腹中痛，梦失精，四肢酸疼，手足烦热，咽干口燥，小建中汤主之。"用小建中汤滋阴和阳，充足心血而治心悸；《伤寒论·辨太阳病脉证并治》："太阳病发汗，汗出不解，其人仍发热，心下悸，头眩，身瞤动，振振欲擗地者，真武汤主之。"用真武汤温阳化水而定悸；《伤寒论·辨太阳病脉证并治》中记载："伤寒，脉结代，心动悸，炙甘草汤主之。"用炙甘草汤滋阴复脉，一直沿用至今，成为治疗心律失常疗效显著的重要方剂之一。

孙思邈在《千金要方·心脏脉论》中说"阳气外击，阴气内伤，伤则寒，寒则虚，虚则惊掣心悸，定心汤主之"，提出了因虚致悸的观点。

严用和《济生方·惊悸怔忡健忘门》率先提出怔忡病名，对惊悸、怔忡的病因病机、变证、治法作了较为详细的记述。其认为惊悸为"心虚胆怯之所致也""或因事有所大惊，或闻虚响，或见异相，登高陟险，惊忤心神，气与涎郁，遂使惊悸。惊悸不已，变生诸证，或短气悸乏，体倦自汗，四肢浮肿，饮食无味，心虚烦闷，坐卧不安"，治宜"宁其心以壮胆气"，选用温胆汤、远志丸作为治疗方剂。其认为怔忡因心血不足所致，亦有因感受外邪及饮邪停聚而致者，"夫怔忡者，此心血不足也……又有冒风寒暑湿，闭塞诸经，令人怔忡。五饮停蓄，埋塞中脘，亦令人怔忡"，治疗"当随其证，施以治法"。

刘完素认为火热上扰是惊悸发生的主要原因，在《素问玄机原病式·六气为病》中说"惊，心卒动而不宁也，火主乎动，故心火热甚也"，记载了怔忡的临床表现，明确指出："心胸躁动，谓之怔忡"。成无己在《伤寒明理论·卷中·悸》中说："悸者，心忪是也，筑筑惕惕然动，怔怔忪忪，不能自安者是矣"，并提出心悸发生的原因不外乎"气虚""停饮"两个方面，"其气虚者，由阳气内弱，心下空虚，正气内动而为悸也；其停饮者，由水停心下，心为火而恶水，水既内停，心不自安，则为悸也"。朱丹溪又提出了血虚致病的理论，认为心悸由血虚所致，并强调了痰的致病作用。《丹溪心法·惊悸怔忡》中说："惊悸者血虚，惊悸有时，以朱砂安神丸。""怔忡者血虚，怔忡无时，血少者多；有思虑便动，属虚。时作时止者，痰因火动。"《慎斋遗书·惊骇》中张东挟则认为："此乃内气先虚，而猝遇危险怪异之物，以致心肾不交而惊骇也。"他认为正气不足，心肾不交是主要病机。

虞抟《医学正传·惊悸怔忡健忘证》对惊悸、怔忡的区别与联系有详尽的描述，曰："夫所谓怔忡者，心中惕惕然动摇而不得安静，无时而作者是也。惊悸者，蓦然而跳跃惊动，而有欲厥之状，有时而作者是也。"李梴《医学入门·惊悸、怔忡、健忘》指出："怔忡因惊悸久而成。"王肯堂《证治准绳·杂病·悸》明确指出："则悸即怔忡，而今人分为两条，谬矣。"在引起心悸的原因方面，他则认为："有汗吐下后正气内虚而悸者，有邪气交击而悸者，有荣卫涸流脉结代者，则又甚焉。"《景岳全书·杂证谟·怔忡惊恐》认为怔忡由阴虚劳损所致，临床表现为"心胸筑筑振动"，其症状为"在上则浮撼于胸臆，在下则振动于脐旁。虚微者动亦微，虚甚者动亦甚"。在治疗与护理上主张"速宜节欲节劳，切戒酒色"，认为益气养心是治疗大法，即"是宜安养心神，滋培肝胆，当以专扶元气为主治"。《医碥·杂症·惊》中分析了心悸的有关证治："惊则气上，以重坠之药镇其浮越，丹砂、龙骨之类。由于火盛而血虚者，甘寒滋润之剂以泻心补血。惊则心神舍空，液入成痰，拒其神不得归，而惊不能已，十味温胆汤、养心汤、寿星丸……热郁有痰，寒水石散。气郁有痰，加味四七汤。睡卧不安，时时惊觉者，温胆汤加酸枣仁、莲肉。"孔文胤《丹台玉案·头扇门》提出："治之之法，怔忡者，与之逐水消饮之剂；惊悸者，与之豁痰定惊之剂。"

王清任在《医林改错》中论述了瘀血内阻导致的心悸怔忡，记载了用血府逐瘀汤治疗心悸每多获效。《医林改错·血府逐瘀汤所治症目》："心跳心忙，用归脾安神等方不效，用此方百发百中。"唐容川《血证论·怔忡》亦说："凡思虑过度及失血家去血过多者，乃有此虚证，否则多挟痰瘀，宜细辨之。"林佩琴在《类证治裁·卷之四·怔忡惊恐论治》中对惊悸的证治作了比较全面的概括，他说："心脾气血本虚，而致怔忡惊恐，或因大惊猝恐，神志昏乱者，七福饮，甚者大补元煎。如肾水亏，真阴不足致怔忡者，左归饮。如命门衰，真阳不足致怔忡者，右归饮。如三阴精血亏损，阴中之阳不足，而致怔忡惊恐者，大营煎或理阴煎。如水亏火盛，烦躁热渴而为怔忡惊悸者，二阴煎或加减一阴煎。如思虑郁损心营，而为怔忡惊悸者，逍遥散或益营煎。如痰火盛，心下怔忡者，温胆汤加炒黄连、山栀、当归、贝母。如寒痰停蓄心下而怔忡者，姜术汤。如痰迷心窍惊悸者，温胆汤，甚者朱砂消痰饮。"

三、病因病机

（一）病因

1. 体虚劳倦

素体虚弱，体虚久病，耗损心之气阴，或劳倦太过伤脾，生化之源不足，气血阴阳亏虚，脏腑功能失调，以致心神失养，发为心悸。咳喘日久，心肺气虚，或肺虚及肾，心神虚衰可发为心悸。水肿日久，或中阳不运，水饮内停，继而水饮凌心而发为心悸。劳倦太过伤脾，或久坐卧伤气，引起生化之源不足，而致心血虚少，心失所养，神不潜藏，而发为心悸。

2. 劳欲过度

房劳过度，损耗肾精，精血亏虚，心失所养；或烦劳不止，劳心伤脾，心气受损，发为心悸。

3. 饮食不节

嗜食膏粱厚味，煎炸炙爆，嗜酒过度，生痰蕴热化火，痰火扰心，心神不宁，发为心悸；或饮食不节，损伤脾胃，脾运呆滞，滋生痰浊，痰浊阻滞心脉而致心悸。

4. 七情所伤

平素心虚胆怯，突遇惊恐或情绪不适，心神慌乱，不能自主而发心悸。忧思伤脾，阴血暗耗，心失所养而心悸；或脾胃受损，运化失司，酿生痰浊，痰浊阻络亦可发为心悸。大怒伤肝，大恐伤肾，怒则气逆，恐则精却，阴虚于下，火逆于上，动撼心神亦可发为心悸。恼怒伤肝，肝气郁滞，久则血瘀，心脉瘀阻，亦可发为心悸。

5. 感受外邪

风、寒、湿三气杂至，侵袭体表，痹阻心脉，内舍于心，心之气血运行受阻，心神失养，发为心悸；或风、寒、湿、热之邪，由血脉内侵于心，耗伤心之气血阴阳，亦可引起心悸。如温病、疫毒均可灼伤营阴，心失所养而发为心悸。或邪毒内扰心神，心神不安，也可发为心悸，如春温、风温、暑温、白喉、杨梅疮（即梅毒）等病，往往伴见心悸。

6. 药物中毒

药物过量或毒性较剧，损害心气，甚则损伤心质，引起心悸，如附子、乌头，或西药锑剂、洋地黄、奎尼丁、肾上腺素、阿托品等，当用药过量或不当时，均能引发心动悸、脉结代一类证候。

（二）病机

心悸的发病，或由惊恐恼怒，动摇心神，致心神不宁而为心悸；或因久病体虚，劳累过度，耗伤气血，心神失养而致心悸。若虚极邪盛，无惊自悸，悸动不已，则成为怔忡。

心悸的病位主要在心，由于心神失养，心神动摇，悸动不安。但其发病与脾、肾、肺、肝四脏功能失调相关。如心之气血不足，心失滋养，搏动紊乱；或心阳虚衰，血脉瘀滞，心神失养而发病。脾不生血，心血不足，心神失养；或脾失健运，痰湿内生，扰动心神，心神不安而发病。肾阴不足，不能上制心火，水火不济，心肾不交；或肾阳亏虚，心阳失于温煦，阴寒凝滞于心脉，均可发为心悸。热毒犯肺，肺失肃降，内舍于心，血运失常；或肺气亏虚，不能助心以主治节，心脉运行不畅，均可发为心悸。肝气郁滞，气滞血瘀；或气郁化火，致使心脉不畅，心神受扰，都可引发心悸。

心悸的病性主要有虚实两方面。虚者为气血阴阳亏损，心神失养而致心悸。实者多由痰火扰心、水饮凌心及瘀血阻脉而引起。虚实之间可以相互夹杂或转化。如实证日久，耗伤正气，可分别兼见气、血、阴、阳之亏损，而虚证也可因虚致实，而兼有实证表现，如临床上阴虚生内热者常兼火亢或夹痰热，阳虚不能蒸腾水湿而易夹水饮、痰湿，气血不足、气血运行滞涩而易出现气血瘀滞，瘀血与痰浊又常常互结为患。总之，本病为本虚标实证，其本为气血不足、阴阳亏损，其标是气滞、血瘀、痰浊、水饮，临床表现多为虚实夹杂之证。

心悸初起以心气虚为常见，可表现为心气不足、心血不足、心脾两虚、心虚胆怯、气阴两虚等证。病久阳虚者则表现为心阳不振、脾肾阳虚，甚或水饮凌心之证；阴虚血亏者多表现为肝肾阴虚、心肾不交等证。若阴损及阳，或阳损及阴，可出现阴阳俱损之候。若病情恶化，心阳暴脱，可出现厥脱等危候。

四、证候分类

1. 心虚胆怯

症状：心悸不宁，善惊易恐，坐卧不安，稍惊即发，劳则加重，少寐多梦而易惊醒，食少纳呆，胸闷气短，恶闻声响，苔薄白，脉细略数或细弦。

2. 心脾两虚

症状：心悸气短，头晕目眩，少寐多梦，思虑劳心则甚，面色无华，神疲乏力，眩晕健忘，纳呆食少，口唇色淡，腹胀便溏，舌淡红，脉细弱。

3. 心气不足

症状：心悸气短，头晕乏力，动则心悸，静则气缓，自汗，舌淡红，苔薄白，脉细弱。

4. 心肾阴虚

症状：心悸易惊，眩晕耳鸣，心烦失眠，五心烦热，形体消瘦，口干，盗汗，思虑劳心则症状加重，腰膝酸软，小便短黄，大便干结，舌红少津，苔少苔或无苔，脉细数。

5. 心阳不振

症状：心悸不安，胸闷气短，动则尤甚，面色苍白，形寒肢冷，舌淡苔白，脉虚弱，或沉细无力。

6.水饮凌心

症状：心悸，胸闷痞满，渴不欲饮，下肢水肿，形寒肢冷，伴有眩晕，纳呆食少，渴不欲饮，恶心呕吐，流涎，小便短少，舌淡胖，苔白滑，脉沉细而滑。

7.气虚血瘀

症状：心悸不安，胸闷不适，心痛时作，痛如针刺，面色晦暗，唇甲青紫，神疲乏力，少气懒言，两胁胀痛，善太息，舌质紫暗或有瘀斑，脉涩或结或代。

8.湿热阻滞

症状：心悸气短，胸闷胀满，食少腹胀，恶心呕吐，烦躁失眠，口干口苦，大便秘结，小便短赤，舌苔白腻或黄腻，脉弦滑。

9.邪毒侵心

症状：心悸气短，胸闷胸痛，发热恶风，全身酸痛，神疲乏力，咽喉肿痛，咳嗽，口干渴，舌红，苔薄黄，脉浮数，或细数，或结代。

五、诊治体会

1.首察脉象，次辨虚实

心悸是心律失常的常见症状，心律失常有心动过速、心动过缓或过早搏动（简称早搏）、停搏，搏动无规律等之分。该病病因复杂，证型错杂，兼证各异，诊疗过程中必须先详察脉象，再辨其虚实，方能用药得当，取得疗效。心悸患者其脉可见数、促、迟、涩、代、结等，根据脉象大致可分清过速、过缓或搏动异常等情况，而数迟为两大主要脉象，通常情况下，一般认为数脉为有热象，迟脉则为寒证，其实并不然。心悸是指因气血亏虚或痰饮瘀血阻滞，心失所养，心脉不畅，引起心中急剧跳动，惊慌不安，不能自主为主要表现的一种病症，和现代医学上各种因素引起的心律失常，如心动过速或过缓、各种早搏、房颤或房扑、房室传导阻滞、病态窦房结综合征、预激综合征、心功能不全、心脏神经官能症而有心律不齐、自觉有心悸症状者。从病机角度上分析，无论见到数脉或迟脉，均有虚实之分。需四诊合参，详细辨证。如脉滑数有力，症见面红气粗，性躁易怒，心烦不得卧，舌红苔黄，多是痰火扰心之实证；如脉数而细软无力，症见颧红，少寐多梦，心烦盗汗，头晕口干，舌嫩红或边尖红有裂纹，苔薄黄或少苔，多是阴血亏虚之证；甚或脉数而沉细或微细，症见面浮肢肿，动辄气短，形寒，舌淡苔白，多为心气心阳虚衰。如脉迟而细弦，症见胸闷气急，面晦神疲，舌苔白腻，多是痰饮上犯之实证；如迟兼沉细或大而无力，面白唇干，心痛，胸闷，气短似喘，自汗怕冷，神疲懒言，舌胖大或淡紫，苔白，多是心阳气虚之虚证。更有寒热夹杂，阴阳互损之证，更应察脉识证详辨之。治疗上，如是实证，或清心化痰，或行瘀通脉；如是虚证，或温阳益气，或滋阴养血；虚实兼见者，当宣心阳、益气、行水等。

2.燮理阴阳，滋阴复脉

心主血脉而藏神，心阴、心阳相互协调，心脏功能方能维持常度，若心阴、心阳任何一方不足或亢奋，均能导致心之阴阳失调，发生心悸。故心悸的治疗，当调其阴阳，阴阳协调，心悸乃除。心阴偏虚者，症见烦躁，心惊而悸，头晕目胀，或有失眠，体倦乏力，食少便干，脉细数而无力，舌红少苔等。心阳偏衰者，症见心悸，惊惕不安，胸闷，自汗，困倦无力，纳呆，小便清，脉弱，舌淡苔薄等。治疗心悸，当调整阴阳，滋阴复脉。《伤寒论》："伤寒，脉结代，心动悸，炙甘草汤主之。"本方调整阴阳，滋阴复脉，从药物组成看，桂枝、人参、生姜、炙甘草、清酒为通阳益气的药；生地黄、麦冬、阿胶、麻仁为滋阴养血的药。炙甘草、人参、大枣益心气，养心血，以资气血生化之源，生地黄、麦冬、阿胶、麻仁养心血，滋心阴，桂枝、生姜辛行温通，温心阳，通血脉，清酒温通血脉，以助药力。诸药合用，益气通阳，滋阴补血，阴阳并调，气血双补，共奏益气养血、滋阴复脉之功。

3. 心肝同治，调畅情志

心悸病变部位主要在心，同时与肝、脾、肾、肺四脏关系密切。肝之于心，肝藏血，心主血。肝主疏泄，主一身气机之调达。心主血脉，为一身脉之宗。气为血帅，血为气母。气行则血行，气滞则血瘀。所以说心与肝，在气血的运行调控上，关系是密不可分的。血脉、情志同受心、肝两脏所主宰和调节，而心脏病患者的心悸、怔忡等症，除本脏致病外，恒与肝失疏泄攸关，因肝为藏血之藏，性喜调达而恶抑郁。盖气滞则血瘀，心脉失畅，怔忡、惊悸作矣。临床上，常常可见心悸患者有抑郁感、恐惧感。另外，从五行而论，肝属木，心属火。心肝二脏为相生关系，母病及子、子病及母亦是当然之论。七情，尤其郁怒而致气机不调，肝气郁结导致心气郁结，心气逆乱，扰动心神，心神不宁而致心悸。治疗上不管心悸是何种原因，须注重心肝同治，把疏肝解郁作为心悸治疗方法的组成部分，贯穿始终。

第二节 胸 痹

一、定义

胸痹是由于正气亏虚，饮食、情志、寒邪等所引起的以痰浊、瘀血、气滞、寒凝痹阻心脉，以膻中或左胸发作性憋闷、疼痛为主要临床表现的一种病症。轻者偶发短暂轻微的胸部沉闷或隐痛，或为发作性膻中或左胸含糊不清的不适感；重者疼痛剧烈，或呈压榨样绞痛。常伴有心悸、气短、呼吸不畅，甚至喘促、惊恐不安、面色苍白、冷汗自出等。多由劳累、饱餐、寒冷及情绪激动而诱发，亦可无明显诱因或安静时发病。

根据本病的临床特点，与冠状动脉粥样硬化性心脏病（心绞痛、心肌梗死）关系密切，其他如心包炎、二尖瓣脱垂综合征、病毒性心肌炎、心肌病、慢性阻塞性肺气肿、慢性胃炎等，出现胸闷、心痛彻背、短气、喘不得卧等症状者，可参考本节内容辨证施治。

胸痹是威胁中老年人生命健康的重要心系病症之一，随着现代社会生活方式及饮食结构的改变，发病有逐渐增加的趋势，因而本病越来越引起人们的重视。由于本病表现为本虚标实，有着复杂的临床表现及病理变化，而中医药治疗从整体出发，具有综合作用的优势，因而受到广泛的关注。

二、历史沿革

"心痛"病名最早见于马王堆古汉墓出土的《五十二病方》。胸痹有关记载始于《内经》，其中论及了"胸痛""心痛""心胁痛"等有关名称。对本病的病因、一般症状及真心痛的表现均有记载。如《素问·标本病传论》有"心病先心痛"之谓。《灵枢·五邪》指出："邪在心，则病心痛。"《素问·刺热》中说："心热病者，先不乐，数日乃热，热争，则卒心痛。"《素问·六元正纪大论》则说："水郁之发……故民病寒客心痛，腰椎痛，大关节不利。"可见导致心痛有寒、热不同。《素问·脏气法时论》："心病者，胸中痛，胁支满，胁下痛，膺背肩胛间痛，两臂内痛。"《素问·缪刺论》所言："邪客于足少阴之络，令人卒心痛，暴胀，胸胁支满。"说明其病机为邪阻脉络，不通则痛。《素问·痹论》说："心痹者，脉不通，烦则心下鼓，暴上气而喘。"《灵枢·厥病》把心痛严重，迅速造成死亡的，称之为"真心痛"，谓："真心痛，手足青至节，心痛甚，旦发夕死，夕发旦死。"

张仲景在《金匮要略》中正式提出"胸痹"名称，《金匮要略·胸痹心痛短气病脉证治》说："胸痹之病，喘息咳唾，胸背痛，短气，寸口脉沉而迟，关上小紧数""胸痹不得卧，心痛彻背"。其病机以阳微阴弦为主，即上焦阳气不足，下焦阴寒气盛，认为此乃本虚标实之证。其症状有胸背痛、胸痛彻背、背痛彻心、喘息咳唾、短气不足以息、胸满、气塞、不得卧、胁下逆抢心等症，并指出"胸痹缓急"，即心痛时发时缓为其特点。治疗上根据不同证候，以辛温通阳或温补阳气为治疗大法，代表方剂如栝蒌薤白半夏汤、栝蒌薤白白酒汤及人参汤等。

巢元方在其《诸病源候论》中对胸痹的认识又有进一步发展，认为心痛中有虚实两大类，治法当异，并指出临床有"久心痛"证候，在《久心痛候》称："心为诸脏主，其正经不可伤，伤之而痛者，则朝发夕死，夕发朝死，不暇展治，其久心痛者，是心之支别络脉，为风邪冷热所乘痛也，故成疢，不死，发作有时，经久不瘥也。"孙思邈在《备急千金要方·卷十三心脏方·心腹痛第六》中说："寒气卒客于五脏六腑，则发卒心痛胸痹。"

宋金元时期有关胸痹的论述更多，治疗方面亦更加丰富。如《圣济总录·胸痹门》有："胸痹者，胸痹痛之类也……胸膺两乳间刺痛，甚则引背胛，或彻背膂"的症状记载。《太平圣惠方》将心痛、胸痹并列。如《太平圣惠方·治胸痹心背痛诸方》认为"夫胸痹心背痛者，由脏腑虚寒，风冷邪气，积聚在内，上攻胸中，而乘于心，正气与邪气交争，阳气不足，阴气有余，阴阳不和，邪正相击，故发心背彻痛也。"可见素体虚弱，阳气不足，阴乘阳位，胸阳不展是胸痹的一个重要病机。并在"治卒心痛诸方""治久心痛诸方""治心背彻痛诸方"等篇中，收集治疗本病的方剂甚丰，观其制方，芳香、温通、辛散之品，每与益气、养血、滋阴、温阳之品相互为用，标本兼顾，丰富了胸痹治疗内容。陈无择《三因极一病证方论·九痛叙论》强调："皆脏气不平，喜怒忧郁所致。"

　　明清时期，对胸痹的认识有了进一步提高。如《证治准绳·杂病·诸痛门》中揭示胸痹不仅有实证，亦有虚证，"又有病久气血虚损，及素作劳羸弱之人，患心痛者，皆虚痛也"，补前人之未备。尤为突出的是，明清医家对心痛与胃脘痛进行了明确的鉴别。王肯堂在《证治准绳·心痛胃脘痛》中云，"或问：丹溪言心痛即胃脘痛，然乎？曰心与胃各一脏，其病形不同。因胃脘痛处在心下，故有当心而痛之名，岂胃脘痛即心痛者哉。历代方论将二者混同叙于一门，误自此始。"《临证指南医案·心痛》徐灵胎评注也说："心痛、胃痛确是二病，然心痛绝少，而胃痛极多，亦有因胃痛及心痛者，故此二症，古人不分两项，医者细心求之，自能辨其轻重也。"秦景明在《症因脉治·卷三·胸痹》中认为："胸痹之因，饮食不节，饥饱损伤，痰凝血滞，中焦混浊，则闭食闷痛之症作矣。"《症因脉治·卷一·内伤胸痛》认为："内伤胸痛之因，七情六欲，动其心火，刑及肺金，或怫郁气逆，伤其肺道，则痰凝气结，或过食辛热，伤其上焦，则血积于内，而闷闭胸痛矣。"说明气滞、痰浊、瘀血是胸痹的主要病因病机。并在《症因脉治·卷一·内伤胸痛》提出具体治法："心痹之治，心火盛者，导赤各半汤；心神失守者，安神丸；虚弱人，归脾汤；虚火旺者，天王补心丹。"王肯堂认为气血不足，心脏鼓动无力，络脉瘀滞，包络失养可导致胸痹心痛，这一认识为后世医家辨证论治胸痹分清虚实奠定了基础。五肯堂还论述了活血理气止痛治死血心痛这一治疗方法："死血作痛，脉必涩……壮人用桃仁承气汤下，弱人用归尾、川芎、牡丹皮、苏木、红花、延胡索、桂心、桃仁泥、赤曲、番降香、通草、大麦芽、穿山甲之属，煎成下入童便，酒、韭汁，大剂饮之，或失笑散。"何梦瑶在《医碥·杂症·胸痛》中说："须知胸为清阳之分，其病也，气滞为多。"《针灸逢源·胸胁痛》："惟劳作之人，胸痛引背，食少倦怠，遇劳频发，此为脾肺俱虚，宜培补元气……"李用粹在《证治汇补》中归纳了胸痛的治疗大法："初病宜温宜散，久病宜补宜和。"陈念祖《时方歌括》用丹参饮活血行气治疗心腹诸痛。王清任《医林改错》用血府逐瘀汤活血化瘀通络，治胸痹心痛等，对本病均有较好疗效。《医林改错·血府逐瘀汤所治之症目》中说："胸疼在前面，用木金散可愈；后通背亦疼，用栝蒌薤白白酒汤可愈；用栝蒌、陷胸、柴胡等，皆可愈。有忽然胸疼，前方皆不应，用此方一副，痛立止。"林佩琴在《类证治裁·心痛论治》中说："《经》之论厥心痛，以诸痛皆肝肾气逆上攻致之。但分寒热两种，寒厥心痛者，身冷汗出，手足逆，便利不渴，心痛，脉沉细，术附汤；热厥心痛者，身热足厥，烦躁，心痛，脉洪大，金铃子散、清郁汤。凡暴痛非热，久痛非寒，宜审。"陈世铎在《辨证录·心痛门》中也说，"夫真心痛，原有两症：一寒邪犯心，一火邪犯心也。"以上两位医家均把胸痹分为寒热两类。

三、病因病机

（一）病因

1. 饮食失调

饮食不节，恣食肥甘厚味，或饮食生冷，或经常饥饱无度，或嗜酒成癖，日久损伤脾胃，运化失司，酿湿生痰，上犯心胸，阻遏心阳，胸阳失展，气机不畅，心脉痹阻，遂成本病；或痰郁化火，火热又可炼液为痰，灼血为瘀，痰瘀交阻，痹阻心脉而成胸痹。

2. 情志失调

忧思伤脾，脾虚气结，运化失司，津液输布不行，聚而为痰，痰阻气机，气血运行不畅，心脉痹阻，发为胸痹。或郁怒伤肝，肝郁气滞，郁久化火，灼津成痰，气滞痰浊痹阻心脉，而成胸痹。可见无论气滞或痰阻，均可使血行失畅，脉络不利，而致气血瘀滞，或痰瘀交阻，胸阳不运，心脉痹阻，不通则痛，发为胸痹。沈金鳌《杂病源流犀烛·心病源流》认为七情"除喜之气能散外，余皆足令心气郁结而为痛也"。他又说："总之，七情之由作心痛"，七情失调可致气血耗逆，心脉失畅，痹阻不通而发心痛。

3. 寒邪内侵

寒主收引，既可抑遏阳气，所谓暴寒折阳，又可使心之脉络血行瘀滞，发为本病。《素问·调经论》："寒气积于胸中而不泻，不泻则温气去，寒独留，则血凝泣，凝则脉不通。"素体阳虚，胸阳不振，阴寒之邪乘虚而入，寒凝气滞，胸阳不展，血行不畅，而发本病。《诸病源候论·心腹痛病诸候》曰："心腹痛者，由腑脏虚弱，风寒客于其间故也。"《医门法律·中寒门》云："……即胸痹心痛。然总因阳虚，故阴得乘之。"阐述了本病由阳虚感寒而发作，故天气变化、骤遇寒凉而诱发胸痹。

4. 劳倦内伤

劳倦伤脾，脾虚转输失能，气血生化乏源，无以濡养心脉，或失血之后，血脉不充，心失所养。心气虚可进而导致心阳不足，阳气亏虚，鼓动无力，胸阳失展，血行涩滞，发为胸痹。心脏阴血亏乏，心脉失于濡养，拘急而痛。积劳伤阳，此外，心气、心血不足亦可由七情所致，如"喜伤心"，思虑过度，劳伤心脾，亦是发病之由。

5. 年老体虚

本病多发于中老年人，年过半百，肾气渐衰。肾阳虚衰则不能鼓动五脏之阳，引起心气不足或心阳不振，血脉失于阳之温煦、气之鼓动，则气血运行滞涩不畅，发为胸痹；若肾阴亏虚，则不能滋养五脏之阴，水不涵木，又不能上济于心，因而心肝火旺，心阴耗伤，心脉失于濡养，发为胸痹；阴亏火旺，灼津为痰，痰热上犯于心，心脉痹阻，则为胸痹。

（二）病机

胸痹的病机关键在于外感或内伤引起心脉痹阻，其病位在心及心之脉络，但与肝、脾、肾、肺等脏功能的失调有密切的关系。因心主血脉的功能正常，有赖于肝主疏泄，脾主运化，肾藏精主水等功能正常。心主血脉，肺主治节，两者相互协调，气血运行自畅。心病不能推动血脉，肺治节失司，则血行瘀滞；肝病疏泄失职，则气郁血滞；脾失健运，聚生痰浊，气血乏源；肾阴亏损，心血失荣，肾阳虚衰，君火失用，均可引起心脉痹阻，发为胸痹。其病性有虚实两方面，常常为本虚标实，虚实夹杂，虚者多见气虚、阳虚、阴虚、血虚、气阴两虚及阳气虚衰，尤以气虚、阳虚多见；实者不外气滞、寒凝、痰浊、血瘀，并可交互为患，其中又以血瘀、痰浊多见。但虚实两方面均以心脉痹阻不畅，不通则痛为病机关键。发作期以标实表现为主，血瘀、痰浊突出，缓解期主要有心、脾、肾气血阴阳之亏虚，其中又以心气虚、心阳虚最为常见。以上病因病机可同时并存，交互为患。

胸痹的发展趋势，由标及本，由轻转剧，轻者多为胸阳不振，阴寒之邪上乘，阻滞气机，临床表现胸中气塞，短气；重者则为痰瘀交阻，壅塞胸中，气机痹阻，临床表现为不得卧，心痛彻背。同时也有缓作与急发之异，缓作者，渐进而为，日积月累，刚开始偶感心胸不舒，继则胸痹痛作，发作日频，甚则心胸后背牵引作痛；急作者，素无不舒之感，或许久不发，因感寒、劳倦、七情所伤等诱因而猝然心痛欲窒。本病多在中年后发生，如治疗及时得当，可获较长时间缓解、稳定。如病情进一步发展，可见下述病变：瘀血闭阻心脉，心胸猝然大痛，而发为真心痛；心阳阻遏，心气不足，鼓动无力，而表现为心动悸，脉结代，甚至脉微欲绝；心肾阳衰，水邪泛滥，凌心射肺而为咳喘、水肿，多为病情深重的表现，要注意结合有关病种相互参照，辨证论治。

四、证候分类

1. 寒凝心脉

症状：猝然心痛如绞，或心痛彻背，背痛彻心，喘不得卧，多因气候骤冷或骤感风寒而发病或加重，伴心悸气短，形寒肢冷，冷汗自出，苔薄白，脉沉紧或促。

2. 气滞心胸

症状：心胸满闷不适，隐痛阵发，痛有定处，时欲太息，遇情志不遂时容易诱发或加重，或兼有脘腹胀闷，得嗳气或矢气则舒，苔薄或薄腻，脉细弦。

3. 痰浊闭阻

症状：胸闷重而心痛轻，形体肥胖，痰多气短，遇阴雨天而易发作或加重，伴有倦怠乏力，纳呆便溏，口黏，恶心，咯吐痰涎，苔白腻或白滑，脉滑。

4. 瘀血痹阻

症状：心胸疼痛剧烈，如刺如绞，痛有定处，甚则心痛彻背，背痛彻心，或痛引肩背，伴有胸闷，日久不愈，可因暴怒而加重，舌质暗红或紫暗，有瘀斑，舌下瘀筋，苔薄，脉弦涩。

5. 心气不足

症状：心胸阵阵隐痛，胸闷气短，动则益甚，心中动悸，倦怠乏力，神疲懒言，面色㿠白，或易出汗，舌质淡红，舌体胖且边有齿痕，苔薄白，脉细缓或结代。

6. 心阴亏损

症状：心胸疼痛时作，或灼痛，或隐痛，心悸怔忡，五心烦热，口燥咽干，潮热盗汗，舌红少泽，苔薄或剥，脉细数或结代。

7. 心阳不振

症状：胸闷或心痛较著，气短，心悸怔忡，自汗，动则更甚，神倦怯寒，面色㿠白，四肢欠温或肿胀，舌质淡胖，苔白腻，脉沉细迟。

8. 心肾阴虚

症状：心痛憋闷，心悸盗汗，虚烦不寐，腰膝酸软，头晕耳鸣，口干便秘，舌红少津，苔薄或剥，脉细数或促代。

9. 心肾阳虚

症状：心悸而痛，胸闷气短，动则更甚，自汗，面色㿠白，神倦怯寒，四肢欠温，腰膝酸冷，小便清长，夜尿频多，男子阳痿早泄，女子宫寒不孕，舌淡胖，边有齿痕，苔白或腻，脉沉细迟。

五、诊治体会

1. 治本治标，缓急轻重

胸痹治疗当有发作期、缓解期之分。发作时以标实为主，主要表现为寒凝、气滞、血瘀、痰阻，导致心脉痹阻，不通则痛。治疗当急则治其标，急开其痹为要，以使通而不痛。开痹之法，予以温阳散寒、行气活血、通阳泄浊、豁痰降逆等法。温通血脉多选芳香温通之品，如苏合香丸、麝香、檀香、降香等以通脉宣痹；理气开痹多选柴胡、枳壳、桔梗等调理气机，气行则血行；通阳泄浊豁痰多选栝蒌、半夏、薤白等。缓解期多虚实并见，寒热错杂交互为患，治疗当以标本兼治，通中寓补，补中寓通。如心血瘀阻，症见胸部刺痛，固定不移，入夜尤甚，伴胸闷气短，心悸不宁，舌紫暗或有瘀斑或瘀点，脉弦涩或结代，治以活血化瘀，通脉止痛，方用血府逐瘀汤合丹参饮加减，药用丹参、桃仁、红花、当归、生地黄、川芎、赤芍、牛膝、桔梗、柴胡、桂枝、元胡等；痰浊痹阻，症见胸脘痞闷如窒而痛，或痛引肩背，气短，肢体沉重，形体肥胖痰多，纳呆恶心，舌暗苔腻，脉弦滑。治以通阳泄浊，豁痰降逆，方用栝蒌薤白半夏汤合温胆汤加减，药用栝蒌、薤白、半夏、陈皮、枳壳、茯苓、竹茹、丹参等；寒凝心脉，症见猝然心痛如绞，每因受寒而诱发或加重，胸中窒闷，甚则胸痛彻背，背痛彻心，心悸，重则喘息，不能平卧，面色苍白，形寒肢冷，舌淡苔白，脉沉细，治以祛寒活血，通阳宣痹，方用当归四逆汤合栝蒌薤白白酒汤加减，药用桂枝、细辛、当归、白芍、瓜蒌、薤白等；气虚血瘀，症见胸痛胸闷，动则尤甚，乏力气短，心悸汗出，舌体胖有齿痕，舌质暗有瘀斑或瘀点，苔薄白，脉弦，治以益气活血，方用保元汤合桃红四物汤加减，药用人参、黄芪、桃仁、红花、川芎、赤芍、当归、生地黄、桂枝、甘草等；气阴两虚，症见胸闷隐痛，时作时止，心悸气短，倦怠懒言，面色少华，头晕目眩，遇劳则甚，舌红少津，脉细弱或结代，治以益气养阴，活血通脉，方用生脉散加减，药用党参、麦冬、五味子、黄芪、白芍、桂枝、丹参、炙甘草等。

2. 从痰瘀论治

胸痹属本虚标实，本虚多为气虚，标实多为痰瘀交结。由于气虚不运，气不行则血亦瘀滞，或心阳不运，则脾阳不振，痰浊内生，阻痹心脉而发为胸痹。随着人们生活水平的改善，饮食不节，多食膏粱厚味，过度烟酒，损伤脾胃，运化失健，水湿不化，变生痰浊，痰浊既生，又影响气机运行，病殃及血，致血行迟滞，瘀血内停；七情内伤，造成脏腑功能虚损，影响水液的运化和血液运行，产生痰瘀阻于心脉；先天体虚肥胖，年龄增加，致脾虚痰生、气虚致瘀血内生，痰瘀阻于心脉。朱丹溪《丹溪心法》里首创"痰夹瘀血，遂成窠囊"一说。痰瘀胸痹可先有血瘀阻滞气机，气机失于条畅，气滞津停，聚而为痰；也可由痰浊在先，影响气机，气滞而血瘀，二者相互为患。主要临床特征为胸闷胀或刺痛，痛处固定不移，昼伏夜甚，痛甚则痛引肩背，心悸短气，爪甲青紫，舌紫脉涩。治疗当以活血化瘀，豁痰散结，宽胸理气。方用栝蒌薤白半夏汤合血府逐瘀汤加减，药用瓜蒌、薤白、半夏、桃仁、红花、赤芍、川芎、枳壳、牛膝、丹参、桂枝、郁金、柴胡、桔梗、党参、当归等，增其行气止痛、活血化瘀之功。

3. 脉道瘀滞，血行不畅

心气不足，阴血亏虚，心失充养，加之情绪波动，起居失常，饮食不节，常致气滞、血瘀、痰浊内生，脉道瘀滞，血行不畅。因此活血化瘀之法宜贯穿于胸痹的整个治疗过程中，或以活血化瘀、通畅血脉之法为主，或在其他治法中加活血化瘀之药。活血化瘀法是治疗胸痹的有效方法之一。运用活血化瘀药，须注意以下几点，一是病情的掌握，较轻者，行气活血即可，药用红花、川芎、益母草、月季花、玫瑰花等；气滞血瘀以瘀为主者，宜祛瘀活血，药用苏木、水蛭、三七、泽兰等；如瘀血较重者，则宜破血祛瘀，药用乳香、没药、三棱、莪术、血竭、桃仁等。二是血为阴性，易滞易凝，故勿忘通阳理气，通阳可以激发和提升阳气，通阳可以助气化以利水气，通阳可以舒筋活络，温经祛湿，通阳可以助经脉流通，通阳可少佐桂枝、细辛等；气与血的关系十分密切，血瘀可以使气机运行不畅，而致气机阻滞，气机不畅又可以加重瘀血的形成和发展，最终使病情加剧，故有气行则血行，气滞则血瘀之说。所以在使用活血化瘀方法治疗的同时，应多与行气理气的药物配合使用，这样才能够达到更好的效果，理气可用枳壳、香附、青皮等。三是活血化瘀药多辛香走窜，易耗阴伤血，故宜在活血化瘀药中少佐滋阴之品，如生地黄、白芍、麦冬等。

4.从脏腑相关论治

胸痹病位在心，但同肺、脾、肝、肾等脏关系密切，其他脏腑功能失调往往影响于心，临证时需注意调整其他脏腑功能来达到治疗胸痹的目的。心肺同居上焦，肺主气而心主血，气血相贯，心肺相关，痰浊阻滞，郁闭肺气，胸中气机壅塞，心血亦常瘀阻而致胸痹发生，治以肃肺化痰，调气行血，方用栝蒌薤白半夏汤、苏子降气汤等。脾主运化，气血生化之源，脾病则气血生化乏源，无以奉养心脏，心失荣养，或脾失健运，湿浊中生，痹阻胸阳，引发胸痹，治以益气健脾，方用人参汤、保元汤、苓桂术甘汤、理中汤、参苓白术散等。心居上焦，属阳主火，肾居下焦，属阴主水，心火下降以温肾阳，肾水上济以滋心阴，共奏阴阳协调、水火相济之功。若肾阳不足，则心阳失助，心阳不振，心脉瘀滞而发胸痹，治以温肾扶阳，方用肾气丸、麻黄附子细辛汤等；若肾精不足，心失水滋，心火偏亢，耗伤阴血，心脉失养而发胸痹，治以滋肾填精，方用六味地黄丸、左归饮等。肝主藏血、疏泄，以血为体，以气为用，肝的疏泄功能失常，气机失畅，气结则血脉运行不畅，若肝气郁结日久，化火伤阴，心失所养，脉道不充，血行艰涩；或肝气横逆犯脾，脾失健运，湿浊内生，痰火扰心，瘀阻脉络，发为胸痹，治以疏肝理气，活血化瘀，方用柴胡疏肝散等。

第三节　中　风

一、定义

中风是指以患者猝然昏仆，不省人事，口眼㖞斜，语言謇涩或失语，半身不遂或偏身麻木为主症的疾病。因起病急骤，症见多端，变化迅速，与自然界风"善行而数变"的特征相似，故称为"中风"。因发病突然，故又谓"卒中"。中风是一种独立的疾病，大体上相当于现代医学的急性脑血管病，在临床上根据病因病理不同分为缺血性脑血管病和出血性脑血管病两大类型，它包括脑出血、脑梗死、蛛网膜下腔出血在内的一组急性疾病。

二、历史沿革

1.中风相关病名的认识

关于中风的记载，始见于《内经》，张仲景在《金匮要略》专门记述了中风的病名、病因、脉证、分证及鉴别诊断。但《内经》中像"新沐中风"等的描述，《难经·五十八难》"伤寒有五，有中风、有伤寒、有湿温、有热病、有温病"，多指外受风邪所引起的外感病证，与本节所讲的中风不同。又如《灵枢·邪气脏腑病形篇》中有"五脏之中风"的记载，但无突然昏仆、半身不遂、口眼㖞斜等中风症状的记叙，故此"五脏之中风"不属中风。《伤寒论》中记载的太阳中风"太阳病，发热，汗出，恶风，脉缓者，名为中风"，是指太阳表虚证，亦属外感病，与《金匮要略》中的中风名虽同而实大异。

《内经》虽无中风的病名，但有关中风的论述较详，从不同病因、中风部位进行不同的描述，如中风昏迷，称之为"仆击""大厥""薄厥""煎厥"等，《素问·生气通天论》云："阳气者，烦劳则张，精绝，辟积于夏，使人煎厥。"以半身不遂为主症者，又冠之以"偏风""偏枯""身偏不用""偏瘫""仆击"等，《灵枢·九宫八风篇》谓："故圣人避风，如避矢石也，其有三虚而偏于中于邪风，则为击仆偏枯矣。"对言语障碍者，称之为"瘖"，既有言语障碍又有偏瘫者，称之为"痱"。《灵枢·热病》云："痱之为病也，身无痛者，四肢不收，智乱不甚，其言微知，可治；甚则不能言，不可治也。"张仲景在《金匮要略·中风历节病脉证并治》提出："夫风之为病，当半身不遂，或但臂不遂者，此为痹，脉微而数，中风使然。"巢元方在《诸病源候论》描述中风的各种临床证候，则有"中风候""风癔候""风痱候""风偏枯候"等中风相关病名，如对风癔候记有"风邪之气若先中于阴，病发于五脏者，其状奄忽不知人，喉里噫噫然有声，舌强不能言"。孙思邈在《千金要方》中亦有"风痱""风癔""风痹""偏枯"等中风病名的记载。后世医家在解释这些证候时认为：风痱者，身无痛，四肢不收；风癔者，奄忽不知人；风痹者，诸痹类风状；偏枯者，半身不遂。《医经溯洄集·中风辨》中王履从病因学角度提出了"真中""类中"的病名，云："因于风者，真中风也；因于火，因于气，因于湿，类中风而非中风也。"《医学纲目》中楼英首次将中风称为"卒中"，谓"中风，世俗之称也……然名各有不同。其卒然仆倒者，经称为'击仆'，世又称为'卒中'，乃初中风时如此也。"《景岳全书·非风》中以"内伤积损"的观点，提出"非风"一说，"非风一证，即时人所谓中风证也。此证多见卒倒，卒倒多由昏聩，本皆内伤积损颓败而然，原非外感风寒所致。"叶天士在《临证指南医案·中风》中谓："肝为风脏，因精血衰耗，水不涵木，木少滋荣，故肝阳偏亢，内风时起。"进一步强调水不涵木，肝阳偏亢的病理机制，提出了"内风"之说，并作为病名。《医学衷中参西录》中张锡纯参合西医的观点，提出了"脑充血"证和"脑贫血"证。

2. 中风病因病机的认识

历代医家对中风的认识，历来论点不一，大体可划分为三个阶段。唐宋以前，立论多以"外因"为主，主张"内虚邪中"论，但也有"内风"说，其代表著作有《内经》《金匮要略》《千金方》等；唐宋以后，立论则以"内因"为主，尤以金元四大家为首的"内风学说"引人注目，突出了风、火、痰、虚、气血的作用；在明代以前，各医家对中风的论述各有所偏执和侧重，没有一个统一完整的认识；到了清代，认为外风和内风都可致中风，两论不可偏废而把两论相合阐述中风学说。其代表著作有《医宗金鉴》《血证论》《医学衷中参西录》《中风斠诠》《医学纲目》等。

　　《内经》对中风的病因、病机、病位等均有不少论述。外因方面有《素问·风论》"入房汗出中风，则为内风"；《灵枢·刺节真邪》"虚邪偏客于身半，其入深，内居荣卫，荣卫稍衰，则真气去，邪气独留，发为偏枯"等。内因方面，《内经》还认识到本病与体质、饮食、精神刺激等有关，认识到病变部位在头部。嗜食膏粱厚味，可损伤脾胃，致使脾失健运，聚湿生痰，引发中风，如《素问·通评虚实论》说："仆击、偏枯……肥贵人则膏粱之疾也。"暴怒伤肝，肝气升发太过，上逆而引发中风，《素问·生气通天论》说"阳气者，大怒则形气绝，而血菀于上，使人薄厥"；《素问·调经论》又说："血之与气并走于上，则为大厥，厥则暴死，气复反则生，不反则死。"此外，还有《素问·玉机真藏论》中说："春脉如弦……其气来实而强，此谓太过……太过则令人善忘，忽忽眩冒而巅疾。"房劳太过，精气内夺，虚火上炎亦可引发中风，《素问·脉解》："内夺而厥，则为瘖俳，此肾虚也，少阴不至者，厥也。"由此可知，《内经》主张内、外因说，以"外风"学说为主，多从"内虚邪中"立论，如《灵枢·刺节真邪》所说"真气去，邪气独留"，病机为气血逆乱、并走于上。但《内经》还没有形成完整的中风的证治理论，对其病因、病机及证治还没有系统的论述。

　　张仲景在《金匮要略》中专论中风，认为中风之病因为脉络空虚，风邪入中；并创立了在络、在经、入腑、入脏的分证方法。如在《金匮要略·中风历节病脉证并治》中说："邪在于络，肌肤不仁；邪在于经，即重不胜；邪入于腑，即不识人；邪入于脏，舌即难言，口吐涎。"他所创立的分证方法，对中风的诊断、治疗、判断病情的轻重和估计患者的预后等都有所帮助，为后世医家所采用。《诸病源候论》对中风之病因有"风偏枯者，由血气偏虚，则腠理开，受于风湿，风湿客于半身，在分腠之间，使血气凝涩，不能润养，久不瘥，真气去，邪气独留，则成偏枯"的记载。

　　宋代医家关于中风病因的认识，也没有超出"内虚邪中"的范畴。如陈无择的《三因极一病证方论》载有"人或中邪风，鲜有不致毙者，故入脏则难愈。如其经络空虚而中伤者，为半身不遂……"严用和在《济生方》中也认为半身不遂是因为"荣卫失度，腠理空疏，邪气乘虚而入。"治疗上主要以疏风散邪，扶助正气为法，《千金方》小续命汤和《素问病机气宜保命集》大秦艽汤均为代表方。

　　总之，唐宋以前这一历史时期的医家多主张"外风"学说，认为中风是人体气血亏损、脉络空虚、卫外不固时，风邪入中脉络所引起。

　　金元时期，许多医家对"外风入中"的理论提出不同看法。指出中风不是外因而是内因，主张"内风"之说，这是中风病因学说的大转折，其中最有代表性的医家有刘河间、李东垣和朱丹溪。刘河间认为"心火暴甚"是中风的根本病因，在《素问玄机原病式·火类》中说："所以中风瘫痪者……由乎将息失宜而心火暴甚，肾水虚衰不能制之，则阴虚阳实，而热气怫郁，心神昏冒，筋骨不用，而卒倒无所知也。"李东垣则强调"正气自虚"，《医学发明·中风有三》说："中风者，非外来风邪，乃本气病也，凡人年过四旬，气衰者多有此疾。"朱丹溪则以"湿热生痰"立论，在《丹溪心法·中风》谓：

"由今言之，西北二方，亦有真为风所中者，但极少尔。东南之人，多是湿土生痰，痰生热，热生风也。"虽然三位医家立论各不相同，各自带有一定的局限性，但他们的共同点都是侧重于内因，较之以前的外因论，乃是一个飞跃的发展。元代医家王履把金元以前各家所说的"外风入中"所致的中风称之为"真中风"，把刘河间、李东垣、朱丹溪诸家所说的由内因引起的中风为"类中风"。他还明确地指出："中风者，非外来风邪，乃本气病也，凡人年逾四旬气衰之际，或因忧喜忿怒伤其气者，多有此疾，壮岁之时无有也，若肥盛则间有之。"进一步说明中风是人体自身的病变所引起的，患者年龄多在40岁以上，七情变化是发病诱因，这对于中风病因学说的发展和完善，无疑是一大贡献。

张景岳创"非风"说，提出"内伤积损"的观点，在《景岳全书·非风》中指出中风的发生"非风一证，即时人所谓中风证也，此证多见卒倒，卒倒多由昏聩，本皆内伤积损颓败而然，原非外感风寒所致"，并强调"凡此病者，多以素不能慎，或七情内伤，或酒色过度，先伤脏之真阴"，其病机是"阴亏于前，而阳损于后；阴陷于下，而阳泛于上，以致阴阳相失，精气不交，所以忽然昏聩，卒然仆倒……"王肯堂则十分重视饮食失节与中风发病的关系，他认为中风发病的病因为："久食膏粱厚味，肥甘之品，损伤心脾。"清代，中风的证治理论有了很大的发展，逐步形成了比较完整、系统的中风证治理论。沈金鳌从体质类型与发病关系的角度对中风的证治作了阐发，在《杂病源流犀烛·中风源流》中说："肥人多中风。河间曰：人肥则腠理致密而多郁滞，气血难以通利，故多卒中也。"他还根据病位的深浅和病情的轻重，探讨了中风证候分类和预后，他说："盖中脏者，病在里，多滞九窍……中腑者，病在表，多四肢，其症半身不遂，手足不随，痰涎壅盛，气喘如雷，然目犹能视，口犹能言，二便不秘，邪之中犹浅。"沈氏还重视本病的复中和预防，"若风病既愈，而根株未能悉拔，隔一二年，或数年，必再发，发则必加重，或至丧命，故平时宜预防之，第一防房劳，暴怒、郁结，调气血，养精神，又常服药以维持之，庶乎可安。"叶天士综合各家之说，结合自己的临床经验，进一步阐明"精血衰耗，水不涵木，木少滋荣，故肝阳偏亢"，导致"内风旋动"的发病机理。王清任《医林改错》指出："中风半身不遂，偏身麻木"是由"气虚血瘀"造成的，他所创的补阳还五汤治疗中风偏瘫，一直为后人所沿用。此外他还在《医林改错》中记述了34种中风先兆症状，主张重视中风先兆，及早预防。晚清及近代医家张伯龙、张山雷、张寿甫等人总结前人的证治经验，开始结合西医知识，探讨中风的发病机制，进一步认识到中风发生主要在于年老体衰，阴阳失调，气血逆乱，直冲犯脑。至此，中风的病因病机学说日臻完善，上述各家的学说探讨，对于全面认识中风的病因、发病具有深刻的意义。

三、病因病机

中风多是在内伤积损的基础上，复因养生不慎，正气虚弱，心、肝、肾脏腑阴阳失调，加以忧思恼怒，嗜酒过度，房室不节，气候变化，外邪侵袭等，致气血运行受阻，气滞血瘀，筋脉肌肉失于濡养，或肝肾不足，肝阳暴张，血随气逆，夹痰夹火，横窜经络，上冲于脑，蒙蔽清窍，遂成本病。

（一）病因

1. 正衰积损

中医历来重视体质因素，十分强调"先天不足"和"后天失养"两个方面，认为"先天之本在于肾"，肾为一身阴精之本，其在人体有盛有衰，"年四十而阴气自半，起居衰矣"。阴气指的是人体先天原真之气，又称元气，40岁以后，人的元气趋向衰退，气血渐亏。气虚则无力推动血液运行，血运日渐不利，致使脑脉阻滞，髓海少气缺血，神机失运，四肢百骸失荣，造成半身不遂，舌强语謇；阴血亏虚则阴不制阳，致肝阳偏亢，阳亢风动，携痰浊、瘀血上扰清窍，发为本病。正如《景岳全书·非风》中所谓："卒倒多由昏聩，本皆内伤积损颓败而然。"

2. 后天失养

脾胃为后天之本，气血生化之源，由于平素养慎失宜，饮食失节，过食肥甘醇酒，或大病久病之后，致使脾胃功能受损，脾失健运，气机升降失常，水谷津液运化功能受到影响，水湿内聚，聚湿生痰，痰郁化热，引动肝风，夹痰上扰，窜犯络脉，上阻清窍，发为中风。《丹溪心法·中风》谓："……东南之人，多是湿土生痰，痰生热，热生风也。"指出中风和脾失健运有关。

3. 劳倦内伤

烦劳过度是造成脏腑功能虚损的原因之一，烦劳可分为形神劳伤和房室劳伤。形神劳伤指形体和神志过度劳累；房室劳伤可损伤肾精。"阳气者，烦劳则张"，烦劳过度，形神失养，以致阴血暗耗，虚阳化风扰动为患，气血逆乱，壅阻清窍；或纵欲过度，房事不节，水亏于下，火旺于上，易使阳气升张，肝阳暴张，引动内风，内风旋动，肝阳亢奋发为本病。

4. 情志过极

七情即喜、怒、忧、思、悲、恐、惊，属人体正常生理活动，由心主宰。七情无制，亢则为害。七情失调，肝失条达，气机郁滞，血行不畅，瘀结脑脉；或素体肝肾阴虚，水不涵木，暴怒伤肝则肝阳暴张；或心火暴盛，风火相煽，气血上逆，上冲犯脑。如《素问玄机原病式》谓："由乎将息失宜，而心火暴甚，肾水虚衰不能制之……多因喜、怒、思、悲、恐之五志有所过及而卒中者，由五志过极，皆为热甚故也。"临床上以暴怒伤肝为多见。因暴怒引发肝阳暴亢，气火俱浮，迫血上涌发为中风。

5. 气候变化

气候骤变常为发病因素，如入冬骤然变冷，寒邪入侵，导致血脉运行不畅，血瘀于脑脉而发病；或早春骤然转暖之时，正是厥阴风木主令，内应于肝，风阳暗动，发为本病。

6. 气虚邪中

气血不足，脉络空虚，风邪乘虚入中，气血痹阻，或痰湿素盛，形盛气衰，外风引动内风，痰湿闭阻经络发为中风。

（二）病机

中风的形成不外乎上述各种原因，但其基本病机为阴阳失调，气血逆乱。多呈急性发病，活动状态、安静和睡眠状态均可发病。发病后病情变化迅速，可在短期内发展到严重程度，亦可渐进行加重或阶段性加重。其病位在脑髓脉络，与心、肝、脾、肾有密切关系。病理基础为肝肾阴虚。因肝肾之阴下虚，则肝阳易于上亢，复加饮食起居不当、情志失调、劳欲过度、气候变化等，风火痰瘀直冲犯脑，脉络痹阻或血溢脉外，故猝然昏仆，不省人事。病理因素主要为风、火、痰、瘀，其形成与脏腑功能失调有关。

本病属本虚标实，上盛下虚；肝肾阴虚，气血衰少为致病之本；本虚以阴虚、气虚较为多见，而肝肾阴虚为其根本；风、火、痰、气、瘀为发病之标，标本可互为因果。急性期邪气鸱张，风阳痰火炽盛，气血上菀，故多以标实为主；如病情剧变，正气急速溃败，可以正虚为主，恢复期及后遗症期多虚实夹杂，或以本虚为主。

本病根据病位浅深、病情轻重的不同，又有中经络和中脏腑之分。若仅见半身不遂、口舌㖞斜、舌强言謇而神志清醒者，则为中经络，病情尚轻，经治疗可好转或治愈；若风阳痰火蒙蔽神窍，气血逆乱，上冲于脑，病初即见猝然昏倒，清窍不开，不省人事，则为中脏腑。因邪正虚实的不同，而有闭、脱之分及由闭转脱的演变。闭证之中腑者，因肝阳暴亢或痰热腑实，风痰上扰，见半身不遂、神志欠清、大便不通等；中脏者，风阳痰火内闭神窍，脑络瘀阻，则见昏仆、不省人事、肢体拘急等。因于痰火瘀热者为阳闭；因于痰浊瘀阻者为阴闭。若风阳痰火炽盛，进一步耗灼阴精，阴虚及阳，阴竭阳亡，阴阳离决，则出现脱证，表现为口开目合、手撒肢冷、气息微弱等虚脱症状。

本病的病机转化：初起中经络者，正气虚而不甚，邪气虽盛而病位浅，病情尚轻，经过积极治疗，邪退正复，半身不遂等诸症亦可痊愈，或好转进入恢复期或后遗症期；若平素体弱，邪气过盛，正不敌邪，扰乱神明，则转为中脏腑。病起即见中脏腑，或从中经络转化而来者，邪气炽盛，正气虚衰，病位较深，病情危重，若辨证精确，治疗及时，仍可正气渐复，邪气渐退，而转入中经络证；若治之不效，邪气愈盛，正气愈衰，终至正不胜邪，邪闭正脱，阴阳离决而死亡。恢复期邪虽衰，但正已伤，正虚邪实，虚实夹杂，故需长时间治疗，使邪去正复，而获痊愈；或邪去正难复，进入后遗症期。恢复期和后遗症期，由于脏腑功能失调未能完全恢复，遇有诱因，极易复中。

（三）辨证分型

中风以本虚标实，上盛下虚为主，治疗上应标本兼顾。急性期以标实症状较为突出，故治疗上当以祛邪为主，常用祛风化痰、平肝息风、化痰通腑、活血通络、醒神开窍等法。恢复期虚实夹杂，治宜扶正祛邪，常用补益气血、活血通络等法。对于中脏腑闭、脱之证，则应分别采取紧急措施。

四、证候分类

1. 中经络

（1）风痰入络

症状：肌肤不仁，手足麻木，突然发生口眼㖞斜，口角流涎，舌强语謇，甚则半身不遂，或兼见手足拘挛，关节酸痛等，舌苔薄白，脉浮数。

（2）风火上扰

症状：半身不遂，口舌㖞斜，言语謇涩或不语，眩晕头痛，面红目赤，口苦咽干，心烦易怒，便干便秘，尿短赤，舌质红绛，舌苔黄腻而干，脉弦有力。

（3）痰热腑实

症状：半身不遂，口舌㖞斜，言语謇涩或不语，偏身麻木，咳痰或痰多，腹胀，便干便秘，头晕目眩，舌质暗红，苔黄腻，脉弦滑或偏瘫侧弦滑而大。

（4）风痰瘀阻

症状：半身不遂，口舌㖞斜，言语謇涩或不语，偏身麻木，头晕目眩，舌质暗淡，舌苔薄白或白腻，脉弦滑。

分析：脏腑失调，气机失和，痰浊瘀血内生，上犯于脑，痹阻脉络，故见半身不遂，口舌㖞斜，言语謇涩或不语，偏身麻木；肝阳上扰则头晕目眩；瘀血内阻则舌质暗淡，痰浊内停则舌苔薄白或白腻，脉弦滑。

（5）气虚血瘀

症状：半身不遂，口舌㖞斜，言语謇涩或不语，偏身麻木，面色㿠白，气短乏力，自汗出，口流涎，心悸，便溏，手足肿胀，舌质暗淡，舌苔白腻或有齿痕，脉沉细、细缓或细弦。

（6）阴虚风动

症状：半身不遂，口舌㖞斜，言语謇涩或不语，偏身麻木，烦躁失眠，眩晕耳鸣，手足心热，咽干口燥，舌质红，少苔或无苔，脉弦细数。

2. 中脏腑

（1）闭证

①风火上扰清窍

症状：神识恍惚、迷蒙，半身不遂，平时多有眩晕、麻木之症，肢体强直，颜面潮红，便干便秘，舌质暗红，苔黄腻，脉弦滑或弦涩。

②痰火瘀闭清窍

症状：起病急骤，神昏或昏聩，半身不遂，面赤身热，气粗口臭，鼻鼾痰鸣，肢体强直拘急，烦躁不宁，甚则手足厥冷，舌质红绛，苔黄腻，脉弦滑而数。

③痰湿瘀闭清窍

症状：神昏，半身不遂，肢体松弛瘫软不温，甚则四肢逆冷，面白唇黯，静卧不烦，痰涎壅盛，舌质黯淡，苔白腻，脉沉滑或沉缓。

（2）脱证

症状：突然神昏或昏聩，不省人事，肢体瘫软，手撒肢冷，汗多，重则周身湿冷，大小便自遗，舌卷囊缩，目合口开，气息低微，舌质紫黯，苔白腻，脉沉缓或沉微或脉微欲绝。

3.恢复期

（1）风痰瘀阻

症状：半身不遂，口眼㖞斜，舌强语謇或失语，肢体麻木，舌质暗紫，苔滑腻，脉弦滑。

（2）气虚络瘀

症状：半身不遂，口眼㖞斜，舌强语謇或失语，肢软无力，神疲气短，面色萎黄，舌质淡或有瘀斑，苔薄白，脉细涩或细弱。

（3）肝肾亏虚

症状：半身不遂，口眼㖞斜，舌强语謇或失语，患肢僵硬，拘挛变形，或肢体肌肉萎缩，舌质红，苔薄，脉细，或舌质淡红，脉沉细。

五、诊治体会

（一）辨病与辨证

中风的辨病在遵循中医理论的基础上，还要结合现代医学研究成果。中医对中风的辨病主要依据是临床表现，即半身不遂、口眼㖞斜、言语謇涩或不语等。这是由于当时科学条件限制，不可能有其他诊断方法。近年来，随着现代医学的发展，对中风的病因病理的不断深入研究，CT、MRI等的广泛应用，诊断方法更趋先进。因此，中风的辨病须同现代医学结合起来，形成一种新的结合中西医特点的诊断模式。要把西医侧重病因和病理形态的诊断与中医侧重全身生理病理的疾病反应诊断结合起来，这样对整个病情就有了较全面的了解，增加诊断的深度和广度。例如同为中风，如何区别出血性中风和缺血性中风，实践已证明单凭临床表现的判断是不够的，必须借助于现代医学的检查，才能给出较为明确的诊断。结合现代医学辨病，不仅可明确诊断，而且还可以辨明发病因素、病理变化、病势转归等，例如根据CT检查的结果，我们可以据此来观察病变部位、病变性质（出血性或缺血性）、病变范围大小，结合四诊结果，分析归纳，就能较准确地了解病因、病机、病位、病性、预后转归等。

又如目前无论是中医或西医从临床上诊断无症状脑梗死仍有一定困难。如腔隙性脑梗死，由于病变范围小，临床上病人往往没有半身不遂等的表现，甚至如常人一样，如果用中医传统的诊断分析方法，极易造成漏诊或误诊。但通过现代医学的检查，我们就很容易得出诊断。这对以临床症状为主要诊断依据的中医学来说，更应结合现代科学，力求融会贯通，将中医的辨病和现代医学的诊断方法有机结合，使诊断和治疗切合病机。无症状脑梗死的发现源于 CT 的问世，MRI 的应用对其了解得到进一步深入。因此对有脑卒中危险因素存在和有相关症状的病人，应进行 CT 或 MRI 检查，以便及早发现。诊断思维的改变，中医学对脑卒中的诊断大多源于对证候分析得出的结果。如《灵枢·刺节真邪论》谓："虚邪偏客于身半，其入深，内居荣卫，荣卫稍衰，则真气去，邪气独留，发为偏枯。"《证治要诀》谓："中风之证，卒然晕倒，昏不知人，或痰涎壅盛，咽喉作声，或口眼㖞斜，手足瘫痪，或半身不遂，或舌强不语。"由于无症状脑梗死缺乏临床症状，如果单纯从临床症状考虑，中医往往难以正确辨病，显然这不符合疾病本质的诊断。因此我们要改变诊断思维，结合现代医学最新科学技术，这样可以更加全面地认识疾病发生和发展规律，揭示疾病的本质，有利于治疗。

中风的辨证在遵循中医理论的基础上，根据不同病因和体质进行辨证论治，并结合现代医学最新科学技术，使诊断与治疗切合病机，才能获得良好的疗效。中医学有悠久的历史，经过几千年的锤炼和洗礼，能继续发展壮大，重要的原因在于其独特的理论和治疗方法，为中华民族的繁衍昌盛所作出的巨大贡献。中医的精髓在于辨证论治和整体观念。治病求本是中医临床辨病和辨证的最终目的，也是中医临床医家所谨守的一条根本原则。治病求本包含的内容极其丰富，所涉甚广，每个临床医生必须具备扎实的基础理论才能运用自如。针对致病因素作用于机体引起邪正相争，导致脏腑间盛衰偏颇、阴阳平衡失调的整体病理变化，审因论治，从根本上治疗疾病。而中医基础理论的学习，需要从中医经典中吸取。因此，读经典，做临床是我们的必修之课。

由于受到当时科学技术水平的局限，中医学不易对无症状的中风作出明确诊断，因此就中风的辨证而言，有有证之辨和无证之辨之分，对无症状的中风辨治应以中风的基本病机为基础，从中医学对中风发生发展的认识去判断，根据不同病因，结合患者体质、饮食嗜好，进行辨证论治，分清阴阳属性、虚实变化、脏腑盛衰，进而为确立中医的治疗方法提供第一手资料。

（二）扶正与祛邪

中风是在气血内虚的基础上，遇有劳倦内伤，忧思恼怒，嗜食厚味、烟酒等诱因，进而引起脏腑阴阳失调、气血逆乱、直冲犯脑，形成脑脉痹阻或血溢脑脉之外。气虚血瘀是中风的基本病机，急性期则以标实症状为突出表现，因此治疗上既要重视扶正，又不能忽视祛邪，尤须重视"气""血"的相互关系。中风的治疗大法，急性期标实症状突出，急则治其标，当以祛邪为主，常用平肝息风、清化痰热、化痰通腑、活血通络、醒神开窍等治疗方法。闭证当以祛邪开窍醒神法治疗；脱证则以扶正固脱为法；"内闭外脱"者，醒神开窍与扶正固脱可以兼用。恢复期与后遗症期多为虚实夹杂，治宜扶正祛邪，常用育阴息风、益气活血等法。具体病机分析、治疗方法在《中风临证浅识》一文中谈及，在此谈谈化读通腑法的运用。

中风急性期常因中焦气机不利，痰热壅滞，腑气不通而见痰热腑实之证。临床多有便秘便干、舌苔黄腻、脉弦滑三个特征。若大便多日不解，浊气不降，上蒙清窍可加重意识障碍，应及时运用化痰通腑法治疗。痰与瘀是人体津血的病理产物，痰本于津，瘀本于血，生理上津血同源，病理上痰瘀相关，它们常互为因果。气血流畅则津液并行，痰无以生，瘀无以成，而气滞血行不畅，导致血瘀痰阻，脑脉瘀阻后可进一步生水成痰，痰阻则可成瘀。如罗赤诚在《医宗粹言》中谓："先因伤血，血逆则气滞，气滞则生痰，痰与血相聚，名曰瘀血夹痰……若素有郁痰所积，后因伤血，故血随蓄滞，与痰相聚，名曰痰夹瘀血。" 脑梗死急性期以邪实为主，内风旋动，夹痰瘀阻滞脑窍，痰浊阻于中焦，郁而化热，痰热中阻，清阳不升，胃气失和，传化失常，浊邪不降，腑实热结，转而上逆，上扰脑窍，痹阻脑脉，则枢机不利，清阳不升，脑窍失养，损伤脑髓神机，表现为半身不遂，言语謇涩或不语，口眼㖞斜，甚则神识昏蒙。运用化痰通腑法治疗中风一可通畅腑气，祛瘀通络，敷布气血，促进半身不遂等症的恢复；二可清除肠胃痰热积滞，使浊邪不得上扰神明，以防气血逆乱而致内闭；三可急下存阴，以防阴劫于内，阳脱于外，发生抽搐、戴阳等变证。笔者曾采用化痰祛瘀通腑为主要方法，用自拟清瘀通塞汤为主治疗脑梗死急性期40例。药用天竺黄、全栝蒌、枳实、生大黄、葛根、川芎、水蛭、丹参，上方每日一剂，水煎分二次服。方中天竺黄、全栝蒌清热化痰，理气散结；枳实、葛根升清降浊，调理气机；生大黄峻下热结，荡涤胃肠积滞，通腑化浊；川芎、水蛭、丹参活血化瘀。结果治疗组的基本痊愈率和显著好转率明显高于对照组；治疗组血液流变学各项指标明显优于对照组。

正确运用化痰通腑法，掌握通下的时机，是治疗痰热腑实证的关键。

（1）一般在中风急性期出现腑气不通征象时，即可运用化痰通腑法，其主要临床指征为舌苔黄腻、脉弦滑、便干便秘。大黄、芒硝的用量需根据病人的体质而定，以大便通泻为度，不宜过量，防止耗伤正气，一般腑气通后，即改用清热化痰等法治疗。

（2）若用药后虽大便已通，但舌苔剥脱，舌质红或红绛，则为邪热伤阴之象，应改用清热养阴法。

（3）若采用星蒌承气汤治疗而仍腑气不通时，可改用大柴胡汤，或加入行气之品。

（三）顾护脾胃，贯穿治疗始终

中风治疗过程中，应注重顾护脾胃，这是由于中风患者多因风、火、痰、瘀壅阻，致气机升降失常，中焦运化失职；或素嗜烟酒肥甘厚味，湿热壅积中焦；或素体阴虚，热盛伤阴，脾运失健而致运化失常；治疗中常用重镇潜阳的金石、鳞介类药，多不易消化；清热之药又苦寒伤脾，滋补肝肾类药又多腻胃。脾胃位居中焦，为气机升降之枢，只有枢机得利，才能上通下达，治有效果。因此须时时注意顾护脾胃，可用炒谷芽、炒麦芽、焦山楂、焦神曲消导健脾；砂仁、蔻仁、白术芳香醒脾；麦冬、石斛益胃养阴。

第四节　眩　晕

一、定义

眩晕是目眩和头晕的总称，目眩以眼花或眼前发黑、视物模糊为特征；头晕以感觉自身或外界景物旋转、站立不稳为特征。由于外感、情志、饮食内伤、体虚久病、失血劳倦及外伤、手术等病因，引起风、火、痰、瘀上扰清空或精亏血少、清窍失养为基本病机。其轻者闭目可止，重者如坐车船，旋转不定、不能站立，或伴有恶心、呕吐、汗出、面色苍白等症状。眩晕多见于中老年人，亦可发于青年人。

高血压、低血压、低血糖、贫血、梅尼埃病、迷路炎、内耳药物中毒、前庭神经元炎、良性位置性眩晕、乘车船引起的运动病、脑动脉硬化、椎－基底动脉供血不足、颅内占位性疾病、颅内感染性疾病等病，临床表现以眩晕为主要症状者，可参照本节辨证论治。

二、历史沿革

眩晕病证，历代医籍记载颇多。最早见于《内经》，称为"眩冒""眩"，对其涉及脏腑、病性归属方面均有记述。如《素问·至真要大论》认为："诸风掉眩，皆属于肝"，指出眩晕与肝关系密切。《灵枢·大惑论》说："故邪中之于项，因逢其身之虚，其入深，则随眼系以入脑，入于脑则脑转。脑转则引目系急，目系急则目眩以转矣。"认为外邪可致眩晕。《灵枢·卫气》认为"上虚则眩"，《灵枢·口问》说："上气不足，脑为之不满，耳为之苦鸣，头为之苦倾，目为之眩"，《灵枢·海论》认为"髓海不足，则脑转耳鸣，胫酸眩冒"，认为眩晕一病以虚为主。《素问·六元正纪大论》云："木郁之发……甚则耳鸣眩转"，则与气机郁极有关。

汉·张仲景对眩晕一证未有专论，仅有"眩""目眩""头眩""身为振振摇""振振欲擗地"等描述，散见于《伤寒论》和《金匮要略》中。其病因，或邪袭太阳，阳气郁而不得伸展；或邪郁少阳，肝胆失于疏泄，循经上犯，可致眩晕，《伤寒论·辨少阳病脉证并治》："少阳之为病，口苦、咽干、目眩也"；或肠中有燥屎，腑气不通，浊气攻冲于上，清窍被扰，可致眩晕，《伤寒论·辨阳明病脉证并治》："病人小便不利，大便乍难乍易，时有微热，喘冒不能卧者，有燥屎也，宜大承气汤"；或饮遏中阳，或水蓄下焦，上凌清空也可致眩晕，《伤寒论·辨太阳病脉证并治》："伤寒，若吐若下后，心下逆满，气上冲胸，起则头眩，脉沉紧，发汗则动经，身为振振摇者，茯苓桂枝白术甘草汤主之。"《金匮要略·痰饮咳嗽病脉证治》："心下有支饮，其人苦冒眩，泽泻汤主之。"张仲景用苓桂术甘汤、泽泻汤及小半夏加茯苓汤等治疗痰饮之眩晕，为后世"无痰不作眩"的论述提供了理论基础。

巢元方《诸病源候论·风头眩候》说："风头眩者，由血气虚，风邪入脑，而引目系故也……逢身之虚，则为风邪所伤，入脑则脑转而目系急，目系急故成眩也。"唐·王焘《外台秘要》及宋代《圣济总录》亦从风邪立论。唐·孙思邈的《千金要方》则首先提出风、热、痰致眩的论点。

宋代以后，进一步丰富了对眩晕的认识。严用和《重订严氏济生方·眩晕门》中指出："所谓眩晕者，眼花屋转，起则眩倒是也，由此观之，六淫外感，七情内伤，皆能导致"，第一次提出外感六淫和七情内伤致眩之说，补前人之未备，但外感风、寒、暑、湿致眩晕，实为外感病的一个症状，而非主要证候。成无己在《伤寒明理论》中除提出了眩晕的概念外，还指出了眩晕与昏迷的鉴别："伤寒头眩，何以明之？眊非毛而见其毛，眩非玄而见其玄，眊为眼花，眩为眼黑。眩也，运也，冒也，三者形俱相近。有谓之眩运者，有谓之眩冒者；运为运转之运，世谓之头旋者是矣；冒为蒙冒之冒，世谓之昏迷者是矣。"刘完素在《素问玄机原病式·五运主病》中给眩晕下的定义是"掉，摇也。眩，昏乱旋运也。"他从五运六气太过与不及提示眩晕发病的原因，并主张眩晕的病因病机应从"火"立论："所谓风气甚，而头目眩运者，由风木旺，必是金衰不能制木，而木复生火，风火皆属阳，多为兼化，阳主乎动，两动相搏，则为之旋转。"张子和则从"痰"立论，提出吐法为主的治疗方法。他在《儒门事亲》中说："大凡头风眩晕……在上谓之停饮，可用独圣散吐之，吐讫，后服清下辛凉之药。"凡眩晕多年不已，胸膈痰涎壅塞，气血颇实，吐之甚效。朱丹溪倡导"痰火致眩"学说，《丹溪心法·头眩》说："头眩，痰挟气虚并火，治痰为主，挟补气药及降火药。无痰则不作眩，痰因火动。又有湿痰者，有火痰者。湿痰者，多宜二陈汤。"李东垣《兰室秘藏·头痛》所论恶心呕吐，不食，痰唾稠黏，眼黑头旋，目不能开，如在风云中，即是脾胃气虚，浊痰上逆之眩晕，主以半夏白术天麻汤，并说："足太阴痰厥头痛，非半夏不能疗；眼黑头旋，风虚内作，非天麻不能除。"

明、清两代对眩晕的论述日臻完善。明·张景岳特别强调因虚致眩，在《内经》"上虚则眩"的理论基础上，对下虚致眩作了详尽论述，他在《景岳全书·眩运》中说："头眩虽属上虚，然不能无涉于下。盖上虚者，阳中之阳虚也；下虚者，阴中之阳虚也。阳中之阳虚者，宜治其气，如四君子汤……归脾汤、补中益气汤……阴中之阳虚者，宜补其精，如……左归饮、右归饮、四物汤之类是也。然伐下者必枯其上，滋苗者必灌其根。所以，凡治上虚者，犹当以兼补气血为最，如大补元煎、十全大补汤，及诸补阴补阳等剂，俱当酌宜用之。"张氏从阴阳互根及人体是一有机整体的观点，认识与治疗眩晕，实是难能可贵，并认为眩晕的病机为："眩运一证，虚者居其八九，而兼火兼痰者，不过十中一二耳。"（《景岳全书·眩运》）详细论述了劳倦过度、饥饱失宜、呕吐伤上、泄泻伤下、大汗亡阳、晌目惊心、焦思不释、被殴被辱气夺等皆伤阳中之阳，吐血、衄血、便血、纵欲、崩淋等皆伤阴中之阳而致眩晕。明·徐春甫以虚实分论，提出虚有气虚、血虚、阳虚之分；实有风、寒、暑、湿之别，在《古今医统大全·

眩运门》认为："肥人眩运，气虚有痰；瘦人眩运，血虚有火；伤寒吐汗下后，必是阳虚。"刘宗厚《玉机微义》、李梴《医学入门》等书，对《内经》"上盛下虚"而致眩晕之论，作了进一步阐述，认为"下虚者乃气血也，上盛者乃痰涎风火也"。陈修园则在风、痰、虚之外，再加上火，从而把眩晕的病因病机概括为"风""火""痰""虚"四字。虞抟提出"血瘀致眩"的观点，在《医学正传·眩晕》中说："外有因呕血而眩冒者，胸中有死血迷闭心窍而然，是宜行血清心自安。"并引《丹溪话套》云："眩运者，中风之渐也。"叶天士《临证指南医案·眩晕》华岫云按，认为眩晕乃"肝胆之风阳上冒"，其证有夹痰、夹火、中虚、下虚之别，治疗上"火盛者先生用羚羊、山栀、连翘、花粉、玄参、鲜生地黄、丹皮、桑叶，以清泄上焦窍络之热，此先从胆治也。痰多者必理阳明，消痰如竹沥、姜汁、菖蒲、橘红、二陈汤之类。中虚则兼用人参、外台茯苓饮是也。下虚者，必从肝治，补肾滋肝，育阴潜阳，镇摄之治是也。"龚廷贤《寿世保元·眩晕》集前贤之大成，对眩晕的病因、脉象都有详细论述，并分证论治眩晕，如半夏白术汤证（痰涎致眩）、补中益气汤证（劳役致眩）、清离滋坎汤证（虚火致眩）、十全大补汤证（气血两虚致眩）等，至今仍值得临床借鉴。至清代对本病的认识更加全面，逐渐形成了一套完整的理论体系。

此外，医家对长期忧思郁结，灼伤心血，心火上炎，上扰清窍，导致眩晕亦有论述。如《医碥·眩晕》中指出："过思则心火灼脑，头眩、眼花、耳鸣之象立见。"《类证治裁·眩晕》也说："或由身心过动，或由情志郁勃……以致目昏耳鸣，震眩不定。"

三、病因病机

眩晕的病因主要有情志、饮食、年高体虚、跌仆外伤等。其病性有虚实两端，属虚者居多，如阴虚易肝风内动，血虚则脑失所养，精虚则髓海不足，均可导致眩晕。属实者多由于痰浊阻遏，或化火上蒙，而形成眩晕。

（一）病因

1. 外感风邪

风性善动，主升发向上，风邪外袭，上扰头目，故致眩晕。

2. 肝阳上亢

《内经》云："诸风掉眩，皆属于肝。"肝为风木之脏，主升主动。素体阳盛，阴阳平衡失其常度，阴亏于下，阳亢于上，加之恼怒过度，肝阳上亢，阳升风动，发为眩晕；或因长期忧郁恼怒，肝失条达，肝气郁结，气郁化火，使肝阴暗耗，肝阳上亢，阳升风动，上扰清空，发为眩晕。正如《类证治裁·眩晕》所言："良由肝胆乃风木之脏，相火内寄，其性主动主升。或由身心过动，或由情志郁勃，或由地气上腾，或由冬藏不密，或由年高肾液已衰，水不涵木……以致目昏耳鸣，震眩不定。"

3. 痰浊中阻

脾主运化水谷精微，又为生痰之源。膏粱厚味，饥饱无度，过食生冷，损伤脾胃，健运失司，以致水谷不化精微，聚湿生痰，痰湿中阻，则清阳不升，浊阴不降，痰饮水湿上犯清窍，或忧思劳倦伤脾，以致脾阳不振，健运失职，水湿内停，积聚成痰；或肺气不足，宣降失司，水津不得通调输布，津液留聚而生痰；或肾虚不能化气行水，水泛而为痰；或肝气郁结，气郁湿滞而成痰。痰阻经络，清阳不升，清空之窍失其所养，故发眩晕。

4. 气血亏虚

脾胃为后天之本，气血生化之源。若久病体虚，耗伤气血；或大病久病、失血之后，虚而不复，气随血耗；或饮食不节，忧思劳倦，损伤脾胃，气血生化无源，清窍失养；或先天禀赋不足；或年老阳气虚衰，而致脾胃虚弱，不能运化水谷，而生气血，均可导致气血两虚。气虚则清阳不升，血虚则清窍失养，故而发为眩晕。正如《景岳全书·眩晕》所言："原病之由，有气虚者，乃清气不能上升，或汗多亡阳而致，当升阳补气；有血虚者，乃因亡血过多，阳无所附而然，当益阴补血，此皆不足之证也。"

5. 肾精不足

肾为先天之本，藏精生髓。若先天不足，肾精不充；或年老肾精亏虚；或久病伤肾；或房劳过度，阴精亏耗过甚；或劳役过度，伤骨损髓；或阴虚火旺，扰动精室；或肾气亏虚，精关不固，均可导致肾精亏虚，不能生髓，而脑为髓之海，髓海不足，上下俱虚，而发生眩晕。正如《灵枢·海论》所言："髓海不足，则脑转耳鸣，胫酸眩冒，懈怠安卧。"或肾阴素亏，肝失所养，以致肝阴不足，阴不制阳，肝阳上亢，发为眩晕。

6. 瘀血内阻

跌扑损伤、头脑外伤，或手术后，瘀血停留，气滞血瘀，痹阻经脉，而致气血不能上荣于头目；或瘀停胸中，迷闭心窍，心神飘摇不停；或妇人产时感寒，恶露不下，血瘀气逆，并走于上，迫乱心神，扰乱清空，均能发为眩晕。正如《医学正传·眩运》所言："外有因呕血眩冒者，胸中有死血迷闭心窍而然，是宜行血清心自安"。《妇人规》云："血晕之证，本由气虚，所以一时昏晕，然血壅痰盛者，亦或有之。如果形气脉气俱有余，胸腹胀痛上冲，此血逆证也，宜失笑散。"

（二）病机

眩晕病机不外虚实两端，虚者为髓海不足，或气血亏虚，清窍失养；实者为风、火、痰、瘀扰乱清空。本病病位在清窍，由气血亏虚、肾精不足致脑髓空虚，清窍失养，或肝阳上亢、痰火上逆、瘀血阻窍而扰动清窍发生眩晕，与肝、脾、肾三脏关系密切，其中又以肝为主。肝乃风木之脏，其性主动主升，若肝阴亏虚，阴不维阳，阳亢于上，或气火暴升，上扰头目，则发为眩晕。脾为后天之本，气血生化之源，若脾胃虚弱，气血亏虚，清窍失养，或脾失健运，痰浊中阻，或风阳夹痰，上扰清空，均可发为眩晕。肾主骨生髓，脑为髓海，肾精亏虚，髓海失充，或肾阴亏虚，水不涵木，阳亢于上，发为眩晕。眩晕的病机以气血不足，肝肾阴虚为本，风、火、痰、瘀为标，往往标本兼见，虚实交错，又以虚者居多，故张景岳谓"虚者居其八九"，如肝肾阴虚、肝风内动，气血亏虚、清窍失养，肾精亏虚、脑髓失充。眩晕实证多由痰浊阻遏，升降失常，痰火气逆，上犯清窍，瘀血停著，痹阻清窍而成。眩晕的发病过程中，各种病因病机，可以相互影响，相互转化，虚实夹杂；或阴损及阳，阴阳两虚。肝风、痰火上扰清窍，进一步发展可上蒙清窍，阻滞经络，而形成中风；或突发气机逆乱，清窍暂闭或失养，而引起晕厥。

四、证候分类

1. 风邪上扰

症状：眩晕，可伴头痛，恶寒发热，鼻塞流涕，舌苔薄白，脉浮；或伴咽喉红痛，口干口渴，苔薄黄，脉浮数；或兼见咽干口燥，干咳少痰，苔薄少津，脉浮细；或伴肢体困倦，头重如裹，胸脘闷满，苔薄腻，脉濡。

2. 肝阳上亢

症状：眩晕耳鸣，头痛且胀，失眠多梦，遇劳、恼怒加重，急躁易怒，舌红苔黄，脉弦；或兼见口苦，颜面潮红，目赤，便秘，尿赤；或兼腰膝酸软，健忘，遗精，舌红少苔，脉弦细数；甚则仆倒，肢麻震颤，泛泛欲呕，头痛如掣，语言不利，步履不正。

3. 肝火上炎

症状：头晕且痛，其势较剧，目赤口苦，胸胁胀痛，烦躁易怒，寐少多梦，小便黄，大便干结，舌红苔黄，脉弦数。

4. 痰浊上蒙

症状：眩晕，倦怠，头重如蒙，视物旋转，胸闷作恶，呕吐痰涎，脘腹痞满，食少多寐，苔白腻，脉濡滑；或兼心下逆满，心悸怔忡；或兼头目胀痛，心烦而悸，口苦，尿赤，舌苔黄腻，脉弦滑而数；或兼头痛耳鸣，面赤易怒，胁痛，脉弦滑。

5. 瘀血阻窍

症状：眩晕，头痛如刺，反复不愈，兼见健忘，失眠，心悸，精神不振，耳鸣耳聋，面色黧黑，口唇紫暗，舌有瘀点或瘀斑，脉弦涩或细涩。

6. 气血亏虚

症状：头晕目眩，动则加剧，遇劳则发，面色㿠白，爪甲不荣，发色不泽，神疲乏力，倦怠懒言，气短声低，自汗，心悸，少寐，纳差食少，便溏，舌淡苔薄白，脉细弱；或兼食后腹胀，畏寒肢冷。

7. 肾精不足

症状：眩晕久发不已，精神萎靡，腰酸膝软，少寐多梦，健忘，两目干涩，视力减退；或遗精滑泄，耳鸣，齿摇，发落；或颧红咽干，形瘦，五心烦热，舌红少苔，脉细数；或面色㿠白，四肢不温，形寒怯冷，舌淡嫩，苔白，脉沉细无力。

五、诊治体会

1. 眩晕与肝、脾、肾三脏的关系

眩晕病位虽在清窍，但与肝、脾、肾三脏功能失常关系密切。肝阴不足，肝郁化火，均可导致肝阳上亢，其眩晕兼见头胀痛、面潮红等症状。脾虚气血生化乏源，眩晕兼有纳呆、乏力、面色㿠白等；脾失健运，痰湿中阻，眩晕兼见纳呆、呕恶、头重、耳鸣等；肾精不足之眩晕，多兼腰酸腿软、耳鸣如蝉等。眩晕以虚证居多，挟痰挟火亦兼有之；一般新病多实，久病多虚，体壮者多实，体弱者多虚，呕恶、面赤、头胀痛者多实，体倦乏力、耳鸣如蝉者多虚；发作期多实，缓解期多虚；病久常虚中夹实，虚实夹杂。面白而肥多为气虚多痰，面黑而瘦多为血虚有火。眩晕以肝肾阴虚、气血不足为本，风、火、痰、瘀为标。其中阴虚多见咽干口燥，五心烦热，潮热盗汗，舌红少苔，脉弦细数；气血不足则见神疲倦怠，面色不华，爪甲不荣，纳差食少，舌淡嫩，脉细弱。标实又有风性主动，火性上炎，痰性黏滞，瘀性留著之不同，要注意辨别。

2. 从虚论治

眩晕以本虚标实为特征，本虚以气虚或阴虚为主。气虚首先表现为中气不足，脾为后天之本，气血生化之源，脾胃属中州，为一身气机之枢纽，敷布精微于全身，脾升则健，胃降则和。一是平素脾胃虚弱，思虑劳倦或饮食不节，可损伤脾胃，元气受伤，中气下陷，气机升降失常，清阳之气不能上荣，眩晕乃作。如《灵枢·口问》所述："上气不足，脑为之不满，耳为之苦鸣，头为之苦倾，目为之眩。"主要表现为：头晕乏力，气短喜卧，劳累后加重，倦怠懒言，自汗，面色苍白无华，纳呆，便溏，舌淡苔白，脉细弱。治当补中益气，升阳止眩，常选补中益气汤化裁。药用黄芪、人参、甘草、白术、当归、陈皮、升麻、柴胡等。二是气血不足，心主血脉而藏神，脾主统血而藏意，凡劳心太过，思虑无穷，皆可伤及心脾，耗损气血；或大病、大失血之后，亦令气血不足，脾为后天之本，气血生化之源，脾胃虚弱，不能健运水谷以生化气血，以致气血两虚。气虚则清阳不展，血虚则脑失所养，发为眩晕。主要表现为：头晕眼花，劳累则加重，心悸神疲，气短乏力，失眠，纳少，面色无华，唇舌色淡，脉细弱。治宜补气血、益心脾，方用归脾汤加减。药用白术、茯苓、黄芪、人参、甘草、木香、当归、远志、龙眼肉、酸枣仁等。三是肾精亏虚，肾为先天之本，主藏精生髓，脑为髓海。先天不足，或房劳过度，或有遗精滑泄之疾，或年老体衰，肾精耗伤，脑髓不足，也为眩晕之因。《灵枢·海论》曰："髓海不足，则脑转耳鸣，胫酸眩冒，目无所见，懈怠安卧。"临床表现为：头晕耳鸣，精神萎靡，记忆减退，目花，腰膝酸软，遗精阳痿，舌瘦淡红，脉沉细。治宜补肾填精，方用左归丸加减。药用熟地黄、山药、枸杞子、山茱萸、牛膝、菟丝子、鹿角胶、龟甲胶等。若有肾阳虚，形寒肢冷，小便清长，舌淡脉沉微者，如《伤寒论》所云："心下悸，头眩，身瞤动，振振欲擗地者"，方用真武汤加

减，药用附子、白术、白芍、干姜等。

3. 从痰论治

饮食失节，过食肥甘，损伤脾胃，脾失健运，水谷运化失常，湿聚生痰，痰阻中焦，痰浊上逆，阻遏清阳，清阳不升，浊阴不降，发为眩晕。正如《丹溪心法·头眩》说："无痰不作眩"。主要表现为：头晕，头重，胸膈满闷，恶心呕吐，不思饮食，肢体沉重，舌苔白腻，脉濡滑。治宜燥湿化痰，方用半夏白术天麻汤加减。药用半夏、白术、天麻、陈皮、茯苓、甘草、生姜、大枣。若痰郁化热，则表现为头目胀痛，口苦心烦，苔黄腻，脉滑数，宜清热化痰，方用温胆汤加减。药用黄连、黄芩、竹茹、枳壳、陈皮、半夏、茯苓等。部分眩晕发作突然，发作时天旋地转，墙倒屋翻，不能自立，同时伴有恶心，耳鸣，这类眩晕大都属于现代医学所称的梅尼埃病、良性位置性眩晕等。肝为风木，肝之风阳激动，遂致痰从阳升，上犯清空。治宜降逆化痰，理气健脾，方用半夏白术天麻汤合泽泻汤加减。药用天麻息风定眩，茯苓、白术、苍术、泽泻化痰降逆，半夏、陈皮和胃化痰止呕。脾主后天，司运化；肾主先天，温煦气化，共同维持水液代谢。如素体阳虚或误用汗、吐、下，损伤阳气，以致水湿停留，饮凝不化，痰饮乃发。饮邪上逆，清阳阻遏，则头目眩晕。《金匮要略》云："心下有痰饮，胸胁支满，目眩"，治以温阳化饮，用苓桂术甘汤加味。

4. 从肝论治

肝为刚脏，性喜条达而恶抑郁，肝气易升易动。平素阳盛火旺，虚阳上亢或恼怒郁遏，肝失疏泄，郁而化火，耗伤肝阴，以致风阳内动，风火上扰，发为眩晕。《素问·至真要大论》曰："诸风掉眩，皆属于肝。"《素问玄机原病式·五运生病》曰："风火皆属阳，多为兼化，阳主乎动，两动相搏，则为之旋转。"临床表现为：头晕目眩，头胀或痛，心烦易怒，失眠多梦，耳鸣口苦，面色潮红，口干口苦，舌红苔黄，脉弦。治宜平肝息风，方用天麻钩藤饮加减。药用天麻、钩藤、石决明、栀子、黄芩、川牛膝、生杜仲、益母草、桑寄生、夜交藤、茯神等。若胁肋胀痛，急躁易怒，肝郁气滞者，加柴胡、香附、川楝子等以疏肝理气；若头晕胀痛，面红目赤，胁肋灼痛，肝郁化火者，加龙胆草、夏枯草清肝泻火；若大便干结者加火麻仁、生地黄、玄参等润肠通便。又如平素肾阴不足，或热病久病伤阴，阴津不足，水不涵木，以致肝木偏旺，肝风内动，上扰清窍，而致眩晕。临床表现为头晕、目涩，心烦失眠，多梦，面赤，耳鸣，或有盗汗，手足心热，口干，舌红少苔，脉细数或细弦。如叶天士所言："水亏不能涵木，厥阴化风鼓动，烦劳阳升，病斯发矣。"治当滋水涵木，方用杞菊地黄丸加减。药用熟地黄、山茱萸、山药、泽泻、丹皮、茯苓、枸杞子、菊花、芍药、龟甲、龙骨、牡蛎等。

第五节　头　痛

一、定义

头痛是指由于外感与内伤，凡风、寒、湿、热之邪外袭，或痰浊、瘀血阻滞，致使经气上逆；或肝阳上扰清空；或气虚清阳不升；或血虚脑髓失荣等，致使脉络拘急或失养，清窍不利所引起的以头部疼痛为主要临床表现的病证。头痛既是一种常见病证，也是一个常症见状，可以发生于多种急、慢性疾病过程中，有时亦是某些相关疾病加重或恶化的先兆。

偏头痛、紧张型头痛、丛集性头痛、三叉神经痛、外伤后头痛，部分颅内疾病、神经官能症及某些感染性疾病、五官科疾病引起的头痛，均可参考本节辨证论治。

二、历史沿革

我国对头痛病认识很早，在殷商甲骨文就有"疾首"的记载。《内经》有较多相关头痛的论述，在《内经·风论》中称之为"首风""脑风"，如"新沐中风，则为首风""风气循风府而上，则为脑风"。究其病因，不外外感、内伤两端，或风寒外袭，或下虚上实，或肠胃功能失调，致使经气逆上，不得运行，壅遏而作痛。《素问·奇病论》云："帝曰：人有病头痛，以数岁不已，此安得之？名为何病？岐伯曰：当有所犯大寒，内至骨髓，髓者以脑为主，脑逆故令头痛，齿亦痛，病名曰厥逆。"《素问·五脏生成》云"是以头痛巅疾，下虚上实，过在足少阴、巨阳，甚则入肾。"《灵枢·经脉》云："膀胱足太阳之脉……是动则病冲头痛，目似脱，项如拔，脊痛……"《素问·通评虚实论》云："头痛耳鸣，九窍不利，肠胃之所生也。"《素问·缪刺论》云："邪客于足太阳之络，令人头项肩痛。"《素问·脏气法时论》云："肝病者……气逆则头痛。"《内经》的这些论述，奠定了头痛证治的理论基础。

张仲景对头痛病因病机有了进一步认识，在《伤寒论》太阳病、阳明病、少阳病、厥阴病篇章中较详细地论述了外感头痛病的辨证论治。如治太阳头痛，"太阳病，头痛，发热，身疼，腰痛，骨节疼痛，恶风，无汗而喘者"，用麻黄汤以辛温发散风寒；治"伤寒不大便六七日，头痛有热者"，予承气汤以通下；治厥阴病，"干呕，吐涎沫，头痛者"，用吴茱萸汤温散厥阴寒邪，以降浊阴。

巢元方《诸病源候论》已认识到"风痰相结，上冲于头"可致头痛。在《诸病源候论·痰饮病诸候》云："鬲痰者，谓痰水在于胸鬲之上，又犯大寒，使阳气不行，令痰水结聚不散，而阴气逆上，上与风痰相结，上冲于头，即令头痛。或数岁不已，久连脑痛，故云鬲痰风厥头痛。若手足寒冷至节即死。"已认识到风痰相结，上冲于脑，可致头痛。

陈无择《三因极一病证方论·头痛证治》对真头痛已有较充分的认识，并指出治头痛当详审三因，认为："头者诸阳之首……凡头痛者，乃足太阳受病，上连风府眉角而痛者，皆可药愈。或上穿风府，陷入于泥丸宫而痛者，是为真头痛，不可以药愈，夕发旦死，旦发夕死，责在根气先绝也。原其所因，有中风寒暑湿而疼者，有气血食饮厥而疼者，有五脏气郁厥而疼者。治之之法，当先审其三因，三因既明，则所施无不切中。"其"治伤风寒生冷，及气虚痰厥，头疼如破"，用芎辛汤；治头风用雄黄丸。立方遣药，均有参考价值。严用和在《济生方·头痛论治》中云："凡头痛者，血气俱虚，风、寒、暑、湿之邪伤于阳经，伏留不去者，名曰厥头痛。盖厥者逆也，逆壅而冲于头也……又有风热痰厥，气虚肾厥，新沐之后，露卧当风，皆令人头痛。"其对病因之论述，堪称允当。

金元以后，各医家对头痛病的认识日臻完善。李东垣将头痛分为内伤头痛和外感头痛，《东垣十书》指出外感与内伤均可引起头痛，据病因和症状不同而有伤寒头痛、湿热头痛、偏头痛、真头痛、气虚头痛、血虚头痛、气血俱虚头痛、厥逆头痛等，他根据《内经》的六经和《伤寒论》对头痛证治基础上，还补充了太阴头痛和少阴头痛，从而为头痛分经用药创造了条件。《兰室秘藏·头痛门》云："太阳头痛，恶风，脉浮紧，川芎、羌活、独活、麻黄之类为主；少阳经头痛，脉弦细，往来寒热，柴胡为主；阳明头痛，自汗，发热恶寒，脉浮缓长实者，升麻、葛根、石膏、白芷为主；太阴头痛，必有痰……苍术、半夏、南星为主；少阴经头痛，三阴三阳经不流行，而足寒气逆，为寒厥，其脉沉细，麻黄附子细辛为主；厥阴头顶痛，或吐痰沫厥冷，其脉浮缓，吴茱萸汤主之。"又云："血虚头痛，当归、川芎为主；气虚头痛，人参、黄芪为主；气血俱虚头痛，调中益气汤加川芎、蔓荆子、细辛，其效如神。白术半夏天麻汤，治痰厥头痛药也；清空膏，乃风湿热头痛药也；羌活附子汤，治厥阴头痛药也……洁古曰：此厥阴太阴合病，名曰风痰，以局方玉壶丸治之……"朱丹溪在《丹溪心法·头痛》中指出："头痛多主于痰，痛甚者火多，有可吐者，可下者。"认为痰浊与火热为头痛发病主要病理。《普济方》认为："气血俱虚，风邪伤于阳经，入于脑中，则令人头痛。"

王肯堂对头痛的病因病机多有阐发，认为外感六淫、七情内伤都可导致头痛。《证治准绳·杂病》云："医书多分头痛、头风为二门，然一病也。但有新久去留之分耳。浅而近者名头痛，其痛卒然而至，易于解散速安也。深而远者为头风，其痛作止不常，愈后遇触复发也。皆当验其邪所从来而治之。"又云："盖头象天，三阳六腑清阳之气，皆会于此，三阴五脏精华之血，亦皆注于此。于是天气所发，六淫之邪，人气所变，五贼之逆，皆能相害。或蔽覆其清明，或瘀塞其经络，因与其气相薄，郁而成热则脉满，满则痛。"他认为热厥头痛宜清上泻火汤，冬月大寒犯肺头痛用羌活附子汤，辛散太过头痛用乳香盏落散，气虚头痛用顺气和中汤，伤食头痛宜治中汤，肝郁头痛则用沉香降气散。张景岳在《景岳全书·头痛》云："凡诊头痛者，当先审久暂，次辨表里。盖暂痛者，必因邪气；久病者，必兼元气。以暂痛言之，则有表邪者，此风寒外袭于经也，治宜疏散，最忌清降；有里邪者，此三阳之火炽于内也，治宜清降，最忌升散，此治邪之法也。其有久病者，则或发或愈，或以表虚者，微感则发，或以阳胜者，微热则发，或以水亏于下而虚火乘之则发，或以阳虚于上而阴寒胜之则发。"他还指出："暂痛者当重邪气，久病者当重元气，此固其大纲也。然亦有暂痛而虚者，久痛而实者，又当因脉因证而详辨之，不可执也。"辨证立论精当，对外感头痛，主要是祛散寒邪；对于火邪头痛，治以白虎汤加泽泻、木通、生地黄、麦冬之类；对于血虚头痛，治以八味煎加减，火微者，治以六味、四物之类；对于阳虚头痛，治以理阴煎、理中汤之类。徐春甫在《古今医统大全·头痛门》对头痛病进行总结说："头痛自内而致者，气血痰饮、五脏气郁之病，东垣论气虚、血虚、痰厥头痛之类是也。自外而致者，风寒暑湿之病，仲景伤寒、东垣六经之类是也。"李中梓《医宗必读·头痛》对本病的不同证候进行了描述："因风痛者，抽掣恶风；因热痛者，烦心恶热；因湿痛者，头痛而天阴转甚；因痰痛者，昏重而欲吐不休；因寒痛者，绌急而恶寒战栗；气虚痛者，恶劳动，其脉大；血虚痛者，善惊惕，其脉芤。"李氏还阐述了头痛用风药的原因："头痛自有多因，而古方每用风药者，何也？高巅之上，惟风可到，味之薄者，阴中之阳，自地升天者也，在风寒湿者，固为正用；即虚与热亦假引经。"李用粹在《证治汇补·头痛》中还补充了食积头痛和气逆头痛，他说："因食痛者，嗳酸发热而恶食，……气逆痛者，心头挟痛，其症胸腹胀满，呕吐酸水。"可见宿食积滞，浊气上扰，气机逆乱，循经上犯皆可导致头痛。

叶天士对头痛的证治积累了丰富的经验，《临证指南医案·头痛》邹时乘按："头为诸阳之会，与厥阴肝脉会于巅，诸阴寒邪不能上逆为阳气窒塞，浊邪得以上据，厥阴风火，乃能逆上作痛。故头痛一症，皆由清阳不升，火风乘虚上入所致。观先生于头痛治法，亦不外此。如阳虚浊邪阻塞，气血瘀痹而为头痛者，用虫蚁搜逐血络，宣通阳气为主；如火风变动，与暑风邪气上郁而为头痛者，用鲜荷叶、苦丁茶、蔓荆、山栀等，辛散轻清为主；如阴虚阳越而为头痛者，用仲景复脉汤、甘麦大枣法，加胶、芍、牡蛎，镇摄益虚、和阳息风为主；如厥阴风木上触，兼内风而为头痛者，用首乌、柏仁、稆豆、甘菊、生芍、杞子辈，熄肝风，滋肾液为主。"这些治法对后世产生了极大影响。

三、病因病机

（一）病因

头为神明之府，"诸阳之会""脑为髓海"，五脏精华之血、六腑清阳之气皆能上注于头，即头与五脏六腑之阴精、阳气密切相关，凡能影响脏腑之精血、阳气的因素皆可成为头痛的病因，归纳起来不外外感与内伤两类。

1.六淫外袭，上犯巅顶

风为百病之长，多夹时气为患，且伤于风者，上先受之，故头痛以风邪所致者居多。风邪常兼夹寒、湿、热为患。若风邪夹寒，寒为阴邪伤阳，清阳受阻，寒凝血滞，络脉绌急而痛；若夹热邪，风热上炎，侵扰清空，气血逆乱而痛；若夹湿邪，湿性黏滞，湿蒙清阳，头为"清阳之府"，清阳不布，气血不畅而疼痛。外邪所致头痛，其病机如《医碥·头痛》所说："六淫外邪，惟风寒湿三者最能郁遏阳气，火暑燥三者皆属热，受其热则汗泄，非有风寒湿袭之，不为害也。然热甚亦气壅脉满，而为痛矣。"

2.情志失调，郁火上犯

长期精神紧张、忧郁，情志不遂，肝失条达，肝气郁结，气逆上犯于头则头痛；或平素性情暴逆，恼怒太过，气郁化火，日久肝阴被耗，肝阳失敛而上亢，气壅脉满，清阳受扰而头痛。

3.饮食不节，脾胃气虚

素嗜肥甘厚味，暴饮暴食，或劳伤脾胃，以致脾阳不振，脾不能运化转输水津，饮食水谷不化气血精微，聚而痰湿内生，以致清阳不升，清空失养；或痰阻脑脉，痰瘀痹阻，气血不畅，均可致脑失清阳、精血之充，脉络失养而致头痛。

4.跌扑损伤，瘀阻脑络

跌扑摔打，脑络损伤，瘀血停留，或气滞血瘀，久病入络，则络行不畅，脉络失养，致气血不能上荣头目，而致头痛。

5.肝肾阴虚，肝阳上扰

长期情志刺激，气郁化火或气火内郁，耗伤阴液；或年老体虚，房劳伤肾，肾精亏虚，水不涵木，木少滋荣则可致肝阳上亢，上扰清空可致头痛。

6.内伤不足，脑窍失养

先天禀赋不足，或劳欲伤肾，阴精耗损，或年老气血衰败，或久病体弱，产后、失血之后，营血亏损，或伤于脾，气血生化无权，气血亏虚，气虚则清阳不升，血虚则髓海不充而致头痛。伤于肾者，肾精亏损，髓海空虚；或肾阳衰微，寒从内生，清阳失旷，二者均可导致头痛。

（二）病机

头痛可分为外感和内伤两大类。外感头痛多为外邪上扰清空，壅滞经络，络脉不通，一般起病较急，以风邪为主，兼夹寒、湿、热等邪。内伤头痛病势较缓，病程较长，多反复发作，常因劳累紧张、情志不遂或受外邪诱发或加重。其病位虽在脑，但与肝、脾、肾密切相关。其因脑为髓海，依赖于肝肾精血和脾胃精微物质的充养。肝主疏泄，性喜条达。头痛因于肝者，或因肝失疏泄，气郁化火，阳亢火升，上扰清窍所致；或因肝肾阴虚，肝阳上亢所致。肾主骨生髓，脑为髓海。头痛因于肾者，多因房劳过度；或禀赋不足，使肾精亏虚，无以生髓，髓海空虚，发为头痛。脾为后天之本，气血生化之源。头痛因于脾者，或因脾虚化源不足，气血亏虚，清阳不升，脑窍失养而致头痛；或因脾失健运，痰浊内生，阻塞气机，浊阴不降，清窍被蒙而致头痛。若因头部外伤，气血凝滞，脉络不通，亦可发为瘀血头痛。

外感头痛一般病程较短。但可因体质因素、感邪性质不同而从化不同，如阳盛体质，感受风寒日久，寒易从热化；阴盛体质，风热束表，热亦可从寒化。外感头痛经久不愈者可伤及气血阴阳，转为内伤头痛。内伤头痛一般起病较缓，病程较长，病性较为复杂。常为气血阴阳受损，脏腑功能失调，痰、瘀、风、火等实邪滞留脑络或扰动清窍所致。初期多在气血，以肝肾阴虚、肝阳上亢，或夹痰、瘀、风、火上扰清窍，本虚标实之中以标实证为主。迁延不愈者，气虚阴阳俱损，脏腑功能失和，甚则久病及肾，肾精虚损，则出现气血亏虚，肾精亏耗，气血阴阳俱不足等以本虚为主之证。虚实在一定条件下可相互转化，如痰浊中阻日久，脾胃受损，气血生化不足，营血亏虚，不荣清窍，可转为气血亏虚之头痛。肝阳、肝火日久，阳热伤阴，肾虚阴亏，可转为肾精亏虚头痛。

四、证候分类

（一）外感头痛

1.风寒头痛

症状：头痛起病较急，痛连项背，常喜裹头，遇冷风则头痛加剧，恶风寒，口不渴，苔薄白，脉紧或浮紧。

2.风热头痛

症状：起病急，头呈胀痛，甚则头痛如裂，遇热则加剧，发热或恶风，口渴欲饮，面红目赤，便秘，溲黄，舌红苔薄黄，脉浮数。

3.风湿头痛

症状：头痛如裹，肢体困重，胸闷纳呆，小便不利，大便或溏，苔白腻，脉濡。

（二）内伤头痛

1.肝阳头痛

症状：头胀痛而眩，或双侧或头顶，甚或全头痛，持续性头痛或阵发性加剧，心烦易怒，面赤口苦，或兼耳鸣、胁痛，夜眠不宁，舌红苔薄黄，脉弦有力。

2.痰浊头痛

症状：头痛昏蒙，或全头麻木而痛，胸脘满闷，呕恶痰涎，胸膈满闷，苔白腻，或舌胖大有齿痕，脉滑或弦滑。

3.瘀血头痛

症状：头痛经久不愈，其痛如刺，固定不移，入夜尤甚，或头部有外伤史，妇人多在经期发作或伴痛经，舌紫或有瘀斑、瘀点，苔薄白，脉弦或细涩。

4.郁火头痛

症状：偏头痛或两颞部疼痛，胸胁胀满，心烦易怒，口干口苦，耳鸣耳聋，面红目赤，或头痛多发于午后或夜半加重，妇人经前乳胀，舌红，苔白或黄，脉弦数。

5. 肾虚头痛

症状：头痛而空，每兼眩晕、耳鸣，腰膝酸软，腰以下畏寒怕冷，尿频，遗精或带下，少寐健忘，舌红少苔，脉沉细无力。

6. 气血两虚头痛

症状：头痛隐隐，痛势绵绵不绝，或伴头晕，遇劳加重，面色少华，心悸不宁，自汗，气短，畏风，神疲乏力，舌淡苔薄白，脉沉细而弱。

五、诊治体会

1. 从肝论治

肝主疏泄，五行属木，具有调达气机、流通气血、舒畅情志、促进脾胃运化及贮藏血液、调节血量等作用。头为诸阳之会，三阳经均循行头面，足厥阴肝经上行与督脉会于巅顶。从肝论治，虚则滋阴、养血，实则清肝、平肝，顺应肝之条达特性，进行辨证治疗。若情志失常，肝失升发条达之性，疏泄失职，气机不利，气血运行不畅，脑窍脉络拘急不利，经脉阻滞不通，遂成肝气郁滞之头痛。症见头痛、头胀、胸胁胀满、胁肋胀痛或走窜作痛，舌质黯红，脉弦涩，治以疏肝理气止痛，方用柴胡疏肝散加减。中药可选柴胡、薄荷、当归、青皮、陈皮、枳壳、川芎、白芷、钩藤、延胡索、香附、白芍、甘草等。

肝气久郁，化火伤阴，火性炎上，上扰脑窍，遂成肝火上扰之头痛。症见头痛昏胀，疼痛性质呈跳痛，伴面红目赤，耳鸣，烦躁易怒，胁肋灼痛，口干口苦，失眠多梦，便秘，尿黄，舌红苔黄，脉弦数。治以清肝泻火，方用龙胆泻肝汤加减。中药可选龙胆草、车前草、黄芩、山栀、柴胡、大黄、葛根、升麻、生地黄等。

情志不遂，气郁化火，火灼肝阴；或温热病后期，耗伤肝阴；或久病伤正，肝体受损；或肾阴不足，水不涵木，阴液既伤，肝经失养，脑络失荣，脑窍失充，遂成肝阴不足之头痛。症见头部隐痛，咽干口燥，五心烦热，潮热盗汗，双目干涩，视物昏花，舌红少津，脉弦细。治以滋阴清热疏肝，方用一贯煎加减。中药可选生地黄、沙参、麦冬、当归、丹皮、白术、女贞子、旱莲草、杞子、鳖甲、龟甲、川楝子、郁金等。

肾阴亏虚，水不涵木，则易致肝阳上亢，上扰清空，遂成头痛。症见头痛，头晕，眼睛干涩，视物昏花，腰膝酸软，失眠，心烦，伴有手足心热，口干欲饮，或有盗汗，舌红少苔，脉弦细。治以滋肾平肝，通络止痛，方用杞菊地黄丸加减。中药可选枸杞子、白菊花、生地黄、山茱萸、山药、茯苓、丹皮、泽泻、钩藤、龟甲、龙骨、牡蛎、旱莲草、女贞子等。

气郁日久化火，致阳热有余，升动太过或升而无制；或因肝阴亏虚；或火热之邪灼伤阴血，以致阴虚阳亢，阴不制阳，肝风内动，气血上冲，亢逆之肝阳上扰清窍，遂成肝风上扰之头痛。症见头痛，眩晕，耳鸣，烦躁易怒，手足肿胀，眠差，舌质红脉弦数。治以镇肝息风，滋阴潜阳，方用镇肝息风汤。中药可选珍珠母、龙骨、牡蛎、磁石、代赭石、石决明、熟地黄、枸杞子、白芍、玄参、天冬、山茱萸、山药、生麦芽等。

久病伤阴耗血，肝血不足，无以濡养清窍，脑失所养，不荣则痛，遂成肝血亏虚之头痛。症见头部隐痛或空痛，伴有头晕，遇劳则甚，视力减退，面白无华，爪甲不荣，肢麻震颤，或女子经少色淡，舌淡苔白，脉弦细。治以益气养血，方用八珍汤加减。药用当归、川芎、芍药、生地黄、党参、黄芪、白术、甘草等。

若风邪夹寒入侵头部，凝滞经络，可致脉络失和；或素体阳虚，寒自内生，凝滞肝脉，气血不畅，不通则痛，遂成肝经寒凝之头痛。症见头痛剧烈，遇冷尤甚，或恶心，呕吐涎沫，少腹坠胀冷痛，舌淡苔白滑，脉沉弦或迟。治以暖肝止痛，方用吴茱萸汤。药用吴茱萸、肉桂、制附子、人参、干姜、大枣、川芎、全蝎、蜈蚣、炙甘草等。

感受湿热之邪；或嗜食肥甘厚味，酿生湿热；或脾失健运，湿邪内生，郁而化热，湿热之邪蕴结肝胆，致其疏泄功能失常，循经上扰，阻蒙脑窍，脉络失和，遂成肝胆湿热之头痛。症见头痛如裹，昏蒙，伴胸闷纳呆，腹胀，大便不调，小便短赤，口苦口黏，或身目发黄，舌红，苔黄腻，脉弦滑数。治以清利湿热，方用大柴胡汤加减。中药可选柴胡、大黄、车前子、茵陈、黄芩、黄连、泽泻、茯苓、枳实等。

2. 从瘀论治

头痛为一种反复发作的慢性病症，其病程较长，时作时止。叶天士在《临证指南医案》中认为："大凡经主气，络主血，久病血瘀。"脑为精明之府，不论何种原因导致的血液运行不畅，瘀血阻于脑窍，闭塞脑脉，都会出现神机失畅，血行凝滞，络道不通而出现头痛等临床表现，故在辨证论治的基础上，加以活血化瘀、通窍止痛之品。

外伤跌仆，损伤血脉，瘀血停滞，阻塞脉络，不通则痛，其头痛部位多固定不移。症见头痛，痛处不移，痛如锥刺，可伴头晕，恶心欲吐，舌质紫暗，或有瘀斑，苔薄白或薄黄，脉弦或涩。治宜活血化瘀，通窍止痛，方用通窍活血汤加减。中药可选桃仁、红花、当归尾、赤芍、生地黄、川芎、远志、茯苓、陈皮、半夏、柴胡等。

素体情志失调，肝失疏泄，气机不畅，气滞血瘀，脉络瘀阻，从而引发头痛，症见头部胀痛或刺痛，痛有定处，以两侧为甚，随情志波动而有起伏，可伴口苦口干，心烦易怒，舌质稍紫，苔薄白或薄黄，脉弦。治宜疏肝解郁，活血祛瘀，方选丹栀逍遥散加减。药物组成：栀子、菊花、柴胡、当归尾、茯苓、夏枯草、牡蛎、桃仁、红花、芍药、薄荷、川芎等。

头痛日久，气阴两虚血瘀，因气为血帅，气行则血行，气虚则血脉鼓动无力，血行不畅，导致瘀血内阻。阴虚生内热，血虚肝失所养，阴阳失衡，虚阳上扰，则为头痛。症见头部钝痛或疼痛如锥刺，痛处不移，入夜尤甚，其痛时作时休，缠绵不愈，伴全身疲倦乏力，少气懒言，面色无华，头晕目眩，形体消瘦，两目干涩，视物昏蒙，口干不欲饮，舌质有瘀点或瘀斑，苔少，脉沉细弱或细涩。治宜益气养阴，平肝潜阳，方用四君子汤合当归补血汤。中药可选生地黄、玄参、麦门冬、沙参、黄芪、党参、枸杞子、桃仁、红花、川芎、赤芍等。

头痛日久，又可致痰瘀互结，头为清阳之府，痰瘀互结，清窍被扰，气血不通，则发为头痛。而痰易与湿相兼为邪，故痰瘀可夹湿，久则又可转为湿热。症见头痛，头晕，头重，胸闷，心悸，口干，面色无华，苔白或腻，脉弦滑。夹湿则见恶心欲吐；湿热则见烦躁口干。治以化痰祛瘀，方用温胆汤合桃红四物汤加减。中药可选法半夏、茯苓、竹茹、陈皮、枳壳、黄连、桃仁、红花、当归、川芎、天麻、石菖蒲、郁金、白术等。

外邪侵袭，首犯巅顶，失治或误治，邪气稽留，抑阻清阳，致脉络闭塞，日久血行不畅而成瘀，发为头痛。症见头部胀痛或如针刺或跳痛，痛处固定，夜寐欠佳，舌质淡红，边有瘀点或瘀斑，苔薄白，脉沉弦或弦紧。治宜祛风通络，活血化瘀，方用血府逐瘀汤合川芎茶调散加减。中药可选川芎、防风、桃仁、红花、当归尾、赤芍、白芷、羌活、柴胡、细辛、桔梗、柴胡、牛膝等。

3. 从风论治

头痛主要分为外感头痛和内伤头痛两大类。其外感的寒、热、湿等邪气常伴风邪侵犯头部导致头痛；其热极生风、肝阳化风、血虚生风等都可以导致内风，而内风又可以伴随痰、瘀、湿、热等邪气上攻头部，产生头痛。外感头痛多以外风为主，治疗重在祛风，内伤头痛多以肝风为主，治疗重在息风。由于头痛的致病因素中常伴有风邪，在治疗头痛时，而且也常用"风药"治疗头痛，或以"风药"引其他药之药力上达头部，所以不论外感头痛和内伤头痛，治疗过程中均有祛风的方法。头痛一证所涉及的脏腑有肝、心、肾、脾等脏腑，而以肝为主，风邪贯穿始末。《素问·至真要大论》曰："诸风掉眩，皆属于肝"，肝为厥阴风木之脏，内俱相火，主升主动，得少阴癸水之润则平。水亏则木气不平，木旺则生火，而成风火相煽，扰及清空，发为头痛。

根据头痛的发病特点及临床表现进行辨证，从风论治头痛，疗效肯定。外风所致的头痛治疗重在祛风，常用中药有荆芥、白芷、羌活、细辛、藁本等疏风解表通窍之品，外风所致头痛易夹寒、夹湿，根据其兼夹邪气不同，辅以散寒、化湿、清热等；肝风所致的头痛治疗重在息风，常用天麻、钩藤、菊花等平肝息风之品，肝风所致头痛易合并脾肾不足，适当配合桑寄生、杜仲、牛膝、山茱萸、枸杞子、山药、甘草等滋肾养脾之品，根据正邪虚实不同，参以养血柔肝、平肝息风、健脾化痰、活血祛瘀等治疗方法。此外，对于头痛时间较长、疼痛较剧的患者，可适当加入蜈蚣、全蝎、僵蚕等虫类药物息风通络止痛。

第六节　不　寐

一、定义

不寐即失眠，以经常性不能获得正常睡眠为主要特征，是中医学神志病中常见的一种病证。由于情志、饮食内伤、病后及年迈、禀赋不足、心虚胆怯等病因，引起心神失养或心神不安，从而导致不能获得正常睡眠。主要表现为睡眠时间、深度的不足以及不能消除疲劳、恢复体力与精力，轻者入睡困难，或寐而不酣、时寐时醒，或醒后不能再寐，重则彻夜不寐。

不寐的临床表现和神经官能症、围绝经期综合征等相似，高血压、甲状腺功能亢进、贫血、脑动脉硬化症、慢性中毒以及精神分裂症早期患者出现以不寐为主要临床表现时可参考本节内容辨证论治。

二、历史沿革

《难经》最早提出"不寐"这一病名，《难经·四十六难》认为老人不寐的病机为"血气衰，肌肉不滑，荣卫之道涩，故昼日不能精，夜不得寐也"。不寐在《内经》中称为"目不瞑""不得眠""不得卧"，并认为不寐的原因主要有两种，一是其他病症影响，如咳嗽、呕吐、腹满等，使人不得安卧；二是气血阴阳失和，使人不能入寐，认为其病机是"阴虚"所致。《灵枢·大惑论》较为详细地论述了"目不瞑"的病机，认为"卫气不得入于阴，常留于阳。留于阳，则阳气满，阳气满，则阳跷盛；不得入于阴，则阴气虚，故目不瞑矣。"《素问·病能论》曰："人有卧而有所不安者，何也？……脏有所伤，及精有所之寄则安，故人不能悬其病也。"《素问·逆调论》还记载有"胃不和，则卧不安"，是指"阳明逆，不得从其道，故不得卧也"。《灵枢·营卫生会》还论述了老年人"不夜瞑"的病因病机，认为"老者之气血衰，其肌肉枯，气道涩，五脏之气相搏，其营气衰少而卫气内伐，故昼不精，夜不瞑。"《灵枢·邪客》对"目不瞑"更提出了具体的治法和方药："补其不足，泻其有余，调其虚实，以通其道，而去其邪。饮以半夏汤一剂，阴阳已通，其卧立至。"这种治疗方法至今对于临床仍有一定的指导意义。

张仲景对不寐的临床证候和治法丰富了《内经》的内容。如《伤寒论·辨少阴病脉证并治》曰："少阴病，得之二三日以上，心中烦，不得卧者，黄连阿胶汤主之。"《金匮要略·血痹虚劳病脉证并治》曰："虚劳虚烦不得眠，酸枣仁汤主之。"前者是少阴病热化伤阴后的阴虚火旺证，后者是虚劳病虚热烦躁的不寐证。二方至今临床仍有应用价值。

巢元方《诸病源候论·大病后不得眠候》说："大病之后，脏腑尚虚，荣卫未和，故生于冷热。阴气虚，卫气独行于阳，不入于阴，故不得眠。若心烦不得眠者，心热也；若但虚烦而不得眠者，胆冷也。"其指出脏腑功能失调和营卫不和是不寐的主要病机所在，并结合脏腑机能的变化对不寐的证候作了初步分类。

孙思邈《千金翼方》中记载了丹砂、琥珀等一些重镇安神药，以及在半夏秫米汤基础上，拟选温胆汤等治疗"大病后虚烦不眠"，为秦汉以来治疗不寐增添了新的内容。王焘《外台秘要·伤寒不得眠方四首》中说："虽复病后仍不得眠者，阴气未复于本故也"，进一步阐明了在热病后，阴血耗损是引起失眠的常见病因，并收载了较多的治疗不寐的处方。

许叔微《普济本事方》论述不寐的病因说："平人肝不受邪，故卧则魂归于肝，神静而得寐。今肝有邪，魂不得归，是以卧则魂扬若离体也。"此说明肝经血虚，魂不守舍，致心神不安而发生不寐，并针对这种病因创制真珠丸以育阴潜阳。在服药方法上，提出了"日午夜卧服"的观点，对临床确有一定的指导意义。

张介宾《景岳全书·不寐》较全面地归纳和总结了不寐的病因病机及其辨证施治方法，指出："不寐证虽病有不一，然惟知邪正二字则尽之矣。盖寐本乎阴，神其主也，神安则寐，神不安则不寐，其所以不安者，一由邪气之扰，一由营气之不足耳。有邪者多实证，无邪者皆虚证。"明确地提出将邪正虚实作为本病辨证的纲要。此外，他还认为饮浓茶可影响睡眠："饮浓茶则不寐，心有事亦不寐者，以心气之被伐也……而浓茶以阴寒之性，大制元阳，阳为阴抑，则神索不安，是以不寐也。"在治疗方面，他根据不寐不同证候，分别采用不同的治疗原则和方药，不论在病因病机上，还是在论治用药上都作了系统的论述，指出："无邪而不寐者……宜以养营养气为主治……即有微痰微火，皆不必顾，只宜培养气血，血气复则诸证自退。若兼顾而杂治之，则十曝一寒，病必难愈，渐至元神俱竭而不可救者有矣。"他还提出"有邪而不寐者，去其邪而神自安也。"这些论述迄今仍有较高的参考价值。李中梓《医宗必读·不得卧》对不寐的病因和治法论述亦颇具体而实用，将不寐原因概括为"气虚""阴虚""痰滞""水停""胃不和"五个方面。他说，"愚按《内经》及前哲诸论详考之，而知不寐之故，大约有五：一曰气虚，六君子汤加酸枣仁、黄芪。一曰阴虚，血少心烦，酸枣仁一两、生地黄五钱、米二合，煮粥食之。一曰痰滞，温胆汤加南星、酸枣仁、雄黄末。一曰水停，轻者六君子汤加菖蒲、远志、苍术，重者控涎丹。一曰胃不和，橘红、甘草、石斛、茯苓、半夏、神曲、山楂之类。大端虽五，虚实寒热，互有不齐，神而明之，存乎其人耳！"戴元礼《证治要诀·虚损门》有"年高人阳衰不寐"之论，说明不寐的病因与阳虚有关，其论点颇值得注意。徐春甫《古今医统大全·不得卧》亦较详细地分析了不寐的病因病机，并对临床表现及其治疗原则作了较为详细的论述。

冯楚瞻《冯氏锦囊秘录·方脉不寐合参》对青年人及老年人睡眠状态不同的认识，提出了"壮年肾阴强盛，则睡沉熟而长，老年阴气衰弱，则睡轻微而短"的观点，说明不寐的病因又与肾阴的盛衰有关。叶桂《医效秘传·不得眠》将病后不寐病机分析为"夜以阴为主，阴气盛则目闭而安卧，若阴虚为阳所胜，则终夜烦扰而不眠也。心藏神，大汗后则阳气虚，故不眠。心主血，大下后则阴气弱，故不眠。热病邪热盛，神不精，故不眠。新瘥后，阴气未复，故不眠。若汗出鼻干而不得眠者，又为邪入表也。"其他如林珮琴《类证治裁》、沈金鳌《杂病源流犀烛》、程国彭《医学心悟》、叶天士《临证指南医案》，以及唐容川《血证论》等，都以《内经》《难经》《伤寒论》《金匮要略》等理论为指导，结合历代医家的观点和自己的临床经验，对不寐的病因、病机、治法、方药等方面有所发挥，从而使不寐从理论到实践，均有了比较系统的认识。

三、病因病机

（一）病因

不寐的病因大致可分为外感和内伤两个方面。外感者主要见于各种热病过程中；内伤者主要由情志不舒、心脾两虚、阴虚火旺、心肾不交、痰热内扰、胃气不和所引起。本篇主要论述内伤引起的不寐。

1. 情志所伤

情志活动以五脏的精气为物质基础。情志所伤，影响五脏，都可引起不寐的发生，尤以过喜、过怒、过思、或过悲更为常见。如肝气郁结，肝郁化火，邪火扰动心神，心神不安而不寐。或由五志过极，心火内炽，心神扰动而不寐。或由思虑太过，损伤心脾，心血暗耗，神不守舍，脾虚生化乏源，营血亏虚，不能奉养心神，即《类证治裁·不寐》曰："思虑伤脾，脾血亏损，经年不寐。"

2. 饮食不节

暴饮暴食，宿食停滞，脾胃受损，壅遏于中，胃气失和，升降失常，阳气浮越于外而卧寐不安，如《张氏医通·不得卧》云："脉滑数有力不得卧者，中有宿滞痰火，此为胃不和则卧不安也。"或由过食肥甘厚味，酿生痰热，扰动心神而不眠。或因饮食不节，脾胃受伤，脾失健运，气血生化不足，心血不足，心失所养而不寐。

3. 痰热内扰

痰热内扰，心神不宁，思虑过伤，火炽痰郁，也是引起不寐的一个原因。如唐容川《血证论·卧寐》中说："肝经有痰，扰其魂而不寐者，温胆汤加酸枣仁治之。"《类证治裁·不寐》中说："由胆火郁热，口苦、心烦，温胆汤加丹皮、栀子、钩藤、桑叶。"

4. 心脾两虚

劳心过度，伤心耗血；或妇女崩漏日久、产后失血；病后体虚，手术失血，老年体虚血少等，均能导致气血不足，无以奉养心神而不寐。

5. 心虚胆怯

平时心气素虚，易受惊恐，神魂不安，以致夜不能寐或寐而不酣，如《杂病源流犀烛·不寐多寐源流》所说："有心胆惧怯，触事易惊，梦多不祥，虚烦不寐者。"

6. 心肾不交

心主火，肾主水，心火下降，肾水上升，水火既济，心肾交通，睡眠才能正常。如《景岳全书·不寐》所说："总属真阴精血不足，阴阳不交而神有不安其室耳"，由于各种原因，诸如先天不足，房劳过度，肾阴耗伤，不能上奉于心，心火独亢而不寐；或因心阳衰弱，心火不能下温肾水，水火不济而不寐。

7. 血虚肝旺

暴怒伤肝，肝病日久，易致血虚肝旺，阳浮于外，魂不守舍，而致不寐。如清·唐容川《血证论·卧寐》中说："肝病不寐者，肝藏魂，人寤则魂游于目，寐则魂返于肝。若阳浮于外，魂不入肝则不寐。其证并不烦躁，清睡而不得寐，宜敛其阳魂，使入于肝……"

（二）病机

不寐的病因虽多，但以情志、饮食或气血亏虚等内伤病因居多。其病位在心，总由心神失舍而成，但与肝、胆、脾、胃、肾关系密切。心神不安则不寐，心神安宁需要阴阳气血的调和，阴阳气血由水谷精微所化，上奉于心则心神得养；受藏于肝则肝体柔和；统摄于脾则生化不息；内藏于肾则肾精上承于心，心气下交于肾，则神志安宁。其基本病机以心血虚、胆虚、脾虚、肾阴亏虚进而导致心失所养及由心火偏亢、肝郁、痰热、胃失和降进而导致心神不安两方面为主。不寐虚证多由心脾两虚、心虚胆怯、阴虚火旺，引起心神失养所致；不寐实证则多由心火炽盛、肝郁化火、痰热内扰，引起心神不安所致。但不寐久病可表现为虚实兼夹，或为瘀血所致。

四、证候分类

1. 心火偏亢

症状：心烦不寐，躁扰不宁，怔忡，口干舌燥，小便短赤，口舌生疮，舌尖红，苔薄黄，脉细数。

2. 肝郁化火

症状：急躁易怒，不寐多梦，甚至彻夜不眠，伴有头晕、头胀，目赤耳鸣，口干而苦，便秘，溲赤，舌红苔黄，脉弦而数。

3. 痰热内扰

症状：不寐，胸闷心烦，泛恶，嗳气，伴有头重、目眩，口苦，舌红，苔黄腻，脉滑数。

4. 胃气失和

症状：不寐，脘腹胀满，胸闷，嗳腐吞酸，或见恶心呕吐，大便不爽，舌苔腻，脉滑。

5. 阴虚火旺

症状：心烦不寐，心悸不安，腰酸足软，伴头晕，耳鸣，健忘，遗精，口干津少，五心烦热，舌红少苔，脉细而数。

6. 心脾两虚

症状：多梦易醒，心悸健忘，神疲食少，头晕目眩，伴有四肢倦怠，面色少华，舌淡苔薄，脉细无力。

7. 心胆气虚

症状：心烦不寐，多梦易醒，胆怯心悸，触事易惊，伴有气短自汗，倦怠乏力，舌淡，脉弦细。

8. 心肾不交

症状：心烦不寐，头晕耳鸣，烦热盗汗，咽干，精神萎靡，健忘，腰膝酸软，男子滑精阳痿，女子月经不调，舌红少苔，脉细数。

五、诊治体会

（一）不寐的辨证

一是辨轻重：不寐的病证轻重，与其病因、病程长短有关，要通过不同的临床表现加以辨别。轻证多为少眠或不眠，重者彻夜不眠；轻者数日即安，重者成年累月不解，苦于入睡困难。二是辨虚实：不寐的病性有虚实之分。虚证属心血虚、胆虚、脾虚、肾阴亏虚导致心失所养，表现为体质瘦弱、面色无华、神疲懒言、心悸健忘，舌苔较薄，脉细、沉、弱或数而无力，病程较长。实证为心火偏亢、肝郁、痰热、胃失和降进而火盛扰心或瘀血阻滞，表现为心烦易怒、口苦咽干、便秘、溲赤、胸闷且痛，舌苔腻，脉弦、滑、数，病程较短。三是辨受病脏腑：不寐的主要病位在心。由于心神被扰或心神失养、神不守舍而致不寐。亦因其他脏腑，如肝、胆、脾、胃、肾的阴阳气血失调，也可扰动心神而致不寐。如急躁易怒而不寐者，多为肝火内扰；心烦不寐，入睡后易惊醒者，多为心虚胆怯；胃脘痞闷、苔腻而不寐，多为胃中积食；心烦心悸、头晕健忘而不寐，多为阴虚火旺，心肾不交；面色少华、肢倦神疲而不寐者，多为脾虚不运，心神失养。

（二）不寐的治疗

1. 从虚论治

由于不寐主要因脏腑阴阳失调、气血失和引起，若劳心过度，伤心耗血；或妇女崩漏日久，产后失血；或病后体虚，或行大手术后；或老年人气虚血少等，均能导致气血不足，无以奉养心神而致不寐。正如《景岳全书·不寐》中说："无邪而不寐者，必营血之不足也。营主血，血虚则无以养心，心虚则神不守舍"，以致心神不宁而不寐。因而首先应从本而治，着重调治所病脏腑及其气血阴阳，应用补益心脾、交通心肾、疏肝养血、益气镇惊等法，使气血和调、阴阳平衡、脏腑功能恢复正常，心神守舍，则不寐可愈。方用四君子汤、四物汤、酸枣仁汤、归脾汤等。其中，以肝血不足为主者用酸枣仁汤，肝血足则魂归于肝而夜寐得安。气血两虚，心脾不足，营卫之行涩，精神昏昏，而夜反不能睡，切其脉缓软无力，舌质淡嫩的，可用归脾汤加减；心之阴血不足，则用天王补心丹加减治之。本方用生地黄、玄参、天冬、麦冬以滋心阴之虚，丹参凉血清心，柏子仁润心定志，茯神、远志安神养心，酸枣仁、五味子敛阴潜阳，当归补血，党参益气，朱砂镇心而有灵，桔梗载药以滋心阴。诸药合用，共奏其功。

2. 从瘀论治

长期顽固性不寐，临床多方治疗效果不佳，伴有心烦，舌质偏暗，有瘀点者，可从瘀论治。而对于气血亏虚，各个脏腑皆衰者，即便舌脉无明显瘀血征象，由于气弱血停成瘀，体内局部还是有血瘀情况，亦可从瘀论治。《素问·调经论》曰："血气不和，百病乃变化而生。"叶天士多次在《临证指南医案》中提到"初病在经，久病入络""以经主气，络主血"，提示病程较长的时候，治疗大多需要活血祛瘀通络，在辨证用药时，适当加入活血通络之品。活血化瘀法治疗不寐首推血府逐瘀汤，此方见于王清任《医林改错》，他在"血府逐瘀汤"注解中这么说道："夜不能睡，用安神养血药治之不效，此方若神。"又曰："夜睡梦多，是血瘀，此方一两副全愈。外无良方。"血府逐瘀汤能起到活血化瘀、通络宁神之功。是方用四逆散调气，桃红四物汤调血，并用桔梗、牛膝二药，一上一下，加减用之，整个方子既能行血分的瘀滞，又能解气分的郁结，活血而不耗血，祛瘀又可生新，可达化瘀宁神之目的。实验研究也表明，血府逐瘀汤有活血化瘀、改善微循环、增加组织器官血流灌注量的效应。该方对于瘀血引起的失眠有良好的治疗效果，对常常伴随出现的面色晦暗，皮肤偏暗或色素沉着，口唇紫暗，舌质暗有瘀斑，舌下静脉曲张，都有明显的改善作用。其他诸如桃红四物汤、复元活血汤等是调理血瘀体质的主要方剂，可以根据具体情况灵活选用。

3. 从郁论治

肝主疏泄，调畅情志。现代人生活节奏快，工作、生活压力大，作息紊乱，缺乏运动，饮食不节，心思细密，多思多虑，敏感狐疑，忧郁紧张，追求完美等，均能导致精神紧张、焦虑、自卑、不安等不良情绪，极易成"郁"，使肝失条达，气机郁滞，魂不入肝，神不安则不寐。《血证论·卧寐》曰："肝病不寐者，肝藏魂……魂不入肝则不寐。"气郁可使血液运行不畅，致血郁；使津液运行不畅，致湿郁。湿郁日久，聚湿成痰，成痰郁。反之，血郁、湿郁、痰郁也可导致气郁。在临床上，这部分不寐患者常可见伴有郁郁寡欢、焦虑烦躁、精神恍惚、心悸易惊、胸脘痞闷、纳差便溏、面色黧黑等。长期失眠增加患者精神负担和心理压力，又反过来加重诸郁。诸郁以气郁为首，从郁论治，以疏肝理气解郁为大法，正如《成方便读》所言："治郁者必先理气，以气行则郁行，气阻则郁结耳。"《古今医统大全》亦明确提出："诸病久则气滞血凝而成郁结，治之虽各因其证，当兼之以解散，固不可不知也。郁滞一开，则气血通畅，而诸病各自以其方而易愈也。"以小柴胡汤、逍遥散、越鞠丸、甘麦大枣汤等方为主。根据不同病机进行加减,如气滞胀满者,行气消胀,加木香顺气丸;胃气不和者,和中健胃,加保和丸;夹痰夹湿者,兼以燥湿化痰之法,加平胃散,湿可聚痰,治疗以化痰开窍,宁心安神为主,常用温胆汤加石菖蒲、郁金等;已成痰热者,可予黄连温胆汤清热化痰,宁心安神;脾虚者,益气健脾,加四君子汤;见血郁之证,以理血为主,且养血有助于疏肝,加血府逐瘀汤;肝阴虚,则以一贯煎疏肝郁,养肝阴;郁而化热者,则以丹栀逍遥散清热解郁。

4. 从肾论治

心主火在上,肾主水在下,在正常情况下,心火下降至肾,能温养肾阳;肾水上升至心,则能涵养心阴,水火既济,得以维持人体水火、阴阳之平衡。若水亏于下,火炎于上,水不得上济,火不得下降,心肾无以交通,阴精不能上承,不能制约心火而致心火偏亢,神不安于内而导致不寐发生。《灵枢·营卫生会》曰:"老者之气血衰,其肌肉枯,气道涩,五脏之气相搏,其营气衰少而卫气内伐,故昼不精,夜不瞑。"陈士铎之《石室秘录》云:"盖老人气血之虚,尽由于肾水之涸。"可见肾阴不足、气血衰少是导致心失所养而不寐的主要原因。症见不得卧寐而心中烦,口干口渴,舌红绛,苔黄,脉细数或弦数,此由肾水亏于下,心火亢于上所致。肾阴水亏,心火无制而上炎,就会导致心肾不交,水火失济,出现心烦不得卧寐。治疗上以补肾阴、益气血为法则,意在标本结合、攻补兼施。可选六味地黄丸、归脾汤之补益方剂,配伍安神之品,疗效尚佳。对于肾阳虚弱睡眠质量不好的病人,夜寐多梦或者醒得比较早,精神比较淡漠,情志比较抑郁,腰酸畏冷,夜尿频数,可予金匮肾气丸加减以温补肾阳来治疗。

5. 从胃论治

《素问·逆调论》谓:"胃不和,则卧不安。"此句本为表述足阳明胃经"气逆"致喘而不能安卧之意。后经历代医家的不断补充和发挥,对其认识逐渐统一,提出胃肠疾病与抑郁、焦虑等睡眠障碍相关疾病密切相关。张景岳也认为"今人有过于饱食或病胀满者,卧必不安。"《医学心悟》云:"有胃不和卧不安者,胃中胀闷疼痛,此食积也,保和汤主之。"胃疾日久多涉于脾,脾胃运化升降失调,将导致正虚不复,脾胃虚弱,中气亏虚,则升举不能,化源无由则神机失养。症见入睡困难,多梦易醒,心悸健忘,体倦神疲等。治宜健脾益气,通降和胃,可用四君子汤、归脾汤加减。胃之和降与肝(胆)之疏泄密切相关。肝气条达则助胃受纳腐熟而降浊阴之气,若肝失于疏泄,横逆犯胃,胃失和降,则症见胃脘胀闷,攻撑作痛,脘痛连胁,每因情志因素而作痛、失眠等。治宜疏肝理气,开郁降胃,方用柴胡疏肝散、半夏厚朴汤加减。脾与胃同居中焦,升降相因,其生理功能分为运化水谷精微及运化水湿两个方面。当脾运化水湿失职,脾之升清、胃之降浊功能受到影响,清者难升,浊者不降,滋生痰邪,则见恶心、呕吐清水痰涎、失眠眩晕、胸闷痰多等症。治以化痰降浊为法,方选温胆汤、旋覆代赭汤加减。饮食不节,容易造成消化功能紊乱,腐熟水谷功能失调,停滞于胃肠,形成食积,食滞于中,气机阻滞不畅,浊气上逆,则见以辗转不寐、嗳腐酸臭、腹满胀痛为主症，兼见厌食暖气等症，治宜通腑泄浊，和胃降逆，可用保和丸为主方。胃喜润恶燥，若热病既久，过服辛燥，损津耗液；或素体胃阴不足，津液亏少所致胃阴不足，濡润失职，表现以烦躁不寐、胃脘灼痛为主症，兼见口舌干燥、胃脘嘈杂、嗳气吞酸、饱不欲食等症。治以甘凉濡润之品滋阴降火和胃，可用沙参麦冬汤或一贯煎加减。总之，以胃致不寐原因种种，不外气虚、气郁、寒凝、痰阻、食积、湿滞、血瘀、阳虚、阴虚等。临床所见往往寒热兼杂、虚实错杂，绝非单一表现形式。医者需审病求因，辨证论治，灵活运用。

6. 从调畅气机论治

《内经》云："黄帝曰：病而不得卧者，何气使然？岐伯曰：卫气不得入于阴，常留于阳。留于阳则阳气满，阳气满则阳跷盛，不得入于阴则阴气虚，故目不瞑矣。"生命活动，概括一言，曰气机升降而已矣。肺主宣发，布散精气于周身，是为升，主肃降，通调水道而行水，是为降；心主血脉，令神明变化显现无穷是为升，心火下降交于肾水，神气内敛，又为降；肝主升发，调畅情志为升，其主藏血，疏泄脾土与水湿为降；肾水上济于心，肾阳蒸腾于脾为升，肾主秘藏精气，而又施泄有度，则为降。阴本沉降而能升，阳本升浮而能降，阴升阳降始得水火既济，阴平阳秘，是为常人。气机升降失常，邪气阻滞，气机不利，升降失度，则病作矣；气机升降失常，当升者不能升，当降者不得降，则必郁，郁则不寐，郁久则生热，是为郁热，故脏腑功能失调诸证多伴有郁热之象。白天活动，气机外发，消耗精气，是谓"气留于阳"；夜晚睡眠休息，五脏气机内守潜伏，蒸化肾阴，化为清气，补充白天消耗的精气，是谓"气入于阴"。如果夜晚人体五脏阳气不潜，则"留于阳则阳气满，阳气满则阳跷盛"，脏腑就会处在亢奋的状态，人就不能入睡。比如心火亢而不降则人烦躁不能眠，胆气逆不能降则人易惊多梦不能眠，胃气逆不能降则卧不能安等。调整升降之良剂，当推杨栗山所制升降散，方由僵蚕、蝉衣、片姜黄、大黄四药组成。临床用治肝胆郁热，三焦不畅，脾胃停滞，气机升降失常而见心烦不寐，低热不退，月经不调，或状若血虚阴伤诸症。升降散善升清降浊，行气活血，透发郁热。方以僵蚕为君，辛咸性平，气味俱薄，轻浮而升阳中之阳，善能升清散火，祛风胜湿，清热解郁；蝉蜕为臣，甘咸性寒，升浮宣透，可清热解表，宣毒透达，与僵蚕合用，升阳中之清阳；姜黄为佐，气辛味苦，行气活血解郁；大黄为使，苦寒泻火，通腑逐瘀，推陈致新，善降浊阴。气血畅达，清升浊降。故凡气机升降失常之不寐皆可以升降散主之。

7. 日常调摄之法

情志不舒或精神紧张、过度焦虑等精神症状是导致不寐的常见因素，因而消除顾虑及紧张情绪，保持精神舒畅，是治疗不寐的重要方法之一。结合生活调节，包括情志、运动、饮食等，起居有常，春夏宜"夜卧早起"，秋宜"早卧早起"，冬宜"早卧晚起"，午时少息以养阳，子时熟睡以养阴。寐寝贵乎神静，神静则寐，因此晚间宜人静，不宜多语谈笑、情绪激动、剧烈活动。注意饮食调理，避免进食浓茶、咖啡、烟酒及辛辣刺激食物。加强体育锻炼，动静结合，调节阴阳，增强体质。养成良好的生活习惯，调治结合则事半功倍，每每可取得药物所难以达到的疗效。

第七节　郁　证

一、定义

郁证是因情志不舒、气机郁滞引起的，以心情抑郁、情绪不宁、胸部满闷、胸胁胀痛，或易怒易哭，或咽中如有异物梗塞等为主要临床表现的一类病证。该病证由于七情所伤，或素体虚弱致肝失疏泄，脾失运化，心失所养，五脏气机失和，渐致脏腑阴阳气血失调而形成。郁证有广义、狭义之分，本节所阐述的是以情志不舒为病因的狭义郁证。

现代医学的神经衰弱、癔症、焦虑症、围绝经期综合征、反应性精神病等，具有郁证临床表现者，可参考本节辨证论治。

二、历史沿革

《内经》无郁证病名，但有木郁、火郁、土郁、金郁、水郁及情志内郁之说。如《素问·六元正纪大论》说："郁之甚者，治之奈何？""木郁达之，火郁发之，土郁夺之，金郁泄之，水郁折之。"在《内经》里还有较多的关于情志致郁的病机论述，《内经》认为，人的精神意识、思维活动，以喜、怒、忧、思、悲、恐、惊七种情志的变化为其表现形式。外有所触，则情有所变，内有所动。正常情况下，人与外界保持着动态的平衡。而七情五志的太过或不及又直接影响脏腑功能的运转和气血津液的输布，甚则气机郁滞，产生病证。如《素问·举痛论》说："思则心有所存，神有所归，正气留而不行，故气结矣。"《灵枢·本神》说："愁忧者，气闭塞而不行。"《素问·本病论》说："人忧愁思虑即伤心""人或恚怒，气逆上而不下，即伤肝也"。《灵枢·百病始生》篇曰："忧思伤心""忿怒伤肝"。反之，脏腑功能的正常与否，以及气血津液的充盈与衰微亦可通过情志的变化反映出来，如《素问·四时刺逆从论》曰："血气内却，令人善恐……血气上逆，令人善怒。"

张仲景未直言郁证，冠以脏躁、梅核气等名称。《金匮要略》在"妇人杂病"篇里说："妇人脏燥，悲伤欲哭，数欠伸，象如神灵所作者，甘草小麦大枣汤主之""妇人咽中如有炙脔者，半夏厚朴茯苓生姜汤主之"。其所提出的治疗方药沿用至今。

巢元方称之为结气病、气病，《诸病源候论·结气候》说："结气病者，忧思所生也，心有所存，神有所止，气留而不行，故结于内"，指出忧思会导致气机郁结。陈言明确提出情志致郁，他在《三因极一病证方论·三因论》中说："七情，人之常性，动之则先自脏腑郁发，外形于肢体，为内所因。"所以陈氏论内因悉归七情，认为情志致病，多为郁极而发，故专列七气汤以治"脏腑神气，不守正位，为喜怒忧思悲惊恐悸，郁而不行，遂聚涎饮结积，坚牢有如坯块，心腹绞痛，不能饮食，时发时止，发则欲死。"（《三因极一病证方论·七气证治》）

金元时期开始比较明确地把郁证作为一种独立的病证来论述，把情志致郁作为郁证的主要内容。如朱丹溪首创六郁说，将其归纳为气、湿、热、痰、血、食之六郁病证。《丹溪心法》将郁列为一个专篇，《丹溪心法·六郁》说："郁者，结聚而不得发越也，当升者不得升，当降者不得降，当变化者，不得变化也。此为传化失常，六郁之病见矣"，同时又说"气血冲和，万病不生，一有怫郁，诸病生焉，故人身诸病，多生于郁"，强调了气血郁滞是导致许多疾病的重要病理变化，并提出"凡郁皆在中焦"。治疗上以苍术、川芎开提气机，总解诸郁，创立了六郁汤、越鞠丸等相应的治疗方剂，丰富了中医学对郁证的认识和治疗内容。戴思恭深得朱丹溪六郁之旨，认为中焦气机升降受阻是造成无形之气和有形之质郁滞的根本原因，在《推求师意·郁病》中说："郁病多在中焦，六郁例药，诚得其要……其中气则常先四脏，一有不平，则中气不得其和而先郁，更因饮食失节，停积痰饮，寒湿不通，而脾胃自受者，所以中焦致郁多也。"又说："今药兼升降而用者，苍术，阳明药也，气味雄壮辛烈，强胃健脾，开发水谷气，其功最大；香附子，阴血中快气药也，下气最速，一升一降，以散其郁；抚芎，手足厥阴药也，直达三焦，俾生发之气，上至头目，下抵血海，疏通阴阳，气血之使也。然此不专开中焦而已，且胃主行气于三阳，脾主行气于三阴，脾胃既有水谷之气行，从是三阴、三阳各脏腑自受，其燥金之郁者，亦必用胃气可得通也，天真等气之不达者，亦可得而伸矣。况苍术尤能径入诸经，疏泄阳明之湿，此六郁药之凡例。"

王履《医经溯洄集》列有"五郁论"专篇，认为："凡病之起也，多由乎郁，郁者滞而不通之义，或因所乘而为郁，或不因所乘而本气自郁，皆郁也。岂惟五运之变能使然哉？郁既非五运之变可拘，则达之、发之、夺之、泄之、折之之法，固可扩焉而充之矣。可扩而充，其应变不穷之理也欤。"明确指出非独五运之变才会引起郁证，气血失和，气机不畅，升降失权是导致郁病的关键，因此治疗方法上也应作相应的扩充。赵献可联系脏腑阐发《内经》五郁之旨，提出"凡郁皆肝病也"（《医贯·血证论》）。他认为木郁是导致诸郁的关键，只要肝胆之气舒展畅达，诸郁也会因之而愈，因此治疗上提倡"一法代五法"。以《太平惠民和剂局方》中之逍遥散疏调木郁，并常以左金丸与六味地黄丸同用，认为逍遥散"方中惟柴胡、薄荷二味最妙……唯得温风一吹，郁气即畅达"（《医贯·郁病论》）。

虞抟《医学正传》则明确地提出了郁证的病名。以《素问·六元正纪大论》及《丹溪心法·六郁》为依据，所论郁证包括情志、外感、饮食等因素所致的广义的郁证，谓："或七情之抑遏，或寒热之交侵，故为九气怫郁之候。或雨湿之侵凌，或酒浆之积聚，故为留饮湿郁之疾。"

徐春甫在《古今医统大全·郁证门》中说："郁为七情不舒，遂成气结，即郁日久，变生多端"，明确指出了郁证的病因是七情不舒。《吴医汇讲》曰："郁证之起，必有所因，盖因郁致疾，不待外感六淫，而于情志更多。"孙一奎《赤水玄珠·郁门》中说："有素虚之人，一旦事不如意，头目眩晕，精神短少，筋痿气急，有似虚证，先当开郁顺气，其病自愈"，指出了体质素虚是郁病发病的内在因素。张景岳着重论述了怒郁、思郁、忧郁的证治，在《景岳全书·郁证》中指出："凡五气之郁，则诸病皆有，此因病而郁也；至若情志之郁，则总由乎心，此因郁而病也。"在情志之郁中，他强调了恼怒、思虑、悲忧等精神因素，指出："自古言郁者，但知顺郁解气，通作实邪论治，不无失矣。兹予辨其三证，庶可无误，盖一曰怒郁，二曰思郁，三曰忧郁。"治疗上他认为"郁而太过者，宜裁之抑之，郁而不及者，宜培之助之"（《类经·五郁之发之治》）。怒郁者易怒后逆气已去，唯中气受损，"此木郁克土，损在脾矣"，先予解肝煎疏肝醒脾，怒后逆气既散，脾胃受损者，予五君子煎调养之；思郁者"思则气结，结于心而忧于脾也"，病初宜顺宜开，予沉香降气散顺气开郁，病久损及中气者宜修宜补，用自制寿脾煎补养心脾；忧郁者"则全属大虚，本无实邪"，盖悲则气消，忧则气沉，必伤脾肺，惊则气乱，恐则气下，必伤肝肾，故用自拟大补元煎培养真元。王纶在《明医杂著》中说："盖气血痰三病，多有兼郁者，或郁久而生病，或病久而生郁，或误药杂乱而成郁。"李用粹在描述情志致病临床表现时说："七情不快，郁久成病，或为虚怯，或为噎膈，或为痞满，或为腹胀，或为胁痛"，治疗上主张"郁病虽多，皆因气不周流。法当顺气为先，开提为次。"（《证治汇补·郁症》）沈金鳌《杂病源流犀烛》中说："治郁之法顺气为先；降火、化痰、消积，分多少而治。"

《临证指南医案·郁劳》进一步指出，此证的发病和持续因素乃"因情志不遂，则郁而成病矣，其症心、脾、肝、胆为多……郁则气滞，气滞久则必化热，热郁则津液耗而不流，升降之机失度。初伤气分，久延血分，延及郁劳沉疴"。叶天士治郁，妙在灵巧，其遣方用药，贯穿了宣通的原则，而不重在攻补，治则涉及疏肝理气、苦辛通降、平肝息风、清心泻火、健脾和胃、活血通络、化痰涤饮、益气养阴。他认为"郁则气滞，其滞或在形躯，或在脏腑，必有不舒之现症。盖气本无形，郁则气聚，聚则似有形而实无质。如胸膈似阻，心下虚痞，胁胀背胀，脘闷不食，气瘕攻冲，筋脉不舒。医家不察，误认有形之滞，放胆用破气攻削，迨至愈治愈剧，转方又属呆补。此不死于病，而死于药矣"（《临证指南医案·郁劳》）。情志之郁多系于心，叶天士还十分注意精神治疗对郁证的重要意义，认为"盖郁症全在病者能移情易性"（《临证指南医案·郁劳》）。

王清任对郁证中血行郁滞的病机，在《医林改错》指出："瞀闷，即小事不能开展，即是血瘀""急躁，平素和平，有病急躁，是血瘀""俗言肝气病，无故爱生气，是血府血瘀"，开创应用活血化瘀治疗郁证先河。

由上可知，郁证在临床上有心理情绪变化与躯体主观不适两方面表现，为情志不舒、气机郁滞所致，多具有心情抑郁、情绪不宁、胸闷心悸、胁腹胀满、寐少梦多、悲伤欲哭、咽中如物梗塞等基本症状。《内经》有情志致病的论述，《金匮要略》载有属于郁证范围的脏躁、梅核气两种病证，对郁作专篇论述始于《丹溪心法》，而把郁证作为病证名称则首见于《医学正传》。

三、病因病机

郁证的病因总因情志所伤，但情志所伤是否造成郁证，与精神刺激的强度和持续时间的长短，以及机体本身的状况有密切的关系。正如《杂病源流犀烛·诸郁源流》中说："诸郁，脏气病也。其原本由思虑过深，更兼脏气弱，故六郁之病生焉。六郁者，气、血、湿、热、食、痰也。"郁证发病与肝的关系最为密切，其次是心、脾。肝失疏泄，脾失健运，心失所养，脏腑阴阳气血失调是郁证的主要病机。

（一）病因

1. 情志失调，肝气郁结

七情太过或不及，刺激过于持久，导致情志失调，尤以悲忧恼怒最易致病。厌恶憎恨、愤懑恼怒等精神因素，均可使肝失条达，气机不畅，肝气郁结而成气郁；因气为血帅，气行则血行，气滞则血瘀，气郁日久，影响及血，使血液运行不畅而形成血郁；若气郁日久化火，则发生肝火上炎的病变，而形成火郁；津液运行不畅，停聚于脏腑、经络，凝聚成痰，则形成痰郁。郁火耗伤阴血，则可导致肝阴不足。

2. 忧愁思虑，脾失健运

由于忧愁思虑，精神紧张，或长期伏案思索，使脾气郁结，或肝气郁结之后横逆侮脾，均可导致脾失健运，使脾的消磨水谷及运化水湿的功能受到影响。若脾不能消磨水谷，以致食积不消，则形成食郁；若不能运化水湿，水湿内停，则形成湿郁；水湿内聚，凝为痰浊，则形成痰郁。火郁伤脾，饮食减少，气血生化乏源，则可导致心脾两虚。

3. 情志过极，心失所养

由于所愿不遂，精神紧张，家庭不睦，遭遇不幸，忧愁悲哀等因素，损伤心神，使心失所养而发生一系列病变。若损伤心气，以致心气不足，则心悸、短气、自汗；耗伤心阴以致心阴亏虚，心火亢盛，则心烦、低热、面色潮红、脉细数；心失所养，心神失守，以致心神惑乱，则悲伤哭泣或哭笑无常。心的病变还可进一步影响到其他脏腑。

4. 体质虚弱，为郁内因

素体虚弱，复加情志刺激，肝郁抑脾，饮食渐减，生化乏源，日久必气血不足，心脾失养，或郁或暗耗营血，阴虚火旺，心病及肾，而致心肾阴虚，发为郁证。

（二）病机

郁证起病可急可缓，突然情志刺激致肝气骤结，则起病较急；情志所伤相对较缓，如忧愁思虑日久致郁，则起病较缓。由于主要病因为七情所伤，情志不遂，故病位主要在肝，涉及心、脾、肾。肝体阴用阳，内寄相火，喜条达而主疏泄，长期肝郁不解，情志不畅，肝失疏泄，可引起五脏气血失调。肝气郁结，横逆乘土，或致脾胃升降失常，运化失司之木旺克土证，则出现肝脾失和之证。肝郁日久化热化火可致肝经气机郁滞，火热内郁或郁火上逆，可致心火偏亢；火郁伤阴，心失所养，肾阴被耗，还可出现阴虚火旺或心肾阴虚之证。忧思伤脾，思则气结，气机升降失常，受纳消磨水谷乏力，食滞不化可致食郁；水湿津液失于运化、敷布则成湿郁；湿聚为痰，又致痰郁。痰、湿、食困脾，脾虚不运，清气不升，胃气不降，又可致肝失疏泄条达，出现土壅木郁、土虚木郁、木不疏土之证。脾胃运化失司，生化无源，气血不足，而形成心脾两虚或心神失养之证。阴血虚少，肝体失柔，可致肝阴亏虚，造成肝阳偏亢之证。本病始于肝失条达，疏泄失司，气机郁滞不畅。气郁日久则湿不化，湿郁则生痰，而致痰气郁结；气郁日久，由气及血而致血郁，又可进而化火等，但均以气机郁滞为病理基础。

郁证的病理性质初起多实，以气机郁结为主，进一步可兼血瘀、湿郁、痰阻、火郁、食滞等。病延日久终可伤及脏腑，致气血阴阳虚弱，则易由实转虚，或因火郁伤阴而导致阴虚火旺、心肾阴虚之证；或因脾伤气血生化不足，心神失养，而导致心脾两虚之证。如《类证治裁·郁证》说："七情内起之郁，始而伤气，继必及血，终乃成劳。"

四、证候分类

1. 肝气郁结
症状：精神抑郁，情绪不宁，胸部满闷，胁肋胀痛，痛无定处，脘闷嗳气，不思饮食，大便不调，苔薄腻，脉弦。

2. 气郁化火
症状：性情急躁易怒，胸胁胀满，口苦而干，或头痛、目赤、耳鸣，或嘈杂吞酸，大便秘结，舌质红，苔黄，脉弦数。

3. 血行郁滞
症状：精神抑郁，性情急躁，头痛，失眠，健忘，或胸胁疼痛，或身体某部有发冷或发热感，舌质紫暗，或有瘀点、瘀斑，脉弦或涩。

4. 痰气郁结
症状：精神抑郁，胸部闷塞，胁肋胀满，咽中如有物梗塞，吞之不下，咯之不出，苔白腻，脉弦滑。

5. 心神惑乱
症状：精神恍惚，心神不宁，多疑易惊，悲忧善哭，喜怒无常，或时时欠伸，或手舞足蹈，骂詈喊叫等，舌质淡，脉弦。

6. 心脾两虚
症状：多思善疑，头晕神疲，心悸胆怯，失眠，健忘，纳差，面色不华，舌质淡，苔薄白，脉细。

7. 心肾阴虚

症状：情绪不宁，心悸，健忘，失眠，多梦，五心烦热，盗汗，口咽干燥，舌红少津，脉细数。

8. 肝阴亏虚

症状：情绪不宁，急躁易怒，眩晕，耳鸣，目干畏光，视物不明，或头痛且胀，面红目赤，舌干红，脉弦细或数。

五、诊治体会

1. 中医对郁证的认识

中医十分强调天人相应、形神统一，将人与社会、自然的关系与协调看得十分重要，认为人有所欲求，就要与社会产生接触，就会对周围的事物及其演变有所感知，在情感上即以喜、怒、忧、思、悲、恐、惊七种状态呈现出来。这种关系是一种动态的平衡，在内表现为形神一体，在外则为天人相应。当七情太过或不及，破坏了这种天人相应的关系，就会发生脏腑功能紊乱、气血津液失调等的病证。在病因病机方面，既看到了情感对脏腑功能、气血津液输布的影响，又看到了脏腑功能在情感活动上的体现。七情学说认为，过度的忧愁、悲哀、思虑、惊恐等，都会导致气机郁滞，逐渐引起五脏气机不和，导致郁证。主要是肝、脾、心三脏受累以及气血津液输化失调，表现为肝失疏泄、脾失健运、心神失常。如怒伤肝则肝气郁结，临床上除有精神抑郁、情感不宁、善太息等情感表现外，还有胸胁胀痛、脘闷嗳气、腹胀纳呆等，或呕吐、大便失常、女子月事不行等躯体表现。在治疗过程中，提倡心理和药物治疗相结合的原则。

2. 治郁宜疏不宜伐

郁证多因"气"而生，主要病位在肝，涉及心、脾、肺、肾。精神情志是人体对外界事物的客观反映。正常的情志有赖于气血的调和，心主神明、肝主疏泄等功能的维持。情志内伤的基本病理改变为气机郁滞。《素问·举痛论》曰："怒则气上，喜则气缓，悲则气消，恐则气下……惊则气乱……思则气结。"肝主疏泄，五行属木，性喜条达，对气机的疏通、畅达、升发具有重要的调节作用。通过肝的疏泄功能，调畅气血，从而使神魂安舍。肝气得舒，疏泄得宜，则心情开朗，精神饱满，情志舒畅。《灵枢·本神》说："肝气虚则恐，实则怒。"《医碥》提出："百病皆生于郁。郁而不舒则皆肝木之病矣。"肝者体阴而用阳，《临证指南医案·肝风》云："故肝为风木之脏，因有相火内寄，体阴用阳，其性刚，主动主升，全赖肾水以涵之，血液以濡之。"正因为肝为风木之脏，内寄相火，极易动风化火，出现肝阳上亢、肝风内动之证。郁证的病程大多较长，气郁在先，久则可有血郁、痰郁、湿郁、食郁等证。治疗上要根据肝主升发，性喜条达的特点，宜疏不宜伐，当以调肝为主，以疏肝解郁为总的治疗原则，具体可用疏肝理气，调达木郁之法，方用逍遥散、柴胡疏肝散、温胆汤等，药用柴胡、郁金、香附、木香、青皮、枳壳、佛手、梅花、川芎等，达到畅达木郁，反克取胜，从而使邪去正安的目的。气机上逆者，降气镇逆；气滞胀满者，行气消胀；暴厥者，芳香开窍以救急；胃气不和者，和中健胃助消化；夹痰夹湿者，兼以燥湿化痰之法；脾虚者，益气健脾；血郁之证，以理血为主。临证之时，可随证遣药，这样方可有的放矢。

3. 详辨虚实，分而治之

郁证多有虚实之分，需详细辨证，采用不同方法治之。病初病急者多为实证，实证多见心肝火旺、肝郁气滞。心肝火旺者临证可见目赤、胁痛、心烦易怒、面赤头晕、口干口苦、失眠、小便短赤、大便干结、舌红、脉弦数。治法以泻肝清心为主。方药多选丹栀逍遥散、栀子豉汤加减。常用药物为：牡丹皮、栀子、豆豉、柴胡、芍药、当归、薄荷、茯苓、菊花等；肝郁气滞者临证多见情志抑郁、胸闷、善太息、胸胁疼痛、痛无定处、脘腹胀满、舌红苔白、脉弦。治法以疏肝理气为主，选方柴胡疏肝散加减。常用药物为：柴胡、香附、枳壳、青皮、芍药、川芎、川楝子、郁金等。肝郁气滞证多夹湿、夹痰、夹瘀，夹湿可见舌苔白腻；夹痰可见咽部不利；夹瘀可见胁部刺痛，舌暗或有瘀斑等。故需在疏肝的基础上根据不同兼证，配以少量祛湿、化痰、活血的药物。但需注意实证不宜攻伐太过，中病即止。

病久、病缓多为虚证，虚证多见心肝阴虚、肝郁脾虚。心肝阴虚者临床多表现为心悸、头晕、头痛、心烦、失眠多梦、两目干涩、胸胁胀满、五心烦热、出汗、口干、舌红少苔、脉弦细数。治法以滋阴养血、宁心柔肝为主，方剂多选用天王补心丹加减，常用药物为：生地黄、沙参、人参、玄参、芍药、甘草、炒酸枣仁、茯苓、丹参、麦冬、天冬、当归、五味子、柏子仁、百合等。心肝阴虚证常伴有阴虚阳亢或阴虚风动之证，表现为头晕、头痛、耳鸣、头重脚轻、颤动、痉挛等症，可在养肝阴的基础上加怀牛膝、煅磁石、龟甲、生龙骨、生牡蛎、珍珠母等；肝郁脾虚者临证多见心悸、胸闷气短、胸胁胀痛、乏力、食少纳呆、腹胀便溏、倦怠懒言、舌淡红苔白、脉沉弦细。治法以疏肝健脾养血为主。方剂选用逍遥散、归脾汤加减，常用药物为：柴胡、白芍、当归、茯苓、白术、薄荷、生姜、黄芪、人参、炒酸枣仁、木香、远志等。肝郁脾虚证多兼寒证，可见喜热饮、畏寒、手足不温等症，在疏肝健脾的基础上加少量暖肝之药，如小茴香、乌药、干姜等。

4. 和法在郁证中的运用

和法为中医治疗八法之一，广义和法是指"和其不和者"。"不和"包括病变中的各种失和、失调、失衡状态，通过治疗以达复归平和的目的。中医理论认为，人之身体理想的状态就是保持阴阳平衡，气血条畅，治疗目的就是执中致和，治"中"者，不偏不倚，不多不少，不卑不亢，恰到好处，人体各种功能达到最佳状态，亦即所谓"和"。唐容川十分推崇和法，认为和法之义，"表则和其肺气，里则和其肝气，而尤照顾脾胃之气，或补阴以和阳，或损阳以和阴，或逐瘀以和血，或泻水以和气，或补泻兼施，或寒热并用"。郁证多因气机失调而产生，由情志不舒、气机郁滞所致，以心情抑郁、胸脘痞闷、胁肋胀痛，或易怒欲哭，或咽中有异物感为表现。人之脏腑、经络、四肢、官窍，皆有赖于运行于其中的气血津液等的正常贮藏、运行、输布等以维持其生理活动，无论外感或内伤等因素，均可导致脏腑、经络、气血、津液、饮食、情志等滞而不通，结而不散，升降出入失常，从而产生气郁、血郁、水郁、火郁等证。诸郁之中，当以调气为先，以和法最为允当。和法方剂以小柴胡汤为代表，达表和里，升清降浊，内调肝胆脾胃升降，外和营卫气血出入，调气活血祛瘀，降气止咳，止呕，升津止泻，可用于多种病症。其他诸如甘麦大枣汤、桂枝汤、百合地黄汤等均可随证选用。

第八节　痴　呆

一、定义

痴呆，多由七情内伤、久病年老等病因，导致髓减脑消，神机失用，是以呆傻愚笨为主要临床表现的一种神志疾病。其轻者可见寡言少语，反应迟钝，善忘等症；重则表现为神情淡漠，终日不语，哭笑无常，分辨不清昼夜，外出不知归途，不欲食，不知饥，二便失禁，生活不能自理等。

呆者，痴也，不慧也，不明事理之谓也。本病在心脑病证中较为常见，可发于各个年龄阶段，但以老年阶段最常见。近年来我国人民平均寿命显著延长，老年人在人口构成中所占比例逐渐增高，今后本病的发生率很可能增高。本病属疑难病证，中医药治疗具有一定疗效。

本节所讨论的内容以成年人痴呆为主，包括老年性痴呆、脑血管性痴呆、混合性痴呆、脑萎缩、正常压力脑积水、脑淀粉样血管病、代谢性脑病、中毒性脑病等，但不包括老年期抑郁症、老年精神病，小儿先天性痴呆也不在讨论之列。当上述疾病出现类似本节的证候者，可参考本节进行辨证论治。

二、历史沿革

"痴呆"一名首见于《华佗神医秘传》，晋代《针灸甲乙经》、明代《针灸大成》均以"呆痴"命名。古医籍中有关痴呆的专论较少，与本病有关的症状、病因病机、治疗预后等认识散在于历代医籍的其他篇章中。如《灵枢·天年》："六十岁，心气始衰，苦忧悲，血气懈惰，故好卧……八十岁，肺气衰，魄离，故言善误。"从年老脏腑功能减退推论本病，与现代老年性痴呆相似。王叔和《脉经》中说："两手脉浮之俱有阳，沉之俱有阴，阴阳皆实盛者，此为冲、督之脉也""冲督用事，则十二经不复朝于寸口，其人皆苦恍惚狂痴"，论及了本病症状和脉象。总的来说，明代以前，对痴呆的认识不很明确，至张景岳在《景岳全书·杂证谟》首次立"癫狂痴呆"专论，他说：

"痴呆证，凡平素无痰，而或以郁结，或以不遂，或以思虑，或以疑惑，或以惊恐而渐致痴呆……此其逆气在心或肝胆二经，气有不清而然……"澄清了过去含糊不清的认识，指出了本病由多种病因渐致而成，以情志不遂为主要病因，且临床表现有"言辞颠倒，举动不经，或多汗，或善愁，其证则千奇万怪，无所不至，脉必或弦或数，或大或小，变易不常"，并指出本病病位在心，与肝胆二经有关。对本病预后则认为"有可愈者，有不可愈者，亦在乎胃气元气之强弱，待时而复，非可急也""凡此诸证，若以大惊猝恐，一时偶伤心胆而致失神昏乱者，此当以速扶正气为主，宜七福饮或大补元煎主之"，至今仍对临床有指导意义。陈士铎《辨证录》亦立有"呆病门"专论，对呆病症状描述甚详，且分析其成因在于肝气之郁而最终转为胃气之衰的病理过程。他说："大约其始也，起于肝气之郁；其终也，由于胃气之衰。肝郁则木克土，而痰不能化，胃衰则土制水，而痰不能消，于是痰积胸中，盘据于心外，使神明不清，而成呆病矣。"其主要病机在于肝郁乘脾。胃衰痰生，积于胸中，弥漫心窍，使神明受累、髓减脑消而病。陈氏还提出本病以开郁逐痰、健胃通气为主的治法，立有洗心汤、转呆丹、还神至圣汤等，对临床治疗有一定参考价值。王清任在《医林改错·脑髓说》中说："所以小儿无记性者，脑髓未满；高年无记性者，脑髓渐空。"说明了老年肝肾亏虚，脑髓失养是致病的主要原因。《石室秘录·呆病》认为："治呆无奇法，治痰即治呆也。"化痰开窍这一治法至今仍被临床运用。

三、病因病机

（一）病因

痴呆的病因以内因为主，是由于七情内伤、久病不复、年迈体虚等致气血不足、肾精亏虚、痰瘀阻痹，渐使脑髓空虚、失养。

1. 年迈体虚

脑为髓海，元神之府，神机之源，年高阴气自半，脏腑功能减退，肝肾阴虚，或肾中精气不足，不能生髓，脑髓空虚，髓减脑消，则神机失用而成痴呆。此外，年高气血运行迟缓，血脉瘀滞，脑络瘀阻，亦可使神机失用，而发为痴呆。

2. 久病耗损

中风、眩晕等疾病日久，或失治、误治，积损正伤，一是肾、心、肝、脾之阴、阳、精、气、血亏损，脑髓失养而致；二是久病入络，脑脉痹阻，脑气与脏气不得相接而致。

3. 七情所伤

肝郁气滞，气机不畅则血涩不行，气滞血瘀，蒙蔽清窍；或肝郁气滞，横逆犯脾，脾胃功能失调，不能转输运化水湿，酿生痰湿，痰蒙清窍；痰郁久化火，扰动心神，均可使神明失用；或瘀血内阻，脑脉不通，脑气不得与脏气相接；或日久生热化火，神明被扰，则性情烦乱，忽哭忽笑，变化无常。

4. 外因所致

感受疫疠毒邪，如暑湿、湿温、湿热疫毒之邪袭人，毒热痰瘀内陷心包，经治疗后热退阴伤，痰毒瘀滞包络脑窍，灵机失用，可发为痴呆；头部外伤，血脉瘀阻，清窍失养，灵机失用，可发为痴呆；中毒后痰瘀阻滞，血行不畅，痰浊、瘀血内阻，上蒙清窍，壅塞脑络，灵机失用，可发为痴呆。

（二）病机

本病为一种全身性疾病，病因不同，发病急缓有别，因头部外伤、感受疫疠毒邪及中毒、中风所致者，可在遭受伤害后，较快出现痴呆；因年高体弱，精气亏虚，或久生他病等所致者，发病较缓。其基本病机为髓减脑消，神机失用。其病理不外乎虚、痰、瘀，并且三者互为影响。虚指气血亏虚，脑脉失养；或阴精亏空，髓减脑消。痰指痰浊中阻，蒙蔽清窍；或痰火互结，上扰心神。瘀指瘀血阻痹，脑脉不通；或瘀血阻滞，蒙蔽清窍。其病位在脑，与心、肝、脾、肾功能失调密切相关，其中与肾之关系尤为密切。其证候特征以气血、肾精亏虚为本，以痰浊、瘀血之实邪为标，临床多见虚实夹杂之证。

本病在病机上常相互转化，一是气滞、痰浊、血瘀之间可相互转化，或相兼为病，终成痰瘀交结，使病情缠绵难愈。二是气滞、痰浊、血瘀可以化热，而形成肝火、痰热、血热，上扰清窍，进一步发展可耗伤肝肾之阴，肝肾阴虚，水不涵木，阴不制阳，肝阳上亢，化火生风，风阳上扰清窍，而使痴呆加重。三是虚实之间可以相互转化，实证的痰浊、瘀血日久，若损伤心脾，则气血不足；或耗伤心阴，则神明失养；或积损肝肾，则阴精不足，脑髓失养，可转化为痴呆的虚证；而虚证日久，气血亏乏，脏腑功能受累，气血运行失畅，或积湿为痰，或留滞为瘀，则可见虚中夹实之证。

四、证候分类

1. 髓海不足

症状：智能减退，记忆力和计算力明显减退，神情呆钝，词不达意，头晕耳鸣，懒惰思卧，齿枯发焦，腰酸骨软，步行艰难，舌瘦色淡，苔薄白，脉沉细弱。或仅有遇事多忘，近期记忆力减退，舌脉兼证无异。

2. 脾肾两虚

症状：表情呆滞，沉默寡言，记忆减退，失认失算，口齿含糊，词不达意，伴气短懒言，肌肉萎缩，食少纳呆，口涎外溢，腰膝酸软，或四肢不温，腹痛喜按，泄泻，舌质淡白，舌体胖大，苔白，或舌红，苔少或无苔，脉沉细弱。

3. 痰浊蒙窍

症状：表情呆钝，智力衰退，或哭笑无常，喃喃自语，口齿含糊，或终日无语，伴不思饮食，脘腹胀痛，痞满不适，口多涎沫，头重如裹，舌质淡，苔白腻，脉滑。

4. 瘀血内阻

症状：表情迟钝，言语不利，善忘，易惊恐，或思维异常，行为古怪，伴肌肤甲错，口干不欲饮，双目晦暗，舌质暗或有瘀点、瘀斑，脉细涩。

5. 风痰瘀阻

症状：记忆力减退，神情呆钝，眩晕或头痛，伴失眠或嗜睡，头沉身困，懒动嗜卧，或伴肢体麻木阵作，肢软无力，舌淡红或暗红，苔白腻，脉弦滑或弦细涩。

五、诊治体会

1. 从肝肾论治

脑位于颅内，居人体之上部，《素问》谓脑为"地气之所生也""藏于阴而象于地，故藏而不泻"。因其满而不能实，形同腑而功同脏，是为奇恒之腑。脑居高位，内纳脑髓，主管人的高级神经活动，为元神之腑，神机之源，觉元之本。因此王清任在《医林改错》中谓"脑为元神之府""灵机记性不在心在脑"。脑病涉及脏腑颇多，其中与肾关系最为密切，这是因为肾藏精，主骨生髓，髓通于脑。脑为髓之海，脑生理功能的正常发挥，需要充足脑髓，而构成脑髓的物质基础就是肾精，正如《灵枢·经脉》所云："人始生，先成精，精成而脑髓生"，可见脑为聚髓之处，而非生髓之地，脑髓的充足，还有赖于肾藏精功能的正常发挥。肾为先天之本，肾精是人生命的基本物质，肾主藏精，其含义有二，一是指肾所藏之生殖之精，是具有繁衍后代、促进人体生长发育作用之精；二是指藏五脏六腑水谷之精气（即后天之精），是维持生命、滋养人体各部组织器官并促进机体生长发育的基本物质。它源于水谷，由胃化生，有赖于脾之转输，肺之散精，肝之疏泄，心之所主，而下及于肾，化而生髓而充脑。由此可见，肾精是脑髓生成的物质基础，肾精的盛衰直接影响到脑髓的消长变化。人至老年或久病，五脏之气渐衰，气血精液化生不足，精亏于下，不能生髓充脑，元神失养，发为痴呆。常见眩晕，耳鸣，神情倦怠，步行艰难，表情呆滞，双目少神，沉默懒言，语无伦次，记忆力减退，反应迟钝，舌瘦淡，脉细弱。治宜肝肾同治，以补益肝肾、养精填髓为治则，方用六味地黄丸加减。药用生地黄、熟地黄、山茱萸、茯苓、淮山药、泽泻、丹皮、何首乌、龟甲、鳖甲、龙骨、牡蛎、石菖蒲、远志、麦冬等。

2. 从脾论治

脑的生理功能、思维意识的正常发挥，取决于脑髓的充盈与否，《灵枢·海论》曰："脑为髓之海……髓海有余，则轻劲多力，自过其度；髓海不足，则脑转耳鸣，胫酸眩冒，目无所见，懈怠安卧。"脑髓由精而化，精由肾藏，故脑与肾的关系密切，但肾为先天之本，肾精主要是先天之精，肾精的化生和充实，均有赖于后天之本——脾胃运化的水谷精微所化后天之精来充养才能充盛。脾的生化功能不能正常发挥，则肾之精气不能上输，以致元神失养，发为痴呆。正如王清任谓："灵机记性在脑者，因饮食生气血，长肌肉，精汁之清者，化而为髓，由脊骨上行入脑，名曰脑髓。"因此，精虚之源应责之于脾。脾胃功能旺盛，水谷精微生化有源，才能充血生精；脾胃亏虚，运化无力，则气血生化无源，导致肾精虚损，不能上达充脑，常出现表情呆板，沉默不语，记忆力减弱，多虑，词不达意，不饥不食，神倦乏力，舌淡，舌体胖，边有齿印，苔薄，脉沉弱，治宜益脾宁神，方用归脾汤加减。药用黄芪、党参、当归、炒白术、酸枣仁、远志、木香、茯苓、石菖蒲、炒白芍、郁金等。

3. 从痰瘀论治

痰由津液凝聚，瘀为血行不畅而成，二者分别为津液和血的病理改变。津和血在生理状态下同属阴精，可互相转化，即谓"津血同源"，在病理情况下也可相互影响。痰与瘀同为病理产物，又是致病因素，痰与瘀的产生缘于体内脏腑功能的失调，脾虚则健运失常，精微不布而生痰；肾虚则水无所主，泛而为痰；肝郁不舒，气滞水停而生痰。瘀血的生成，一则多由于正气亏虚，阴阳失调，气虚则血行不畅；加之痰之为病，随气流行，其性黏滞，极易阻碍血的运行，久则成瘀。而瘀血内存，气机受阻，升降失调，必然影响津液输布、排泄，导致痰浊内生。因此痰阻则血滞而瘀，血瘀则痰结难化，形成痰瘀同病，交结脑府，阻滞髓络，阴阳之气不相顺接，则清窍失用。一遇诱因，则阴阳失调，气机逆乱，引动痰瘀上阻脑髓，阻碍脑脉，使气血滋养脑髓受阻，破坏脑髓至清至纯的状态，使脑髓枯萎，神明失常，气血逆乱，清窍蒙蔽故发为痴呆之疾。常表现为表情淡漠，神志散乱，行为呆滞，情绪不稳，健忘，惊悸不安，嗜睡，烦躁，甚则语言不清，语无伦次，舌紫暗或有瘀斑，苔腻，脉弦滑等。痰瘀不除，则脑髓难养，脑神不用，所以治当化痰浊，通血瘀以开窍醒神。可用癫狂梦醒汤，此方出自王清任《医林改错》，由桃仁、柴胡、香附、木通、赤芍、半夏、大腹皮、青皮、陈皮、桑白皮、紫苏子、甘草组成，具有活血化瘀，化痰降气之功，原主治癫狂症。用之临床，对痰瘀交阻之痴呆亦有很好疗效。根据症状可选加丹参、川芎、益母草、红花、桃仁、水蛭、地龙、鸡血藤、僵蚕、全蝎、半夏、天南星、石菖蒲、栝蒌、竹茹、茯苓、薏苡仁、天竺黄等。若痰郁化热，舌红，苔黄厚或腻，则用涤痰汤加减。药用茯苓、陈皮、胆南星、半夏、竹茹、枳实、石菖蒲、党参、僵蚕、桃仁、红花、远志、甘草等。同时，血瘀痰阻，必有气虚血少，因此益气养血之品如黄芪、党参、当归等也应灵活应用。

第九节　汗　证

一、定义

汗证是指由于阴阳失调，腠理不固，而致汗液外泄失常的病证。根据汗出的表现，可分为自汗、盗汗、脱汗、战汗、黄汗等。其中，时时汗出，动辄益甚者为自汗；寐中汗出，醒来即止者为盗汗；大汗淋漓或汗出如油，肢冷息微者为脱汗；急性外感热病中突然恶寒战栗而后汗出者为战汗；汗色黄而染衣者为黄汗。本节主要讨论自汗、盗汗。

出汗是人体的生理现象，本节所论述的自汗、盗汗，均为汗液过度外泄的病理现象。《明医指掌·自汗盗汗心汗证》对自汗、盗汗的名称作了恰当的说明："夫自汗者，朝夕汗自出也。盗汗者，睡而出，觉而收，如寇盗然，故以名之。"

汗证既可作为症状单独出现，也常伴见于其他疾病过程中。本节着重讨论单独出现的自汗、盗汗。至于由其他疾病引起者，在治疗原发疾病的基础上，可参考本节辨证论治。甲状腺功能亢进，自主神经功能紊乱，风湿热，结核病，病毒、细菌等引起的感染，手术，大出血，产后等所致的自汗、盗汗亦可参考本节辨证论治。

二、历史沿革

早在《内经》即对汗的生理及病理有了一定的认识。《素问·宣明五气》说："五脏化液，心为汗"，明确指出汗液为人体津液的一种，并与血液有密切关系，即所谓"血汗同源"。故血液耗伤的人，不可再发其汗。出汗是人体的阳气蒸发阴液所致，如《素问·阴阳别论》说："阳加于阴，谓之汗。"生理性的出汗与气温高低及衣着厚薄有密切关系，如《灵枢·五癃津液别》说："天暑衣厚则腠理开，故汗出。"《素问·热论》说："暑当与汗皆出，勿止。"在出汗异常的病证方面，谈到了多汗、寝汗、绝汗等。病理性出汗如《素问·经脉别论》云："故饮食饱甚，汗出于胃；惊而夺精，汗出于心；持重远行，汗出于肾；疾走恐惧，汗出于肝；摇体劳苦，汗出于脾。"《素问·举痛论》云："炅则腠理开，荣卫通，汗大泄，故气泄。"《灵枢·经脉篇》云："六阳气绝，则阴与阳相离，离则腠理发泄，绝汗乃出。"

张仲景《伤寒论》论有汗、无汗是辨太阳病中风与伤寒的重要标志，如云："太阳病，头痛，发热，汗出，恶风，桂枝汤主之。"又云："太阳病，头痛，发热，身疼，腰痛，骨节疼痛，恶风，无汗而喘者，麻黄汤主之。"并根据出汗的性质、程度、部位来推断疾病的病机，如外感病的汗证可有在表、在里、为寒、为热、属实、属虚等不同，大大丰富了汗证的辨证内容。针对汗证拟定的许多名方，至今仍在临床运用。其在《金匮要略·水气病脉证并治》中详细论述了黄汗的证因脉治，对后世认识和治疗汗证也很有启发作用。

巢元方《诸病源候论》有"虚劳汗候""虚劳盗汗候""风虚汗出候"等记载，认为汗证多为阳虚、卫阳不固所致。孙思邈《千金要方·卷十》载有治伤寒病后汗不止十一方，其中牡蛎散自谓"止汗之验无出于此方"。陈言《三因极一病证方论·自汗证治》对自汗、盗汗作了鉴别："无问昏醒，浸浸自出者，名曰自汗，或睡著汗出，即名盗汗，或云寝汗。若其饮食劳役，负重涉远，登顿疾走，因动汗出，非自汗也。"并指出其他疾病中表现的自汗，应着重针对病源治疗，谓"历节、肠痈、脚气、产褥等病，皆有自汗。治之，当推其所因为病源，无使混滥"。朱肱《类证活人书》对外感病自汗的病因病机作了进一步分析，他说："伤寒……汗出者九证，卫不和自汗、伤风自汗、风温自汗、中湿自汗、中暑自汗、阳明病自汗、亡阳自汗、柔痉自汗、霍乱自汗。"成无己在《伤寒明理论》中将自汗、盗汗的病因病机归纳为："自汗之证，又有表里之别焉，虚寒之异焉""伤寒盗汗者，非若杂病之虚，是由邪气在半表半里使然也"。朱丹溪对自汗、盗汗的病理属性作了概括，认为"自汗属气虚、血虚、湿、阳虚、痰"（《丹溪心法·自汗》），"盗汗属血虚、阴虚"（《丹溪心法·盗汗》）。其进一步总结说："阴虚阳必凑，发热而自汗；阳虚阴必乘，发厥而自汗。"治疗方面则引述李东垣方药，治自汗用"人参、黄芪，少佐桂枝。阳虚，附子亦可少用，须小便煮。火气上蒸胃中之湿，亦能汗，凉膈散主之"，又强调"自汗，大忌生姜，以其开腠理故也"。治盗汗则用东垣当归六黄汤，"人虚者，只用黄芪六一汤。盗汗发热，因阴虚，用四物加黄柏；兼气虚，加人参、黄芪、白术"。

张景岳《景岳全书·汗证》对汗证作了系统的整理，认为一般情况下自汗属阳虚，盗汗属阴虚，但"自汗盗汗亦各有阴阳之证，不得谓自汗必属阳虚，盗汗必属阴虚也"。同时他指出"但察其有火无火，则或阴或阳，自可见矣。盖火盛而汗出者，以火烁阴，阴虚可知也；无火而汗出者，以表气不固，阳虚可知也"。治疗方面他指出，肺气虚者，固其皮毛，玉屏风散；脾虚者，壮其中气，补中益气汤；心虚者益其血脉，当归补血汤；肝虚者，理其疏泄，逍遥散；肾虚者，助其封藏，都气丸。"收汗止汗之剂，如麻黄根、浮小麦、乌梅、北五味、小黑豆、龙骨、牡蛎之属，皆可随宜择用。"王肯堂认为汗证有内外虚实之辨，在《证治准绳·幼科》中说："伤于冷热，冷热交争，阴阳不顺，津液走泄，亦令睡中汗自出。其间有虚实之证，虚者谓诸病后、大汗后，血气尚弱，液溢自汗。"徐春甫《古今医统大全》说："心之所藏，在内为血，发外者为汗。盖汗乃心之液，而自汗之证，未有不由心肾俱虚而得之"，认为"阴虚阳必凑，发热而自汗"。

王燕昌在《王氏医存·即汗处知其虚处》提出，五脏皆有汗，不独心也，汗皆为虚。他认为心虚则头汗，肝虚则脊汗，肾虚则囊汗，肺虚则胸汗，脾虚则手足汗。人弱而专出一处之汗，久而不愈，即此经虚也。李用粹在《证治汇补·汗病》中说："阳虚自汗必恶寒；火热自汗必燥热；伤湿自汗，困倦身重，天阴转甚，声如瓮出；伤风自汗，头疼身热，咳嗽烦闷，鼻塞流涕；伤暑自汗，身热口渴，烦躁面垢；痰症自汗，头眩呕逆，胸满吐痰；心虚自汗，怔忡恍惚；肝热自汗，口苦多眠；肾虚自汗，潮热咳嗽；脾虚自汗，倦怠少食。"叶天士在《临证指南医案·汗》谓："故阳虚自汗，治宜补气以卫外；阴虚盗汗，治当补阴以营内。"王清任在《医林改错·血府逐瘀汤所治症目》说："竟有用补气、固表、滋阴、降火，服之不效，而反加重者，不知血瘀亦令人自汗、盗汗，用血府逐瘀汤"，补充了针对血瘀所致自汗、盗汗的治疗方药。唐容川在《六经方证中西通解·九卷》中提出，欲敛汗者，必先补血。

三、病因病机

出汗为人体的生理现象，在天气炎热、穿衣过厚、饮用热汤、情绪激动、劳动奔走等情况下，出汗量会增加，此属正常现象。在感受表邪时，出汗又是驱邪的一个途径，外感病邪在表，需要发汗以解表。

汗为心之液，由精气所化，不可过泄。除了伴见于其他疾病过程中的出汗过多外，引起自汗、盗汗的病因主要有病后体虚、表虚受风、思虑烦劳过度、情志不舒、嗜食辛辣等。病机则为阴阳失调、腠理不固，以致汗液外泄。

（一）病因

1. 病后体虚

素体薄弱，禀赋不足，病后体虚，或久患咳喘，耗伤肺气，肺与皮毛相表里，肺气不足之人，肌表疏松，表虚不固，腠理开泄而致自汗。

2. 营卫不和

卫气有固护津液，不使妄泄作用。由于体内阴阳的偏盛偏衰，或表虚之人微受风邪，导致营卫不和，卫外失司，而致汗出。

3. 心血不足

思虑太过，损伤心脾，或血证之后，血虚失养，均可导致心血不足。因汗为心之液，血不养心，汗液外泄太过，引起自汗或盗汗。

4. 阴虚火旺

心主血，肾藏精，精神过用，起居不慎，烦劳过度，亡血失精，或邪热耗阴，以致阴精亏虚，虚火内生，阴津被扰，不能自藏而外泄，导致盗汗或自汗。

5. 邪热郁蒸

风寒入里化热或感受风温、暑热，邪客于肺，肺热内炽，蒸发津液则大汗出。或里热久蕴，肺胃热盛，津伤肠燥，亦可迫津外泄而作汗。

6. 嗜食辛辣

嗜食辛辣厚味，或素体湿热偏盛，以致肝火或湿热内盛，邪热郁蒸，津液外泄而致汗出增多。

（二）病机

汗由津液化生而成，肺气不足或营卫不和，以致卫外失司而津液外泄；阴虚火旺或邪热郁蒸，逼津外泄。因外感导致者病位多在肌表、经络；因内伤引起者病位多在脏腑。病性上虚多实少，一般自汗多为气虚，盗汗多为阴虚；属实证者多为肝火或湿热郁蒸所致。虚者多见气虚、阴虚、阳虚、血虚；实者多见湿、痰、瘀、热；外感引起者，病性多实，以风、湿、热郁为主。虚实之间每可兼见或相互转化，如邪热郁蒸，久则伤阴耗气，转为虚证；虚证亦可兼有火旺或湿热。虚证之间可相互转化兼见，如自汗日久可伤阴；盗汗久则可伤阳，以致出现气阴两虚或阴阳两虚之候。

四、证候分类

1.营卫不和
症状：汗出恶风，周身酸楚，时寒时热，或表现半身或局部出汗，苔薄白，脉缓。

2.肺脾气虚
症状：汗出畏风，动则加重，伴呼吸气短，久病咳喘，神疲乏力，少气懒言，面色无华，舌淡，脉弱。

3.心脾两虚
症状：自汗或盗汗，心悸少寐，神疲气短，面色不华，纳差，舌质淡，脉细弱。

4.阴虚火旺
症状：夜寐盗汗或有自汗，五心烦热，或兼午后潮热，两颧色红，口干咽燥，腰膝酸软，干咳痰中带血，女子月经不调，男子梦遗，舌红少苔，脉细数。

5.邪热郁蒸
症状：蒸蒸汗出，或头额汗出，或手足出汗，面赤烘热，气粗，烦躁，口渴，喜冷饮，胸腹胀闷，小便色黄，大便干，舌红苔薄黄，脉滑数。

6.肝脾湿热
症状：汗出而黏，色黄如柏汁，或染衣着色，发热，口苦，渴不欲饮，或脘痞纳呆，小便色黄，舌红，苔黄腻，脉弦数或濡数。

五、诊治体会

中医在治疗汗证时既要考虑病人体质的强弱，脏腑功能失常的程度，又要结合病人职业、环境、气候和生活状态等因素进行综合分析，根据汗证的病情变化和轻重缓急确定治疗法则。汗证辨病，依据汗出时间、部位等，应首辨虚实，次辨寒热、气血、阴阳等。

虚者有气虚、血虚、阴虚、阳虚。气虚，表现为汗出伴气短懒言、神疲乏力、恶风等；血虚，表现为汗出伴面色少华、心悸失眠、脉细、舌淡等；阴虚，主要表现为汗出伴咽干口燥、舌红少苔、脉细数等；阳虚，表现为汗出伴畏寒肢冷、舌淡苔白、脉弱等。

实者有热、痰、瘀。热邪为患者多见或但头汗出或手足汗出，口苦喜冷饮，大便干结；痰邪为患者有胸脘烦闷、纳呆呕恶、头晕目眩、苔腻、脉滑；血瘀为患者以多汗伴固定刺痛、肿块质硬而推之不移、面色黧黑，或唇甲青紫，或肌肤甲错，舌暗或有瘀斑，脉细涩或结代。病程迁延日久，或病情加重，则会出现阴阳虚实错杂的情况，应细察详辨。

治疗以虚者补之、实者泻之为原则，调和气血阴阳，使汗出有度。

自汗者当调和营卫，益气固表，方用桂枝汤、玉屏风散、黄芪建中汤等。气虚表弱，营卫不和为主者用桂枝汤加减；表虚明显者用玉屏风散加减；气虚甚者加党参。同时根据临证表现可加浮小麦、煅龙骨、煅牡蛎、麻黄根以固表止汗，阳虚可加附子。

盗汗治以滋阴降火，方用当归六黄汤加减。喜热冷饮者加生石膏、竹叶；大便干结加桃仁、决明子、大黄；气阴虚者酌去黄芩、黄连，加党参、麦冬；暮热朝凉，或病后阴气未复，余邪未尽者改用青蒿鳖甲汤加减。

阳明病发汗，气分热盛证，表现为壮热面赤，烦渴引饮，汗出恶热，脉洪大有力。治以清热生津，方用白虎汤。若气血两燔，引动肝风，见神昏谵语、抽搐者，加羚羊角、水牛角以凉肝息风；若兼阳明腑实，见谵语、大便秘结、小便短赤者，加大黄、芒硝以泻热攻积；消渴病而见烦渴引饮，加天花粉、芦根、麦冬、石斛等清热生津之品。

局部出汗者，如头汗，为阴虚不能附阳，宜当归六黄汤；心窝膻中处出汗，为心虚，宜归脾汤或生脉饮；手足汗多，为脾胃运化功能失调引起，若伴有口干舌燥、心烦不安、舌红少苔等，属于虚热证，可用增液汤加减；若伴有口臭、口苦、便秘、尿黄浊、舌苔厚腻等，属脾胃湿热，可用三仁汤加减；左侧或右侧，上半身或下半身出汗，多属营卫不调，气血不和，宜益气养营，用八珍汤加减；阴股间多汗，多因下焦湿热所致，宜柴胡胜湿汤。

《内经》云："阴平阳秘，精神乃治。"汗证多因阴阳失调，营卫失和，以致腠理开阖失常，津液外泄而成，治疗以调和营卫、和解少阳、调整阴阳、调和脏腑等为手段，将不和、失和、失衡的病变状态调整恢复到"阴平阳秘""和者则平"的正常功能状态。以达气血阴阳脏腑调和之效，从而使汗出有度。因此无论汗证是虚是实，和解的方法当贯穿治疗之始终。《素问·生气通天论》曰"凡阴阳之要，阳密乃固。两者不和，若春无秋，若冬无夏。因而和之，是谓圣度。"阴阳和则百病自调。

第十节 湿 阻

一、定义

湿阻是指湿邪阻滞中焦，运化功能减弱，以脘腹满闷，全身困重乏力，纳食呆滞，苔腻等为主要临床特征的病证。湿阻之病，在长江流域、东南沿海一带等潮湿地区，尤其是在夏令梅雨季节较为常见。

现代医学胃和十二指肠疾病及其他内科疾病，出现以本节临床表现为主者，可参考本节辨证治疗。

二、历史沿革

"湿阻"病名首见于《中医内科学》（全国高等医药院校试用教材）。我国历代医家对湿邪致病的病机、治法方药的论述，包含本病许多内容。《内经》认识到湿阻的发病与外界环境密切相关，许多篇章对湿病的病因、临床特征都有所讨论。《素问·阴阳应象大论》云："地之湿气，感则害皮肉筋脉"，指出感受外湿侵犯皮肤筋脉，使肢体困重。《素问·生气通天论》云："因于湿，首如裹"，即湿邪困遏，清阳失宣，使头重如裹。《素问·六元正纪大论》："湿胜则濡泄"，即湿困中焦，脾胃失运，以致大便溏薄。张仲景在《金匮要略·痉湿暍病脉证》专门讨论了内、外湿病，尤其是外湿致病的种种表现以及治疗大法，并提出了治湿病的三项禁忌：过汗、误下、火攻。朱震亨《金匮钩玄》中提出："治湿不利小便，非其治也。"严用和在《重订严氏济生方·诸湿门》也指出："治湿之法，不可大发汗，慎不可以火攻之，唯当利其小便。"《景岳全书·湿证》对湿证的病因有出于天气者、有出于地气者、有由于饮食者进行了论述，提出"然湿证虽多，而辨治之法，其要惟二，则一曰湿热，一曰寒湿""故病热者谓之湿热，病寒者谓之寒湿"。李梴《医学入门》中认为："风寒暑暴，伤人便觉；湿气薰袭，人多不觉。有自外袭者，长夏郁热，山泽蒸气，冒雨行湿，汗透沾衣，多腰脚肿痛。有自内得者，生冷酒食滞脾，生湿郁热，多肚腹肿胀。西北人多内湿，东南人多外湿。"清代温病学派对湿邪致病的病因、病机、治法、方药都有较大的发展和补充。《证治汇补》云："大概溺赤口渴，为湿热，多患于黑瘦膏粱之人。溺清不渴，为寒湿，多患于肥白淡薄之躯。"《临证指南医案·湿》从外湿、内湿两方面阐述湿邪致病的病机，以及由于所感之邪和体质不同，其病理属性的转归亦有区别。华岫云总结叶天士治湿病经验说："今观先生治法，若湿阻上焦者，用开肺气，佐淡渗，通膀胱，是即启上闸，开支河，导水势下行之理也。若脾阳不运，湿滞中焦者，用术朴姜半之属，以温运之，以苓泽腹皮滑石等渗泄之，亦犹低洼湿处，必得烈日晒之，或以刚燥之土培之，或开沟渠以泄之耳。其用药总以苦辛寒治湿热，以苦辛温治寒湿，概以淡渗佐之，或再加风药。甘酸腻浊，在所不用。"《温病条辨·中焦》重点叙述了湿邪与中焦脾胃的发病关系及湿病的病理转化，如"伤脾胃之阳者十常八九，伤脾胃之阴者十居一二"。

三、病因病机

湿性重浊，黏腻不爽，性属阴，其致病特点有三：一是来去徐缓，病势缠绵，病程较长，病位固定不移，而且常呈隐袭起病。二是湿为阴邪，易伤阳气，阻遏气机。而脾为阴土，脾气为湿邪所困，升降受阻，运化不健，则水湿内停。三是湿性黏腻重浊，重即沉重、重着，浊即秽浊，临床症状上反映为头部、肢体沉重，大便黏滞不爽，小便混浊，舌苔垢腻等。

（一）病因

1. 外湿伤人

湿邪与气候、季节、地理环境有密切的关系。湿为自然界的潮湿之气，长期阴雨，空气潮湿，或久居卑湿之地，或涉水作业，或工作于潮湿之处，或冒雨露雾湿，湿邪则易袭人而病。我国长江流域、东南沿海一带，每到夏令梅雨季节，雨量集中、空气潮湿，持续时间亦较长，湿邪较盛，易于感湿而病。

2. 湿邪内生

内湿既是病理产物，又是致病因素，其形成多因饮食不节，如恣食生冷、酒醴、肥甘，或嗜茶成癖，损伤脾胃，脾胃运化失职，津液不得运化转输，停聚而生湿，湿邪困脾，运化功能障碍而为病。或饮食不节，积滞肠胃，阻滞气机，生湿化热，湿热困脾而为病。

因此，病因有外湿与内湿之分，湿邪侵入人体的途径，就外感而言，是从体表、肌肤而入。"其伤人也，或从上，或从下，或遍体皆受。此论外感之湿邪，着于肌躯者也"（《临证指南医案·湿》）。至于内生湿邪，是因脾胃功能失职，运化失常而生。内湿与外湿在发病过程中又常相互影响。外湿发病，多犯脾胃，致脾失健运；湿从内生，而脾失健运，又容易招致外湿的侵袭。

（二）病机

湿阻的病机是湿邪阻滞中焦，升降受阻，运化不利。其病位以中焦脾胃居多。因脾为湿土，不论外湿、内湿致病，均与脾胃的功能密切相关，而且本病的转归与预后也与脾胃功能密切相关。脾喜燥恶湿，湿为阴邪，其性黏腻重浊，湿邪阻滞中焦脾胃，则脾为湿困，脾不能升清，胃不能降浊，脾胃运化失职。水谷既不能运化，则脘痞纳呆、腹胀、大便不爽等；水津亦不能转输，脾主肌肉，湿困则头身困重。湿性黏腻，故病势缠绵，病程较长。湿阻属实证或虚实夹杂之证。外湿致病以实者为多，内湿致病以虚实夹杂者多见。

湿阻的病机转化有二：一是寒热转化。寒化和热化的不同病理变化的主要条件包括，①感邪性质或环境。如在高温高湿的环境，或天暑地蒸，或嗜食酒酪所致，湿邪多从热化；或居于阴冷卑湿之地，或嗜食生冷所致，湿邪多从寒化。②体质差异。凡面白阳虚之人，其体丰腴，本多痰湿，一旦感受湿邪，易于寒化，成为寒湿之证；相反，面赤阴虚之人，其形瘦而内火易动，感受湿邪，易从热化，成为湿热之证。③脾胃状态。素体脾胃虚弱者，感湿易于从寒而化；平素胃中积热火盛者，感受湿邪易从热化。④治疗用药。若过用寒凉之品，湿邪易于寒化；妄用燥热之剂，湿邪易于热化。二是损伤正气，湿从寒化，多易损伤脾阳；湿从热化，多易损伤胃阴，这又是湿邪寒化或热化后的发展趋势。但湿为阴邪，性黏滞重浊，湿胜则阳微，湿从寒化，乃是湿邪致病的主要发展趋势，故湿阻病在临床表现上，寒化者多于热化者。

四、症候分类

1.湿困脾胃

症状：肢体困倦而重，头重如裹，脘腹痞胀，纳食不香，口淡无味或有甜味，便溏，或有形寒，舌苔白腻，脉濡滑。

2.湿热中阻

症状：口中苦而黏腻，胸闷，腹胀纳呆，渴不欲饮，四肢困重，或有身热不扬，汗出而热不退，小便黄，大便不爽，舌苔黄腻，脉濡数。

3.脾虚湿困

症状：面色萎黄，四肢困乏，神疲倦怠，脘腹痞闷，喜揉按，纳食不香，厌食油腻，大便溏薄或泄泻，舌质胖淡，苔薄腻，脉濡缓。

五、诊治体会

1.辨寒热

辨寒热即辨寒湿证与湿热证，两者的共同表现有脘闷，身重，纳呆，苔腻，脉濡等，不同的是寒湿证身重而恶寒，脘腹痞闷，喜揉按，口中淡而无味，或有甜味，便溏，苔白腻，脉濡缓；湿热证身重而有热，腹胀，不喜揉按，口干，烦渴不欲饮，口中苦而黏腻，小便黄，大便结，舌苔黄腻，脉濡数。

2.辨湿阻与脾虚

湿阻与脾虚尤须详辨，二者治则截然不同，若将湿阻误为虚证，乱投滋补，则邪无出路，病情缠绵。舌质淡，舌体胖，舌苔腻或厚腻，刮除后又复增厚，饮食无味，乃湿阻之象。舌质淡，舌体胖，苔多薄而不腻者为脾气虚弱。

3.治疗方法

治疗本病，一是祛湿，二是运脾。祛湿即是祛邪，祛除困阻脾胃之因，运脾即是恢复被困之脾胃功能。祛湿有助于运脾，运脾也有助于祛湿。临证时应根据湿邪困阻与脾虚不健的主次，寒化与热化的偏胜，权衡轻重，灵活掌握。《本草纲目》有"风药可以胜湿，燥药可以除湿，淡药可以渗湿……湿而有热，苦寒之剂燥之；湿而有寒，辛热之剂燥之"的记载。可见其主张用风药、燥药、淡渗药以祛湿。临床根据湿是否寒化、热化，最常采用芳香化湿、苦温燥湿、淡渗利湿、祛风胜湿等治法，不论寒化、热化，均须佐以淡渗之品，有时亦佐以风药以胜湿。广义上说，湿之积聚即为水，故水湿密不可分。湿在表者，宜解表祛湿；湿在中焦可芳香化湿；水湿壅盛致小便不利、水肿、泄泻可用淡渗利水；湿之积聚全身水肿，大腹胀满，则用峻下逐水。运脾泛指运脾、健脾、醒脾等法以健运脾胃，恢复脾之运化水湿之功能，故《证治汇补·湿症》说："治湿不知理脾，非其治也。"脾虚生湿为主者，治以健脾，佐以化湿；湿困而脾运呆滞者，治以醒脾、运脾，兼以化湿。湿从寒化，伤及脾阳者，除苦温燥湿外，还应配合温运脾阳之法；湿从热化，伤及脾阴者，又当化湿养阴并治，清热化湿而不伤阴，生津养阴而不助湿。

具体运用：①芳香化湿，适用于湿邪郁遏，气机不畅之证，常用药物有藿香、佩兰、菖蒲、郁金、薄荷、蔻仁等。如外感邪气，表里俱湿，见寒热身痛，呕吐泄泻，口黏苔腻等，用藿香正气散；如湿温初起，邪在气分，用甘露消毒丹。②苦寒燥湿。主要适用于湿热蕴结之证，常用药物有黄连、黄芩、黄柏、山栀、秦皮等。如湿热蕴结发为痢疾，可用白头翁汤、连朴饮；湿热内盛，热甚便秘，舌红苔黄腻，可用黄连解毒汤加大黄、玄明粉；湿热蕴于胆胃，而见口苦泛恶，眩晕，心烦，失眠，苔黄，用黄连温胆汤；湿热下注者，用二妙丸。③苦温燥湿。适用于寒湿内盛之证，多见舌苔白腻，口黏口腻，脘腹痞满，倦怠，恶心厌食，甚则肢冷怯寒等，常用药物有苍术、厚朴、法半夏和陈皮等，方剂有平胃散、二陈汤。④淡渗利湿。以甘淡渗利之剂，使湿邪从小便排出的方法。常用药物有茯苓、猪苓、泽泻、薏苡仁等，方剂有四苓散、五苓散、猪苓汤等。⑤理气化湿。用理气的药物调理气机，导滞化湿，以达到气化则湿化，气行则湿行的目的。常用药物有陈皮、大腹皮、杏仁、蔻仁、郁金等。方剂有二陈汤、三仁汤、五皮饮等。⑥益气化湿。气虚气化无力，脾虚运化失常，也是湿阻的常见原因，治当益气健脾化湿。常用药物有黄芪、党参、白术、茯苓等。方剂有清暑益气汤、参苓白术散等。⑦温阳祛湿。主要适用于阳虚而寒湿内盛之证，常用药物有附子、干姜、桂枝、白术等。方剂有桂枝附子汤、甘草附子汤等。⑧升阳除湿。脾胃久衰，清阳不升，必用升阳风药除湿，所谓升阳风药是指羌活、独活、柴胡、升麻、防风等，风药能胜湿，清阳升则湿邪去。方剂有升阳除湿防风汤、升阳益胃汤等。⑨苦辛泄湿。以辛开苦降的药物以宣降湿邪，凡湿邪困于中焦、脾胃升降失调便当用苦辛泄湿的方法。一方面用辛味药，如生姜、干姜、菖蒲、香豉、郁金之属，宣透湿邪，升清醒脾；另一方面用苦味药，如黄连、黄芩、厚朴之类，苦以燥湿，和胃降逆，半夏泻心汤为其常用方。

注意：①根据湿从寒化和热化的不同，在临证时应加区别。寒湿伤及脾阳，以苦辛温药，温助脾阳；湿热伤阴，以苦辛寒药，清化湿热而不伤阴。同时无论是寒证，还是热证，均酌加淡渗利湿之品为佐药。②治疗湿阻，用药以轻疏灵动为贵，一则可使湿邪得以透达，二则可使脾运得以健旺。

第四章　临床医案

第一节　感　冒

案例　张××，男，81岁。

初诊：2019年6月10日。感冒1周后，乏力，误用某保健品，旋即感觉周身里热外凉，多汗，心胸烦热，恶心欲呕，口干，气短神疲，舌偏红，少苔，脉虚稍数。证属感冒余热未清，气津两伤，治拟清热生津，益气和胃。

处方：淡竹叶10g，石膏20g，党参10g，茯苓15g，淡豆豉12g，芦根20g，厚朴10g，焦山栀6g，羌活10g，桂枝6g，炒白芍15g，甘草5g。

5剂，水煎服，日1剂。

二诊：2019年6月15日。服药后，患者热退，诉昨日食用生冷之后又发热，乏力，无汗出，脉舌同前。中药拟原方去淡竹叶、桂枝、炒白芍、羌活，加苏叶10g，北沙参15g，山药20g，防风10g。继服7剂。

按：本例患者感冒后乏力，误用保健品，致病邪内闭，出现里热外凉，多汗，心胸烦热，恶心欲呕，口干，气短神疲，舌偏红少苔，脉虚稍数。证属感冒余热未清，气津两伤。治拟清热生津，益气和胃。方用竹叶石膏汤加减。竹叶石膏汤具有清热益气，和胃的功效，用于热病后期，余热未清，气津两伤，身热汗出，烦渴，舌红而干，脉虚弱等。既有益气养阴之效，又有和胃之功，还有清退虚热的作用。方中淡竹叶、石膏清透气分余热，除烦止呕；党参补气生津；焦山栀、淡豆豉合用清热和胃，降逆止呕；芦根、厚朴、羌活祛风化湿；桂枝、白芍解肌和营。诸药合用，清热生津，益气和胃。

（胡明珠整理）

第二节　咳　嗽

案例1　葛×，男，5岁。

初诊：2013年1月15日。2天前感受风寒，咳嗽，咳痰不爽，痰色白，咽痒，微恶寒，纳可，大小便无殊。舌淡红，苔薄白，脉浮缓。证属表邪未尽，肺气失宣，治拟宣肺疏风，止咳化痰。

处方：炙紫菀6g，白前6g，陈皮5g，桔梗6g，百部5g，牛蒡子6g，款冬花5g，苦杏仁5g，浙贝母5g，鱼腥草10g，金银花6g，甘草3g。

3剂，水煎服，日1剂。

二诊：2013年1月21日。来诊诉服药3剂后，咳嗽大减，自行按原方继服3剂，刻下咳嗽基本消失，咽不痒，无恶寒，脉舌同前。中药予调理为主。

处方：党参6g，茯苓10g，炒白术6g，淮山药10g，炙紫菀6g，陈皮5g，桔梗6g，苦杏仁5g，浙贝母5g，鱼腥草6g，甘草3g。继服3剂。

按：本例患者为外感咳嗽。症见咳嗽，咳痰不爽，咽痒，微恶寒，舌淡红，苔薄白，脉浮缓。证属表邪未尽，肺气失宣。治拟宣肺疏风，止咳化痰，用止嗽散加减。方中桔梗苦辛微温，能宣通肺气，泻火散寒；紫菀辛温润肺，苦温下气，补虚调中，消痰止渴，治寒热结气，咳逆上气；百部甘苦微温，能润肺，治肺热咳呛；白前辛甘微寒，长于下痰止嗽；陈皮调中快膈，导滞消痰；加浙贝母、苦杏仁止咳化痰；鱼腥草、金银花清肺解表；甘草调和诸药。本方温润和平，温而不燥，润而不腻，散寒不助热，解表不伤正。故取得疗效。

（林朝阳整理）

案例2　胡××，女，44岁。

初诊：2014年1月28日。1周前感冒，恶寒发热，咽痒咳嗽，咳痰清稀。经治疗后恶寒发热消失，仍有咽痒咳嗽，痰白。舌淡红，苔薄白，脉缓。证属外感咳嗽，治拟宣肺疏风，止咳化痰。

处方：白前10g，荆芥10g，陈皮10g，百部10g，紫菀10g，桔梗10g，鱼腥草20g，炒黄芩10g，法半夏10g，浙贝母10g，苦杏仁10g，甘草5g。

7剂，水煎服，日1剂。

服药7剂后咳嗽止。

按：本例患者因感冒后咳嗽，经治疗后恶寒发热消失，仍有咽痒咳嗽，痰白。舌淡红，苔薄白，脉缓。辨为外感咳嗽。治宜宣肺疏风，止咳化痰，方用止嗽散加减，方中桔梗苦辛微温，能宣通肺气，泻火散寒；荆芥苦，辛而温，芳香而散，散风湿，清头目，利咽喉，善治伤风头痛咳嗽，紫菀辛温润肺，苦温下气，补虚调中，消痰止渴；百部甘苦微温，能润肺，治肺热咳呛；白前辛甘微寒，长于下痰止嗽；陈皮调中快膈，导滞消痰。加鱼腥草、炒黄芩清肺热；浙贝母、苦杏仁止咳化痰。诸药合用，共奏宣肺疏风，止咳化痰之功。

（林朝阳整理）

案例3 叶××，男，8岁。

初诊：2017年11月20日。半月前感冒，治疗后他症消失而咳嗽未减，痰白，喉痒，不易咯出，夜间尤甚，无流涕，无发热，纳呆，夜寐安，二便尚可。舌淡红，苔白，脉细。证属风邪阻肺，肺失宣降，治拟宣畅肺气，疏风化痰。

处方：炒荆芥5g，炙紫菀5g，前胡5g，白桔梗5g，杏仁5g，浙贝母5g，鱼腥草15g，炒黄芩5g，制半夏5g，栝蒌皮5g，白茯苓12g，鸡内金10g，甘草3g。

5剂，水煎服，日1剂。

按：本患者外感风邪，肺气失宣，咳嗽，痰白，喉痒，不易咯出，夜间尤甚，舌淡红苔白，脉细，证属风邪阻肺，肺失宣降，痰滞气阻。治宣畅肺气，疏风化痰，方用止嗽散加减。方中紫菀下气化痰，理肺止嗽；白桔梗开宣肺气而化痰；前胡降气祛痰；荆芥疏风解表；甘草合桔梗利咽止咳；杏仁降利肺气；浙贝母、鱼腥草、黄芩、半夏、栝蒌皮共奏宣肺化痰之效，配以鸡内金健脾开胃、运化水谷。诸药合用，具有宣畅肺气，疏风化痰之效。

（胡明珠整理）

案例4 卢××，男，6岁。

初诊：2019年1月21日。几日前因受寒感冒。刻下咳嗽声重，痰少，气急咽痒，痰色白，无发热出汗，舌淡红，苔薄，脉细。证属风寒袭肺，肺气不宣，治拟宣肺化痰。

处方：炒荆芥6g，前胡6g，桔梗6g，百部6g，炙紫菀6g，苦杏仁6g，浙贝母6g，鱼腥草15g，桑白皮6g，炙麻黄3g，山豆根3g，甘草3g。

3剂，水煎服，日1剂。

按：患儿感受风寒之邪，外束肌表，内袭于肺，肺卫失宣，咳嗽声重，气急咽痒，寒邪郁肺，气不布津，凝聚为痰，故痰白，舌苔薄白，为风寒袭肺之象。治拟宣肺化痰，方用止嗽散加减。荆芥疏风解表；前胡、桔梗宣肺，升降肺气；百部、紫菀润肺止咳；浙贝母、鱼腥草、桑白皮化痰止咳；麻黄、杏仁宣肺止咳；山豆根利咽；甘草合桔梗利咽止咳。

（胡明珠整理）

案例5　黄××，女，49岁。

初诊：2019年4月22日。咳嗽3月余。患者3月前受凉后出现咳嗽、咳痰，痰液量少色白，鼻塞流涕，畏寒怕冷，当时服用感冒药后鼻塞流涕、畏寒怕冷等症状消失，咳嗽症状仍存，以夜间及受风时明显，伴咽痒不适，口干。曾在外院就诊，检查胸部CT、肺炎支原体抗体等，均未见明显异常，服西药、中成药均无明显效果。刻下诉咽痒咳嗽，受风即发，气逆无痰，咳剧时伴两侧胸胁部疼痛，口干而苦，纳可寐安，二便无殊。舌偏红，苔薄黄，脉弦细。证属肝气犯肺，治拟清肝降气，润肺止咳。

处方：柴胡10g，炒黄芩10g，制半夏10g，党参10g，炙麻黄6g，杏仁10g，浙贝母15g，防风10g，荆芥10g，蝉衣5g，款冬花10g，炙甘草6g。

7剂，水煎服，日1剂。

二诊：2019年4月29日。患者诉服3剂中药后咽痒就已明显好转，现咽痒、胸痛症状已无，咳嗽好转，夜间及受风后偶咳，舌淡红，苔薄黄，脉细弱。中药拟原方去蝉衣，加炒白芍20g，继服7剂。

按：本病患者咳嗽日久不愈，同时伴有口苦咽干，胸胁疼痛，属肝气犯肺，木火刑金。《素问·咳论》言"五脏六腑皆令人咳，非独肺也。"五脏六腑所致咳嗽者，除肺病之外，以肝病致咳最为多见。肝左肺右共同协调完成升降功能，如肺受邪而致肃降功能失调，气逆咳嗽不已，必然导致肝气上逆，使咳嗽增剧而不易痊愈。故予以小柴胡汤化裁治疗，清肝降气，润肺止咳。方中柴胡、炒黄芩清疏肝气；炙麻黄、杏仁、制半夏、浙贝母、款冬花润肺化痰止咳；防风、荆芥、蝉衣祛风宣肺止咳；党参、炙甘草培土生金，益气固表。后期再加炒白芍养营血，润肺燥。

（林修富整理）

第三节　哮　病

案例1　王××，女，50岁。

初诊：2005年7月1日。喘息、喉中痰鸣反复发作15年。半月前哮喘又作，喘息不得平卧，喉中痰鸣漉漉，咯痰色白。查体：血压130/82mmHg*，神志清楚，喘促状，两肺可闻及哮鸣音。舌红苔薄，脉弦滑。证属痰湿壅肺，治拟清热宣肺，化痰定喘。

处方：炙麻黄10g，制半夏10g，炒黄芩12g，炒葶苈子10g，炙款冬花10g，炙苏子10g，苦杏仁10g，桑白皮10g，炒白术12g，白茯苓15g，炒白芍15g，陈皮10g。

7剂，水煎服，日1剂。

---

*注：1mmHg≈0.133kPa。

二诊：2005 年 7 月 8 日。喘息基本消失，咯痰易出，脉舌同前。中药原方继服 7 剂。

三诊：2005 年 7 月 15 日。哮喘已止，听诊两肺仍有少量哮鸣音，舌淡红，苔薄，脉弦滑，哮病已得到控制，予六君子汤加减调理。

按：叶天士在《临证指南医案》中说"外感之喘治肺，内伤之喘治肾"，又说"在肺为实，在肾为虚"。外感六淫、内伤七情、饮食不节，多为实喘之因；劳欲、久病则为虚喘之由。实喘宜开肺，虚喘宜固肾。本例哮病已有 15 年，半月前又作，喘息不得平卧，喉中痰鸣漉漉，咯痰色白，舌红苔薄，脉弦滑。以理推之，自是痰湿壅肺，故先清热宣肺，化痰定喘，予定喘汤加减。方中麻黄宣肺定喘；款冬花、苏子降气化痰；桑白皮、黄芩、葶苈子清肺化痰；半夏和胃化痰；白术、茯苓健脾化痰，故取得疗效。本病经年反复，哮喘停止后，即以六君子汤为主调理。

（林朝阳整理）

案例 2　徐××，女，43 岁。

初诊：2018 年 7 月 9 日。素有哮病宿疾，每次发作则胸闷，咽喉不利，喉间哮鸣，呼吸急促，胸膈满闷如塞，形寒怕冷，无发热，无恶心呕吐，纳可，夜寐尚安，二便无殊，舌淡红，苔白滑，脉细。证属寒邪壅肺，气道不利，治拟宣肺散寒，化痰平喘。

处方：炙麻黄 10 g，桂枝 10 g，炒白芍 15 g，细辛 3 g，制半夏 10 g，厚朴 10 g，杏仁 10 g，炙款冬花 10 g，炙苏叶 10 g，桑白皮 10 g，茯苓 15 g，鱼腥草 20 g，甘草 5 g。

7 剂，水煎服，日 1 剂。

二诊：2018 年 7 月 16 日。服药后，患者口苦，脉舌同前。中药拟去细辛、炙苏叶，加夏枯草 20 g，炒黄芩 12 g，继服 7 剂。

三诊：2018 年 7 月 23 日。服药后，诸症减。中药拟原方去桑白皮、黄芩，加党参 15 g，防风 10 g，继服 7 剂。

按：本例患者有哮病宿疾，每次发作则胸闷，咽喉不利，喉间哮鸣，舌淡红，苔白滑，脉弦细。为伏痰遇感引触，痰随气升，气因痰阻，相互搏结，痰阻气道，肺失宣降，通畅不利，引动停积之痰，而致喉间痰鸣，气息喘促。治拟宣肺散寒，化痰平喘，方用小青龙汤加减，方中麻黄、桂枝散寒平喘，且麻黄又能宣发肺气而平喘咳，桂枝化气行水以利里饮之化；干姜、细辛温肺化饮，兼助麻、桂解表祛邪。然而素有痰饮，脾肺本虚，若纯用辛温发散，恐耗伤肺气，故佐以五味子敛肺止咳、芍药和养营血；半夏燥湿化痰，和胃降逆；甘草益气和中，调和诸药。

（胡明珠整理）

第四节 喘 证

案例 1 寿××，女，80 岁。

初诊：2014 年 12 月 2 日。有冠心病病史 20 余年，近年来心悸气喘反复发作，被当地医院诊断为心功能不全。刻下见气短而喘，稍微活动则气喘更甚，心悸、胸闷，头晕欲仆，夜寐欠安，纳谷一般，大便干结。舌淡红，苔薄，脉弦细稍数。证属心肺气虚，心脉瘀阻，治拟补益心肺，化瘀平喘。

处方：生黄芪 30 g，制麦冬 15 g，生地黄 20 g，炙麻黄 10 g，淡附片 10 g，紫丹参 20 g，川芎 15 g，降香 5 g，葶苈子 20 g，茯苓 20 g，生白术 30 g，甘草 5 g。

7 剂，水煎服，日 1 剂。

二诊：2014 年 12 月 9 日。服药后气喘大为减轻，大便转润，咳嗽，痰少色黄，脉舌同前。中药予上方加金银花 12 g，淡豆豉 12 g，苏叶 10 g，继服 7 剂。

三诊：2014 年 12 月 16 日。服药后，气喘已平，咳嗽止，胃纳欠佳，舌淡红，苔薄，脉弦细，中药拟上方去金银花、淡豆豉、苏叶，加炒谷芽、炒麦芽各 20 g，继服 7 剂。

按： 本例患者为一老年女性，患有冠心病多年，久病心肺两虚，无力推动血行，留而为瘀，血行受阻，故出现气短而喘，稍微活动则气喘更甚，心悸胸闷，头晕欲仆，治宜补益心肺，化瘀平喘，方中以生黄芪补气；淡附片温阳化气利水；紫丹参、川芎、降香行气活血化瘀；炙麻黄利水平喘；葶苈子泻肺利水平喘；茯苓、生白术健脾益气兼以利水，白术生用尚有润肠通便作用；制麦冬、生地黄润肺养血；甘草培补中气，调和诸药。

（林朝阳整理）

案例 2 胡××，男，63 岁。

初诊：2020 年 6 月 10 日。有间质性肺病、慢性呼吸衰竭、肺源性心脏病、心力衰竭史。刻下带氧气袋坐轮椅来诊，气喘，不能步行，稍微活动则喘甚，心悸，双下肢水肿，纳呆，神惫，唇绀，面色少华，大便干结。舌淡，苔薄润，脉沉细。证属肾虚不纳，治拟补肾纳气。

处方：淡附片 6 g，桂枝 10 g，生地黄 20 g，山茱萸 10 g，怀山药 20 g，泽泻 10 g，白茯苓 30 g，葶苈子 20 g，车前子(包) 15 g，降香 5 g，川芎 15 g，党参 15 g，炒枳壳 10 g。

7 剂，水煎服，日 1 剂。

二诊：2020 年 6 月 22 日。服药后气喘大减，双下肢水肿减退，纳食略增，大便仍结，脉舌同前。效不更方，中药予上方加生白术 30 g，继服 7 剂。

三诊：2020 年 6 月 29 日。上症继续减轻，双下肢水肿消退，气喘明显减轻，已不用带氧气袋，能下地稍微活动，纳增，大便转润，舌淡红，苔薄，脉沉细。中药予上方继服 7 剂。

四诊：2020 年 7 月 8 日。诸症消失，但只能略微活动，脉舌同前，予上方加减。

处方：淡附片 6 g，桂枝 10 g，生地黄 20 g，山茱萸 10 g，怀山药 20 g，泽泻 10 g，白茯苓 30 g，葶苈子 20 g，降香 5 g，川芎 15 g，党参 15 g，炒枳壳 10 g，炒白术 12 g。继服 7 剂。

按：本例患者病情复杂，久病迁延，下及于肾，摄纳无权，则少气而喘；肾虚不能化气行水，水湿内停，则发为水肿，水气凌心则心悸，故辨为肾虚不纳之喘证。叶天士云"外感之喘治肺，内伤之喘治肾"，又说"在肺为实，在肾为虚"。治宜补肾纳气，方用金匮肾气丸加减，温补肾阳，化气行水以平喘，方中附子大辛大热，温阳补火；桂枝辛甘而温，温通阳气，二药相合，补肾阳，助气化。生地黄滋阴补肾生精，配伍山茱萸、山药补肝养脾益精，阴生则阳长；泽泻、茯苓利水渗湿，配桂枝又善温化痰饮；更加葶苈子下气行水，定喘；车前子利水；降香行气活血；川芎活血化瘀。诸药合用，助阳之弱以化水，滋阴之虚以生气，使肾阳振奋，气化复常，则诸症自除，故取得疗效。

（林朝阳整理）

第五节　心　悸

案例 1　孔 ××，男，46 岁。

初诊：2005 年 10 月 12 日。心悸时作时休 2 年余，经心电图检查提示频发室性早搏，服普罗帕酮、胺碘酮等药，服药时早搏消失，停药后即复发。伴胸闷、气短、头晕乏力、夜寐多梦，纳可，大小便无殊，舌淡红，苔薄，脉结代。证属气血亏损，心失所养，治拟益气养心，滋阴复脉。

处方：炙甘草 10 g，桂枝 10 g，生地黄 50 g，党参 15 g，制麦冬 15 g，火麻仁 10 g，炙远志 10 g，阿胶[烊服]6 g，降香 5 g，陈皮 10 g，苦参 10 g，大枣 10 g，生姜 5 g。另加黄酒 100 ml。

7 剂，水煎服，日 1 剂。

二诊：2005 年 10 月 19 日。服上方后，自觉胸闷气短减轻，但仍有心悸，心电图检查提示室性早搏，但早搏每分钟次数大为减少，脉舌同前。中药予原方加川芎 15 g，以增加活血通瘀效果，继服 7 剂。

三诊：2005 年 10 月 26 日。自觉心悸消失，无头晕胸闷，精神佳，夜寐亦好转。心电图复查偶见室性早搏，每分钟 1～2 次。上方继服 7 剂，嘱注意休息，戒急躁。

按：心悸多属虚证，由于气血亏耗，心失所养，导致气虚血瘀，症见心悸，胸闷气短，头晕乏力，夜寐多梦，舌淡红，苔薄，脉结代等。方拟炙甘草汤为主，滋阴复脉。炙甘草汤原方从药物组成看，桂枝、人参、生姜、炙甘草、清酒为通阳益气的药；生地黄、麦冬、阿胶、火麻仁为滋阴养血的药。方中炙甘草、党参、大枣益心气，养心血，以资气血生化之源；生地黄、麦冬、阿胶、火麻仁养心血，滋心阴；桂枝、生姜辛行温通，温心阳，通血脉；黄酒温通血脉，以助药力；加降香行气活血；苦参据现代药理研究具有良好抗心律失常作用。诸药合用，益气通阳，滋阴补血，共奏益气养血，滋阴复脉之功。

（林朝阳整理）

案例2　赵××，男，62岁。

初诊：2006年10月9日。反复心悸、气喘伴下肢水肿3年余，加重1天。患者有高血压病史，3年前出现心悸，气喘，双下肢水肿，经治消失。但嗣后易反复发作，以劳累后为甚。近一年发作较频，甚则夜间不能平卧。昨日因劳累又出现心悸，气喘，夜间不能平卧，需端坐呼吸，双下肢肿甚，小便短少，胃纳不佳。舌淡，苔薄腻，脉弦滑。证属脾肾阳虚，运化失权，治拟健脾温肾，通阳利水。

处方：黄芪30g，党参15g，淡附片6g，桂枝10g，降香5g，葶苈子20g，白茯苓15g，车前子[包]15g，白术15g，大腹皮15g。

1剂，水煎服。日1剂。

二诊：2006年10月10日。服药后尿量明显增多，气喘稍平。继按原方继服5剂。

三诊：2006年10月16日。服药后尿量增多，心悸、气喘消失，双下肢水肿消退，食欲增加。舌淡苔薄，脉稍滑。中药拟原方加减调理。

处方：黄芪30g，党参20g，淡附片6g，桂枝10g，炒白术10g，白茯苓15g，降香5g，川芎15g，紫丹参20g，葶苈子20g。继服7剂。

按：本例患者原有高血压病史，累及心脏。心悸，气喘，脚肿，纳呆，舌淡苔薄腻，脉弦滑，属脾肾阳虚。脾肾阳虚，运化失权，水湿停滞，而肢体水肿；肾主纳气，肾虚不纳气则气喘；心阳不足，水邪凌心则心悸。方中黄芪、党参、淡附片、白术、白茯苓健脾温肾；桂枝、大腹皮、车前子通阳利水；葶苈子泻肺平喘，利水消肿，现代药理研究证明其具有强心作用；降香活血理气。全方合用健脾温肾，通阳利水，故取得疗效。

（林朝阳整理）

案例3　邬××，男，72岁。

初诊：2008年1月14日。反复心悸、胸闷3年余，加重1周。3年前出现心悸、胸闷，经心电图检查提示频发室性早搏。近1周心悸发作频繁，伴胸闷、食少、不寐。

查体：血压 146/88 mmHg，神志清楚，心率 88 次 / 分，可闻及早搏 5～6 次 / 分。心电图提示为窦性心律，频发室性早搏。舌淡胖，苔薄腻，脉细结代。证属寒凝血脉，胸阳不振，治拟温通心阳，理气活血。

处方：瓜蒌皮 10 g，桂枝 10 g，炒白芍 10 g，紫丹参 20 g，降香 6 g，川芎 12 g，党参 10 g，炒枳壳 15 g，姜半夏 10 g，白茯苓 15 g，薤白 10 g，炙甘草 5 g。

7 剂，水煎服，日 1 剂。

二诊：2008 年 1 月 21 日。服药后纳增，自觉心悸略减，脉舌同前。中药予原方继服 7 剂。

三诊：2008 年 1 月 28 日。服药后，心悸、胸闷均减轻，夜寐亦好转，唯感口干。中药拟上方加减。

处方：瓜蒌皮 10 g，桂枝 10 g，炒白芍 10 g，紫丹参 20 g，降香 6 g，川芎 12 g，党参 10 g，炒枳壳 15 g，淮山药 20 g，炒白术 12 g，薤白 10 g，炙甘草 5 g。 7 剂。

四诊：2008 年 2 月 4 日。心悸胸闷消失，夜寐安，唯活动稍剧后，又能感到心悸。心电图复查提示：窦性心律。舌淡红，苔薄白，脉细。中药予原方继服。

按：本例由胸阳痹阻，寒凝心脉所致。成无己在《伤寒明理论·悸》中说："其气虚者，由阳气内弱，心下空虚，正气内动而为悸也；其停饮者，由水停心下，心为火而恶水，水既内停，心不自安，则为悸也。"治拟温通心阳，理气活血。方中桂枝、薤白温通心阳；瓜蒌皮、半夏化痰散结；丹参、川芎活血化瘀；降香宽胸降气。故取得疗效。

（林朝阳整理）

案例 4 冯××，男，39 岁。

初诊：2012 年 10 月 15 日。心悸 1 周，伴乏力、自汗、夜寐多梦，胃纳可，大小便正常。查体：血压 122/80 mmHg，神志清楚，心率 83 次 / 分，听诊可闻及早搏。心电图检查提示频发房性早搏。舌淡红，苔薄，脉细结代。证属阴血不足，阳气虚弱，心失所养，治拟益气滋阴，通阳复脉。

处方：炙甘草 10 g，桂枝 10 g，制麦冬 15 g，生地黄 30 g，党参 15 g，火麻仁 10 g，苦参 10 g，黄连 5 g，川芎 12 g，炒酸枣仁 12 g，干姜 3 g，大枣 10 g。另加黄酒 100 ml。

7 剂，水煎服，日 1 剂。

二诊：2012 年 10 月 22 日。服药后心悸减轻，自汗止，脉舌同前。中药予原方继服 7 剂。

三诊：2012 年 10 月 30 日。偶有心悸，舌淡红，苔薄，脉细。中药上方去黄连、干姜，加生黄芪 20 g，炙远志 10 g。嗣后连服 1 个月，心悸消失。

按：本例患者心悸，乏力，自汗，夜寐多梦，舌淡红，苔薄，脉细结代。证属阴血不足，阳气虚弱，心失所养。治拟益气滋阴，通阳复脉。方用炙甘草汤，本方是张仲景《伤寒论》治疗心动悸、脉结代的名方。其证为阴血不足，阳气不振所致。阴血不足，血脉无以充盈，加之阳气不振，无力鼓动血脉，脉气不相接续，故脉结代；阴血不足，心失所养，故心悸。《伤寒溯源集》云："此方以炙甘草为君，故名炙甘草汤。又能使断脉复续，故又名复脉汤。甘草生能泻心下之痞，熟能补中气之虚，故以为君。生姜以宣通其郁滞，桂枝以畅达其卫阳，入大枣而为去芍药之桂枝汤，可解邪气之留结。麦冬生津润燥，麻仁油滑润泽，生地黄养血滋阴，通血脉而益肾气。阿胶补血走阴。"加酸枣仁以养心安神；苦参、黄连据现代药理学研究具有良好抗心律失常作用，全方合用，滋阴复脉，故取得疗效。

（林朝阳整理）

案例5　潘××，女，71岁。

初诊：2012年11月19日。患者有冠心病史，近来心悸频发，胸中隐隐作痛，心烦不安，心电图提示频发房性早搏、室性早搏。舌略红，苔薄，舌底脉络瘀紫，脉细涩。证属气血不足，血脉瘀滞，治拟滋阴复脉，活血化瘀。

处方：炙甘草10g，党参10g，生地黄30g，制麦冬15g，桂枝10g，桃仁10g，火麻仁10g，黄连5g，紫丹参20g，川芎10g，红花5g，降香5g，干姜3g，大枣10g。加黄酒100ml同煎。

7剂，水煎服，日1剂。

二诊：2012年11月26日。仍有心悸，胸闷，脉舌同前。中药予原方去党参，加生晒参10g，继服7剂。

三诊：2012年12月3日。药后症减，偶有心烦。中药予上方继服7剂。

四诊：2012年12月10日。已无心悸，胸痛，舌红，苔薄白，舌底脉络变淡，脉细。中药继予上方巩固疗效。

按：本例患者心悸频发，胸中隐隐作痛，心烦不安，心电图提示频发房性早搏、室性早搏。舌略红，苔薄，舌底脉络瘀紫，脉细涩。证属气血不足，血脉瘀滞。由于气血亏耗，心失所养，导致气虚血瘀。方拟炙甘草汤为主，滋阴复脉，活血化瘀。方中炙甘草、党参（二诊改为生晒参）、大枣益心气，养心血，以资气血生化之源；生地黄、麦冬、火麻仁养心血，滋心阴；桂枝、干姜辛行温通，温心阳，通血脉；黄酒温通血脉，以助药力；加紫丹参、川芎、红花、降香活血化瘀；据现代药理研究黄连具有良好的抗心律失常作用。诸药合用，共奏滋阴复脉，活血化瘀之功。

（林朝阳整理）

案例6　姚××，女，69岁。

初诊：2013年1月15日。患者有冠心病、心房颤动、中风病史。2年前出现气急，动则尤甚。刻下见心悸，乏力，气喘，胸闷，头晕，心烦，潮热，纳呆。舌淡红，苔薄腻，舌底脉络暗红，脉细结代。证属心气不足，心血瘀阻，治拟益气养心，活血化瘀。

处方：生黄芪30 g，党参20 g，生地黄20 g，制麦冬15 g，紫丹参20 g，川芎15 g，红花5 g，降香5 g，淡附片6 g，益母草30 g，葶苈子20 g，炒酸枣仁10 g，炒甘草5 g。

7剂，水煎服，日1剂。

二诊：2013年1月22日。诸症减轻，脉舌同前。中药予原方继服7剂。

三诊：2013年1月29日。药后症减，动则气急，夜寐欠安，大便干，两日一行。原方去益母草，加夜交藤30 g，制大黄10 g，生白术30 g，继服7剂。

四诊：2013年2月6日。情况已大有好转。中药予上方继服7剂。

五诊：2013年2月13日。诸症基本消失，舌淡红，苔薄，脉细结代。中药予原方加减。

处方：生黄芪30 g，党参20 g，生地黄20 g，制麦冬15 g，紫丹参20 g，川芎15 g，降香5 g，葶苈子20 g，炒酸枣仁10 g，生白术30 g，白茯苓15 g，炒甘草5 g。 7剂。

按： 本例患者心悸，乏力，气喘，胸闷，头晕，心烦，潮热，纳呆，舌淡红，苔薄腻，舌底脉络暗红，脉细结代。辨为心气不足，心血瘀阻。心气不足则不能鼓动血液正常运行，心失所养，故心悸气喘；清窍失养，故头晕、乏力；心气虚，心神躁动，则心烦；心气虚血行亦缓，则易血行瘀滞，故见舌底脉络暗红。治宜益气养心，活血化瘀。方中生黄芪、党参益气养心；生地黄、制麦冬滋阴养血；紫丹参、川芎、红花、降香行气活血；淡附片温阳补心；益母草活血利水；葶苈子利水降气，具有强心作用，诸药合用，故取得疗效。

（林朝阳整理）

案例7 王××，女，76岁。

初诊：2014年6月16日。心悸频作，动则尤甚，夜寐不安，胃纳一般，二便无殊。心电图报告：心率90次/分，窦性心律，频发房性早搏、室性早搏。舌淡红，苔薄，舌边有瘀紫斑块，脉弦细。证属心气不足，心脉瘀滞，治拟益气养心，活血通络。

处方：生黄芪30 g，麦冬15 g，生地黄20 g，紫丹参20 g，川芎15 g，红花5 g，苦参10 g，黄连5 g，百合15 g，炒酸枣仁10 g，夜交藤30 g，炙甘草5 g。

7剂，水煎服，日1剂。

二诊：2014年6月24日。服药7剂后休息时心悸未作，但稍一活动则心悸频频，夜寐稍有好转，脉舌同前。中药予上方加葶苈子10 g，继服7剂。

三诊：2014年7月15日。药后症减。中药予上方加党参10 g，继服7剂。

按： 本例患者心悸，动则尤甚，夜寐不安，心电图报告示心率90次/分，窦性心律，频发房性早搏、室性早搏。舌淡红，苔薄，舌边有瘀紫斑块，脉弦细。辨为心气不足，心脉瘀滞。由于心气不足，心失所养，导致气虚血瘀，故心悸，动则尤甚；心气不足，心神失养则夜寐不安。治宜益气养心，活血通络，方用生黄芪、麦冬、生地黄益气养心；紫丹参、川芎、红花活血化瘀；炒酸枣仁、夜交藤安神；据现代药理研究苦参、黄连具有良好的抗心律失常作用。诸药合用，共奏益气养心，活血通络之功，故取得疗效。

（林朝阳整理）

案例8　严××，女，52岁。

初诊：2018年6月12日。胸闷，心悸，气促，动则尤甚，恶寒，肢冷，纳差，夜寐欠安，二便无殊。舌淡，苔薄白，脉沉细。证属心阳虚衰，治拟温通心阳。

处方：附子6g，细辛3g，炙麻黄10g，炒白术10g，干姜3g，炒白芍15g，葶苈子20g，平地木10g，降香5g，茯苓15g，黄芪20g。

7剂，水煎服，日1剂。

按：该患者素体阳虚，正气不能抵御外邪，不能荣养于肌表，气血不能达于四肢，则恶寒；心阳虚则不能温煦肢体，故见四肢不温；阳虚则生寒，寒凝经脉，心脉痹阻，胸阳不展，故见胸闷，心悸，夜寐欠安；舌淡，苔薄白，脉沉细等均为虚寒之象。故此为心阳虚衰之象，治宜温通心阳，方用麻黄细辛附子汤加减。方中麻黄辛温，散表之寒；附子辛热，温肾助阳；麻黄行表以开泄皮毛，逐邪于外；附子温里以振奋阳气，鼓邪达外，与麻黄配合，相辅相成；细辛归肺、肾二经，性善走窜，通彻表里，既能祛风散寒，助麻黄解表，又可鼓动肾中真阳之气，协附子温里，麻、附、辛三药并用，补散兼施，则阳虚可愈；辅以干姜温中散寒、回阳通脉以温通心阳；白术、黄芪健脾补气以补益心阳；白芍、降香理气活血通络以温煦四肢；葶苈子、平地木、茯苓利水消肿以缓解胸闷、心悸。

（薛璐璐整理）

案例9　何××，女，69岁。

初诊：2019年1月5日。反复心悸、气短1年余。患者1年前出现心悸、气短，伴有烦躁、失眠、饮食减少、口干苦，二便无殊。心电图检查提示频发房性早搏。舌质暗，苔薄黄，脉沉细结代。证属气血虚弱，兼夹瘀血，治拟益气养血，活血通络。

处方：炙甘草10g，生地黄30g，火麻仁10g，桂枝6g，麦冬15g，党参10g，丹参20g，降香5g，瓜蒌皮15g，生黄芪30g。

7剂，水煎服，日1剂。（煎服方法：加水1500ml、黄酒250ml，武火烧开后文火煎2小时，分2次服。）

二诊：2019年1月12日。患者诉服药1周后心悸减轻，结代脉显著减少。守上方继服2周后复诊，心悸已愈，结代脉偶见。嘱再服原方1个月，以巩固疗效。

按：本例患者因气阴两虚，心脉痹阻，故出现相关不适症状，以炙甘草汤化裁治疗。方中以炙甘草为主药，用以养脾胃，补中气，益气血生化之源；以党参、生地黄、麦冬、火麻仁滋阴补血；以桂枝温通心阳；丹参、栝蒌皮、降香宽胸理气，活血化瘀；黄酒通络利脉。药物甘润、辛燥并用，使滋阴而不致腻滞，通阳而不致伤阴。

（林修富整理）

案例 10　陈××，女，49岁。

初诊：2019年3月26日。平素过度劳累，时常左侧胸部闷痛阵作，夜间胸闷尤甚，心悸不宁，气短，劳则加重，头晕，寐欠安，多梦。舌淡胖，苔薄，脉沉迟。证属心肾阳虚，治拟温肾益气，强心安神。

处方：制附子9g，党参15g，仙灵脾15g，丹参20g，黄芪12g，当归10g，炒酸枣仁12g，淮小麦50g，远志10g，桃仁10g，甘草6g。

7剂，水煎服，日1剂。

按：肾阳为诸阳之本，肾阳衰则心阳亦为之不振，故见胸闷且痛，气短心悸诸症，治拟温肾益气，强心安神。方中附子既温补肾阳，又温补心阳；仙灵脾温肾助阳，且温而不燥。因心脏的阴阳协调需要心气与心血的旺盛和充盈，故用黄芪补气；当归、丹参养血活血，气血流畅，通则不痛；酸枣仁、淮小麦、远志养心安神。阴阳调和，则脉气自通。

（华天祺整理）

案例 11　葛××，男，60岁。

初诊：2020年5月6日。心悸，神疲乏力，夜寐欠安，每至半夜双下肢麻木，二便无殊。舌淡红，苔薄，脉细。证属心脾气虚，心失所养，治拟益气养心，活血通络。

处方：生黄芪30g，生地黄20g，麦冬10g，丹参20g，柏子仁10g，降香5g，僵蚕6g，蝉衣3g，片姜黄10g，熟大黄10g，桂枝10g，炒白芍15g，甘草5g。

7剂，水煎服，日1剂。

二诊：2020年5月13日。上症有所减轻，大便干，脉舌同前。中药予原方加生白术30g，继服7剂。

按：本例患者为老年男性，心、肺、脾、肾俱虚。心脾气虚，心失所养，则见心悸；血脉不和，经络阻滞，则见肢体麻木；气血亏虚，心神失养，则夜寐不安；舌淡红，苔薄，脉弦细均为心脾气虚，心失所养之象。治拟益气养心，活血通络。方中黄芪味甘微温，入脾肺经，补中益气，升阳固表；配伍麦冬、生地黄养阴益气；丹参、柏子仁、降香活血化瘀；桂枝、炒白芍调阴阳、和营卫；升降散升清降浊，升降气机；甘草调和诸药。诸药合用，诸症乃消。

（陈海英整理）

案例 12 钱××，男，65 岁。

初诊：2020 年 5 月 6 日。心悸频作，胸闷不舒，大便干结，夜寐尚安，纳可。心电图提示频发室性早搏。舌偏红，苔薄，脉弦细。证属气阴两虚，治拟滋阴复脉。

处方：炙甘草 10 g，桂枝 10 g，生地黄 50 g，麦冬 15 g，火麻仁 10 g，党参 15 g，降香 5 g，丹参 20 g，知母 6 g，黄柏 10 g，佛手 12 g。

7 剂，加黄酒 100 ml，水煎服，日 1 剂。

二诊：2020 年 5 月 13 日。心悸略安，脉舌同前。中药予原方加茯苓 20 g，桂枝改为 5 g，继服 7 剂。

三诊：2020 年 5 月 20 日。心悸较前缓解，大便仍干，脉舌同前。中药予原方加生白术 30 g，继服 7 剂。

按：该患者年老阴血不足，心失所养，故见心悸；阴液亏虚，肠道失于濡养，则大便干结；舌偏红，苔薄，脉弦细，均属心阴亏虚之象。治拟滋阴复脉，方用炙甘草汤加减。方中生地黄滋阴补血，《名医别录》谓地黄"补五脏内伤不足，通血脉，益气力"，配伍炙甘草、人参、大枣益心气，补脾气，以资气血生化之源；麦冬、火麻仁滋心阴，养心血，充血脉；佐以桂枝、生姜温心阳，通血脉，诸厚味滋腻之品得姜、桂则滋而不腻；用法中加黄酒煎服，以黄酒辛热，可温通血脉，以行药力。诸药合用，滋而不腻，温而不燥，使气血充足，阴阳调和，则心悸可平。根据该患者病情，方中去阿胶、生姜，加用降香、丹参活血化瘀，佛手疏肝理气健脾，知母、黄柏清热除烦。诸药合用，诸症乃消。

（陈海英整理）

案例 13 邬××，男，62 岁。

初诊：2020 年 6 月 17 日。1 月前因劳累后出现心悸，心电图检查提示频发室性早搏。无头痛头晕，无乏力，小便频数，夜寐安，纳可，大便无殊。舌淡红，苔白，舌边齿痕，脉细结代。证属心脉失养，治拟滋阴复脉。

处方：炙甘草 10 g，党参 15 g，桂枝 10 g，干姜 3 g，麦冬 15 g，生地黄 30 g，火麻仁 10 g，黄连 5 g，苦参 10 g，炒白术 10 g，山药 20 g，大枣 10 g。

7 剂，加黄酒 100 ml，水煎服，日 1 剂。

二诊：2020 年 6 月 24 日。药后症减，脉舌同前。中药予原方继服 7 剂。

按：该患者为老年男性，阴血不足，阳气虚弱，心脉失养，脉结代，心动悸，属炙甘草汤证。本方是《伤寒论》治疗心动悸、脉结代的名方。其证是由伤寒汗、吐、下或失血后，或杂病阴血不足，阳气不振所致。阴血不足，血脉无以充盈，心体失养，不能温养心脉，故心动悸。治宜滋阴复脉，炙甘草汤加减。方中重用生地黄滋阴养血；炙甘草、党参、大枣益心气，补脾气，以资气血生化之源；麦冬、火麻仁滋心阴，养心血，充血脉；桂枝、干姜辛行温通，温心阳，通血脉；苦参、黄连据现代药理研究有较好的抗心律失常作用。用法中加黄酒煎服，以黄酒辛热，温通血脉，以行药力。

（华慈杰整理）

第六节　胸　痹

案例 1　刘××，男，52 岁。

初诊：2005 年 7 月 15 日。胸闷不舒 3 年余。3 年前出现胸闷不舒，经心电图检查提示为窦性心动过缓。3 年来胸闷时作时休，近 1 周因疲劳后又感胸闷不舒，伴手足发冷、食入无味。查体：血压 110/80 mmHg，神志清，心率 46 次/分，心律齐，未闻及病理性杂音。舌淡，苔薄白，脉沉缓。证属心阳不振，气血寒凝，治拟温通心阳，理气活血。

处方：淡附片 10 g，桂枝 10 g，桃仁 10 g，红花 5 g，当归 10 g，生地黄 20 g，川芎 15 g，赤芍 15 g，牛膝 10 g，白桔梗 10 g，柴胡 10 g，佛手 10 g。

7 剂，水煎服，日 1 剂。

二诊：2005 年 7 月 23 日。服药后胸闷似有缓解，仍有手足发冷，纳差，脉舌同前。中药予原方加鸡内金 10 g，继服 7 剂。

三诊：2005 年 7 月 30 日。胸闷基本消失，纳增，手足转温，舌淡苔薄，脉沉缓。中药守上方继服 7 剂。

四诊：2005 年 8 月 6 日。症状消失，复查心电图提示窦性心律，心率 63 次/分。舌淡红，苔薄白，脉稍滑。中药予上方继服，以巩固疗效。

五诊：2005 年 8 月 13 日。患者诉已无不适感，纳可，夜寐安，心率 65 次/分，中药拟上方加益气之品，加黄芪 15 g，继服 7 剂。

嘱服此 7 剂中药后，转用附桂八味丸调理。

按：本例患者心动过缓，症见胸闷不舒，属中医学胸痹范畴。阳气衰微，阴寒痼冷深伏于内，上乘心胸，致使心脏鼓动无力，血脉滞涩不畅，脉搏亦随之迟缓，治拟温通心阳，理气活血。本方以淡附片、桂枝加血府逐瘀汤而成，淡附片温经散寒，助心阳之力；桂枝温通心阳；桃仁、红花、川芎、赤芍活血化瘀，配合当归、生地黄活血养血；柴胡、佛手行滞散结；牛膝破瘀通经；桔梗载药上行。诸药合用，温通心阳，活血化瘀，推动心脏气血运行，使心脏功能得以改善。

（林朝阳整理）

案例2 金××，女，76岁。

初诊：2005年11月3日。有高血压、糖尿病史。5年前出现胸闷，心悸，气急，心胸疼痛，时作时休，遇劳累、情绪变动诱发，经冠状动脉造影术诊断为冠心病。刻下见胸闷、心胸疼痛阵作，倦怠乏力，气短，咯吐痰涎。查体：血压146/88 mmHg，神志清楚，心率82次/分，心律齐，未闻及病理性杂音。舌淡红，苔薄白腻，脉弦滑。证属胸阳不振，痰瘀交阻，治拟通阳化痰，行气活血。

处方：瓜蒌皮10g，桂枝10g，薤白10g，制半夏10g，紫丹参20g，红花5g，川芎15g，广郁金10g，制香附10g，炒延胡索10g，葛根20g，白茯苓15g。

5剂，水煎服，日1剂。

二诊：2005年11月8日。胸闷、气短明显缓解，心胸疼痛偶有发作，舌淡苔薄，脉弦滑。中药继守原方服7剂。

三诊：2005年11月15日。诸症消失。转用通心络、麝香保心丸调理，以巩固疗效。

按：本例患者心胸疼痛，属中医学胸痹范畴。胸痹是由于正气亏虚，饮食、情志、寒邪等所引起的以痰浊、瘀血、气滞、寒凝痹阻心脉，以膻中或左胸部发作性憋闷、疼痛为主要表现的一种病证，属本虚标实。阳气衰微，上乘心胸而致血脉不通，发为胸痹；胸中阳气不能疏通畅达，以致痰浊壅塞，血脉瘀阻，治拟通阳化痰，行气活血，采用栝蒌薤白白酒汤加减，方中桂枝、薤白通阳；半夏、瓜蒌化痰；香附、延胡索理气止痛；丹参、川芎、葛根活血，达到通阳化痰，行气活血之目的。

（林朝阳整理）

案例3 杨××，女，70岁。

初诊：2006年10月31日。反复发作心前区疼痛10余年，再发3小时。10余年前首次出现心前区疼痛，较剧，但疼痛时间短暂，能自行缓解，曾行冠状动脉造影术，诊断为冠心病。3小时前，因情绪激动，心前区疼痛又作，伴胸闷、心悸、头晕。舌淡红，苔薄腻，脉弦滑。证属痰浊壅塞，心脉瘀阻，治拟通阳化痰，行气活血。

处方：桂枝10g，薤白10g，瓜蒌皮15g，制半夏10g，紫丹参20g，红花10g，桃仁10g，香附10g，降香5g，炒酸枣仁10g，炙甘草5g。

7剂，水煎服，日1剂。

二诊：2006年11月7日。服药后，心前区疼痛未再发作，头晕明显减轻，脉舌同前。中药予原方继服7剂。

按：胸痹属本虚标实，本虚多属气虚，标实多为痰瘀交结。本例胸痹，伴有胸闷、心悸、头晕，舌淡红，苔薄腻，脉弦滑。为痰浊壅塞，心脉瘀阻。七情内伤，脾虚气结，运化失司，影响水液的运化和血液运行，气滞津停，聚而为痰，痰阻气机，气血运行不畅，心脉痹阻，发为胸痹。不通则痛，处以通阳化痰，行气活血。方中桂枝、薤白通阳；栝蒌皮、半夏化痰；丹参、红花、桃仁、降香活血理气；香附理气。全方合用，使痰浊消散，而血行通畅，症状消失。

（林朝阳整理）

案例4 邵××，女，60岁。

初诊：2007年11月5日。4年前出现心前区疼痛，被诊断为冠心病心绞痛。近1个月心前区疼痛频频发作，活动后尤甚。伴心悸、胸闷、气短、背痛、倦怠乏力、夜寐欠安。舌淡紫，边有瘀斑，苔薄白，脉沉弱。证属气虚血瘀，治拟益气活血，化瘀止痛。

处方：黄芪30 g，党参15 g，赤芍15 g，当归10 g，川芎15 g，红花10 g，炒枳实15 g，炒延胡索10 g，白茯苓15 g，炒甘草5 g。

5剂，水煎服，日1剂。

二诊：2007年11月10日。服上药后自觉心前区疼痛减轻，气短、乏力、胸闷明显好转，但夜寐仍然欠安。治拟上方加夜交藤30 g，生龙骨30 g。继服7剂。

三诊：2007年11月17日。服药后诸症消失。嘱上方继服7剂，以巩固疗效。

按：本例患者以气虚血瘀为主。气行乃血流，一旦心气不足，气虚则推动血无力，则气血运行滞涩不畅，脉道瘀滞，故引起胸痹心痛，因此采用益气活血，化瘀止痛之法，方中黄芪、党参、当归益气养血；赤芍、川芎活血；炒枳实理气；炒延胡索理气止痛，故能取得疗效。

（林朝阳整理）

案例5 蒋××，男，52岁。

初诊：2007年12月11日。1年前出现胸闷心悸，经检查诊断为病态窦房结综合征。刻下见胸闷，心悸，头晕目眩，神疲乏力，手足不温，夜尿多，纳可，寐一般。查体：血压122/86 mmHg，神志清楚，心率48次/分，心律齐，舌淡红，苔薄白，脉迟缓。证属心肾阳虚，治拟温阳益气，通络复脉。

处方：党参20 g，淡附片5 g，麻黄5 g，细辛3 g，桂枝10 g，薤白15 g，红花5 g，川芎10 g，赤芍15 g。

7剂，水煎服，日1剂。

二诊：2007年12月18日。服上药后，胸闷减轻，仍感心悸，脉舌同前。中药守原方继服7剂。

三诊：2007年12月25日。诉头晕目眩消失，复查心电图提示窦性心律，心率50次/分。舌淡红，苔薄，脉迟缓。中药在上方基础上加生黄芪15 g，继服7剂。

四诊：2007年12月31日。胸闷，心悸基本消失，手足转温，夜尿减少，心电图检查示心率55次/分。诉近日感夜寐欠佳,脉舌同前。中药予上方加减。

处方:党参20 g,生黄芪15 g,淡附片5 g,麻黄5 g,细辛3 g,赤芍15 g,桂枝10 g,薤白10 g,川芎10 g,夜交藤20 g,炒酸枣仁10 g,炙甘草5 g。

7剂,水煎服,日1剂。

按: 本例脉迟,辨为心肾阳虚,心阳不能温运血脉则脉来迟缓,阳虚则内寒,故手足不温,夜尿多。治疗当以温阳益气,通络复脉。方中麻黄、淡附片、细辛温阳,党参、生黄芪益气,桂枝辛温以助心阳,薤白通阳宽胸,加川芎、红花、赤芍活血通脉。随症加减,故取得疗效。

（林朝阳整理）

案例6 张×,女,56岁。

初诊:2017年4月25日。胸部闷痛1周。患者1周前饮食不慎后出现前胸部闷痛不适,伴恶心、口苦,无寒热,无肩臂放射痛,胃纳差,夜寐欠安,大小便无殊。有高血压病史5年,血压控制尚可。查体:血压126/76 mmHg,心肺听诊无明显异常,四肢肌力正常。心电图:窦性心律,正常心电图。舌偏红,苔薄黄腻,脉小滑。证属痰浊中阻,治拟宽胸理气,化浊开窍。

处方:制半夏10 g,茯苓15 g,陈皮6 g,炒枳壳12 g,姜竹茹10 g,瓜蒌皮15 g,炒白术10 g,丹参20 g,降香5 g,黄连6 g,石菖蒲10 g,甘草5 g。

7剂,水煎服,日1剂。

二诊:2017年5月2日。患者诉服药后胸闷痛明显减轻,胃纳欠佳,夜寐转安,舌淡红,苔薄白,脉细弦。中药拟上方去黄连、石菖蒲,加党参10 g、炒谷芽20 g、炒麦芽20 g,继服7剂。

按: 本例患者因饮食不慎,损伤脾胃,脾失健运,湿浊困阻于胸部,气机郁滞,阻滞经脉,故纳差、恶心、胸痛;湿浊内阻,化生湿热,故口苦、舌偏红、苔薄黄。故钱老以黄连温胆汤加减,方中半夏、茯苓、陈皮、竹茹、瓜蒌皮、石菖蒲、炒白术化浊开窍;黄连清化湿热;丹参、降香、枳壳理气通络止痛。诸药相合,湿热清,经络通,通则不痛。

（林修富整理）

案例7 陈××,男,76岁。

初诊:2018年4月24日。胸痛,痛无定处,时欲太息,遇情志不遂时容易诱发或加重,得嗳气则舒,夜寐安。舌淡红,苔薄,脉弦细。证属肝气郁滞,治拟通脉理气。

处方:柴胡10 g,枳壳15 g,炒白芍15 g,降香5 g,川芎10 g,沉香曲6 g,旋覆花10 g,茜草10 g,淮小麦50 g,大枣10 g,甘草5 g。

7剂,水煎服,日1剂。

按：该患者平素情志不畅，肝主疏泄，性喜条达。若情志不遂，木失条达，则致肝气郁结，经气不利，气不利则血行瘀滞。而肝气通于心气，肝气滞则心气涩，不通则痛，则发为胸痛；肝失疏泄，则情志抑郁易怒，善太息；舌淡红，苔薄，脉弦细亦为肝气郁滞之象。遵《内经》"木郁达之"之旨，故选用柴胡疏肝散加减以疏肝理气，活血止痛。方中以柴胡疏肝解郁，用以为君；降香理气止痛；川芎活血行气以止痛，与降香相合，助柴胡以解肝经之郁滞，并增行气活血止痛之效，共为臣药；枳壳理气行滞；芍药养血柔肝，缓急止痛，与枳壳均为佐药；沉香曲理脾胃气满；旋覆花降气、消痰、止呕；茜草活血通经；甘麦大枣汤养心安神。诸药相合，共奏疏肝行气，活血止痛之功。本方以疏肝理气为主，疏肝之中兼以养肝，理气之中兼以调血和胃。

（薛璐璐整理）

第七节　头　痛

案例1　娄××，男，30岁。

初诊：2005年7月29日。反复头痛2年有余，发作时疼痛难忍，甚时呕吐少量痰涎，面色晦暗，身重。舌润胖，苔白，脉沉。证属脾虚痰阻，血行瘀阻，治拟燥湿化痰，活血止痛。

处方：天麻10g，制半夏10g，炒白术10g，白茯苓15g，川芎15g，葛根20g，紫丹参20g，炒枳壳10g，党参10g，炒谷芽、炒麦芽各20g，焦神曲20g，干姜3g，炒甘草5g。

7剂，水煎服，日1剂。

二诊：2005年8月5日。头痛基本消失，精神好转，但夜寐欠安，胃脘嘈杂，舌滑润，脉沉缓。中药予上方加减。

处方：天麻10g，制半夏10g，炒白术10g，白茯苓15g，川芎15g，桃仁10g，紫丹参20g，炒枳壳10g，党参10g，炒谷芽、炒麦芽各20g，浙贝母12g，海螵蛸12g，炒甘草5g。

7剂，水煎服，日1剂。

三诊：2005年8月12日。头痛未作，面色转润，夜寐仍欠安，入睡则多梦，脉舌同前。中药治拟养心安神。

处方：当归10g，生地黄20g，炒酸枣仁10g，柏子仁10g，麦冬15g，炙远志10g，茯神20g，煅龙骨、煅牡蛎各20g，紫丹参20g，党参15g，玄参10g，炙甘草5g。

7剂，水煎服，日1剂。

按：本例患者头痛反复发作2年余，疼痛难忍，面色晦暗，身重，呕吐痰涎，舌胖苔白，脉沉，属脾虚痰阻，迁延2年未愈，久病入络，痰湿阻滞则血行受阻而成瘀，治拟燥湿化痰，活血止痛。方中半夏燥湿化痰，天麻平肝息风，两者合用为治痰湿头痛之要药；白术、茯苓燥湿祛痰，能治生痰之源；枳壳理气化痰，脾气顺则痰消；丹参、川芎、桃仁活血通络止痛；党参、炒谷芽、炒麦芽、焦神曲益气健脾除湿。故取得疗效。

（林朝阳整理）

案例2 章×，女，29岁。

初诊：2007年7月23日。1月前因感冒出现恶寒发热，咽部不适，头晕，头痛，眼花。感冒1周后，诸症愈，但头痛仍存，时轻时重，夜寐欠安，面色萎黄，倦怠乏力，舌淡红，苔薄白，脉细弦带数。证属肝肾阴虚，风阳上扰，治拟清泄风阳，通络止痛。

处方：桑叶10g，白菊花10g，白芷10g，薄荷^{后下}5g，川芎20g，蔓荆子10g，羌活10g，石菖蒲10g，细辛3g，防风10g，夜交藤15g，甘草5g。

7剂，水煎服，日1剂。

二诊：2007年7月30日。服药后头痛减轻，项强，出汗，舌淡红，苔薄，脉弦细。治拟平肝潜阳。

处方：钩藤15g，明天麻10g，生石决明20g，当归10g，川芎15g，紫丹参20g，藁本10g，赤芍、白芍各15g，细辛3g，防风10g，葛根20g，炒甘草5g。

7剂，水煎服，日1剂。

三诊：2007年8月6日。服上方后，头痛消失，颈项转动灵活，夜寐安。中药仍以上方继服7剂。

按：本例患者因感冒头痛，感冒治后头痛依然存在，缘因素体肝肾阴虚，由感冒引动，风阳上扰，治疗遵标本缓急之原则，先予清泄风阳，通络止痛，继则用平肝潜阳之法，标本兼治。二法并用，取得效果。

（林朝阳整理）

案例3 戴××，女，26岁。

初诊：2008年2月5日。患者于半年前冷水洗头后，即感头部疼痛，以巅顶为主，疼痛难忍如针刺，自服止痛片后疼痛能缓解或停止，过后又发，如是反复发作，遇风寒则加剧。舌淡红，苔薄白，脉沉迟。证属风寒血瘀，上扰清窍，治拟祛风散寒，通络止痛。

处方：羌活10g，细辛3g，僵蚕10g，白芷15g，藁本10g，葛根10g，川芎15g，当归10g，炒白芍15g，炙甘草5g。

5剂，水煎服，日1剂。

二诊：2008年2月12日。服药后头痛止，舌淡红，苔薄白，脉细。乃守原方再进7剂。

按：头为诸阳之会，风为百病之长，若风邪夹寒，寒为阴邪伤阳，风寒之邪上犯巅顶，寒凝血滞，络脉绌急而痛，病久入络则缠绵难愈。《临证指南医案·头痛》邹时乘批注"头为诸阳之会，与厥阴肝脉会于巅，诸阴寒邪不能上逆为阳气窒塞，浊邪得以上据，厥阴风火，乃能逆上作痛。故头痛一症，皆由清阳不升，火风乘虚上入所致"。本例患者因冷水洗头引发头痛，病久入络，则缠绵难愈，证属风寒血瘀，上扰清窍，治拟祛风散寒，通络止痛。本方以羌活、细辛疏散太阳、少阳两经之邪；僵蚕祛风通络止痛；当归、白芍养血通络；川芎活血通络；葛根配川芎具有舒筋通络作用，现代药理研究葛根能扩血管，改善血液供应；藁本引诸药直达病所，共奏疏风散寒，通络止痛之功。

（林朝阳整理）

案例4 王××，男，46岁。

初诊：2013年1月8日。反复头痛10余年，3天前因恼怒头痛发作，痛如锥刺，痛处不移，伴恶心，无寒热，胃纳如常。舌偏红，苔薄，舌底脉络瘀紫，脉弦涩。证属瘀血头痛，治拟活血化瘀，通络止痛。

处方：桃仁10g，红花5g，川芎10g，赤芍10g，当归10g，生地黄20g，川牛膝10g，炒枳壳15g，柴胡10g，藁本10g，细辛3g，甘草5g。

7剂，水煎服，日1剂。

按：本例患者头痛病程较长，痛如锥刺，痛处不移，舌偏红，苔薄，舌底脉络瘀紫，脉弦涩，辨为瘀血头痛。《内经》有云，"病久入深，营卫之行涩，经络时疏故不通"。叶天士在《临证指南医案》中亦云，"大凡经主气，络主血，久病血瘀"。脑为精明之府，瘀血阻于脑窍，血行凝滞，络道不通，故见头痛，痛如锥刺，固定不移，舌偏红，苔薄，舌底脉络瘀紫，脉弦涩等，治宜活血化瘀，通络止痛，方用通窍活血汤加减。方中桃仁破血行滞，红花活血祛瘀；赤芍、川芎行血活血，助桃仁、红花活血祛瘀；牛膝活血通经，祛瘀止痛，引血下行；生地黄、当归养血益阴；枳壳理气行滞，柴胡疏肝解郁，升达清阳，使气行则血行；藁本、细辛祛风通络止痛；甘草调和诸药。合而用之，使血活瘀化气行，则头痛可愈。

（林朝阳整理）

案例5 刘×，男，18岁。

初诊：2013年4月16日。头痛2月，时作时休，痛以双侧太阳穴处为主，呈胀痛，心烦，夜寐不宁，胃纳可，无寒热。舌淡红，苔薄白，脉弦细。证属风邪上扰，清阳被遏，治拟祛风通络。

处方：羌活 10 g，防风 10 g，细辛 3 g，白芷 10 g，野菊花 10 g，蔓荆子 10 g，川芎 15 g，钩藤 15 g，僵蚕 10 g，炒酸枣仁 10 g，夜交藤 30 g，甘草 5 g。

7 剂，水煎服，日 1 剂。

按： 头痛一症责之于肝。《素问·至真要大论》有言，"诸风掉眩，皆属于肝。"肝为厥阴风木之脏，内俱相火，主升主动，得少阴癸水之润则平。水亏则木气不平，肝风内生，上扰清空，发为头痛。方中川芎祛风止痛，为治各经头痛的要药；羌活、白芷、细辛、防风、蔓荆子疏风散邪治头痛。其中羌活镇痛力强，善治太阳经头痛；白芷善通窍止痛，治阳明经头痛；细辛散寒止痛，长于治少阴经头痛；防风疏上部风邪；钩藤、野菊花、僵蚕平肝息风；酸枣仁、夜交藤安神以助眠；甘草调和诸药。全方合用，祛风通络，故取得疗效。

（林朝阳整理）

案例 6 吴××，女，30 岁。

初诊：2017 年 8 月 17 日。头痛半年，加重 1 周。诉半年前出现头痛，以头顶部为主，呈阵发性，痛发时伴恶心欲吐，曾查头颅 CT 未见异常。1 周前因生气后头痛再发加重，服用复方对乙酰氨基酚片方可缓解，药效过后复出现头痛，伴恶心、口苦、纳差，夜寐多梦，大便秘结，三日一行。查体：神志清楚，精神欠佳，体温 36.5℃，血压 146/82 mmHg，颜面潮红，心肺听诊无殊。舌质偏红，苔薄白，脉弦细。证属肝阳上亢证，治拟平肝潜阳，祛风止痛。

处方：天麻 10 g，钩藤 15 g，石决明 20 g，夏枯草 20 g，炒白芍 15 g，白菊花 10 g，川芎 10 g，黄芩 10 g，川牛膝 10 g，藁本 10 g，郁金 10 g，甘草 5 g。

7 剂，水煎服，日 1 剂。

二诊：2017 年 8 月 22 日。诉头痛减轻，时有颈项作胀、四肢麻木，舌质偏红，舌苔薄黄，脉弦细。中药予上方去川牛膝、藁本、白菊花，加赤芍 10 g，葛根 15 g，白僵蚕 10 g，继服 7 剂。

三诊：2017 年 8 月 29 日。诉头痛明显好转，项胀减轻，舌淡红，苔薄白，脉弦细。效不更方，上方继服 7 剂。

按： 本例患者头痛以巅顶部为主，属厥阴肝经所过之处，故从肝入手，从肝而论。再据舌脉而论，则为肝气郁结日久，气血运行不畅，郁而化热，热扰心神，故治疗上以平肝潜阳，祛风止痛为法，方用天麻钩藤饮化裁，疗效明确。

（林修富整理）

案例 7 杨××，男，31 岁。

初诊：2018 年 5 月 8 日。头痛半月。患者诉半月前出现头痛，以两侧为主，呈针刺样疼痛，伴目胀不适，夜寐欠安，多梦，无寒热，无汗出，纳可，二便无殊。既往体健，无高血压病、糖尿病病史。查体：神志清楚，精神欠佳，血压 140/86 mmHg，心肺听诊无殊，四肢肌力正常，双下肢无水肿。头颅 CT 未见明显异常。舌淡红，苔薄黄，脉细。证属肝郁气滞，治拟疏肝理气，通络止痛。

处方：柴胡 10 g，天麻 10 g，钩藤 15 g，葛根 20 g，川芎 15 g，细辛 3 g，郁金 10 g，石菖蒲 10 g，僵蚕 6 g，蝉衣 3 g，片姜黄 10 g，熟大黄 10 g，甘草 5 g。

7 剂，水煎服，日 1 剂。

二诊：2018 年 5 月 15 日。患者诉服药后头痛大减，夜卧多梦，舌淡红，苔薄黄，脉弦细。中药拟上方去僵蚕、蝉衣、片姜黄、熟大黄，加煅龙骨、煅牡蛎各 20 g，继服 7 剂。

按：本例患者头痛，以两侧为主，呈针刺样疼痛，伴目胀不适，夜寐欠安，多梦。属肝气郁滞，不通而痛。肝开窍于目，故目胀不适；肝郁日久，母病及子，内扰心神，故夜寐多梦。本病根本在于气郁而气机不畅，故以天麻、钩藤平肝气；柴胡、川芎、郁金疏肝气；石菖蒲开窍；细辛祛风通络止痛；升降散调理气机，诸药合用，共奏疏肝理气，通络止痛，疗效明显。后再以煅龙骨、煅牡蛎重镇安神。

（林修富整理）

案例 8 邬××，男，49 岁。

初诊：2018 年 6 月 12 日。头痛日久，痛有定处，左侧为主，呈锥刺样痛，寐欠安，纳可，二便无殊。舌暗红，苔薄，脉细涩。证属瘀血内停，脉络不畅，治拟活血化瘀，通络止痛。

处方：桃仁 10 g，红花 5 g，当归 10 g，生地黄 20 g，川芎 10 g，葛根 20 g，石菖蒲 10 g，细辛 3 g，钩藤 15 g，天麻 10 g，酸枣仁 10 g，甘草 5 g。

7 剂，水煎服，日 1 剂。

按：头为神明之府，"诸阳之会""脑为髓海"，五脏精华之血，六腑清阳之气皆能上注于头，即头与五脏六腑之阴、阳气密切相关，凡能影响脏腑之精血、阳气的因素皆可成为头痛的病因。该患者久病入络，瘀血内停，脉络不畅，故头痛经久不愈，痛有定处，且如锥刺；舌暗红，苔薄，脉细涩亦为瘀血内阻之象。故选用桃红四物汤加减，以祛瘀为核心，辅以养血、行气。方中桃仁、红花活血化瘀；当归滋阴补肝，养血调经；生地黄清热凉血，养阴生津；芍药敛阴养肝，缓急止痛，养血和营，以增补血之力；川芎为"血中之气药"，活血祛瘀，调畅气血，以助活血之功；配伍葛根解肌舒筋活络；石菖蒲理气通窍、温经通络；细辛祛风通窍止痛；天麻、钩藤清热平肝息风；酸枣仁养肝宁心安神；甘草调和诸药。全方配伍得当，使瘀血去、新血生、气机畅，化瘀生新是该方的显著特点。

（薛璐璐整理）

案例9　胡××，女，46岁。

初诊：2018年7月16日。头痛，以太阳穴处跳痛为主，心烦易怒，神疲乏力，健忘，头部昏沉，颈部作胀，潮热汗出，纳可，二便调，舌淡红，苔薄，脉细。证属阴血不足，脉络失养，治拟益气升阳，通络止痛。

处方：生黄芪30g，党参20g，炒白术10g，当归10g，柴胡10g，升麻5g，藿香10g，荷叶10g，防风10g，葛根20g，川芎15g，佛手12g，甘草5g。

7剂，水煎服，日1剂。

二诊：2018年7月23日。头痛复作，烦躁，头晕。中药在原方基础上去防风，加细辛3g，天麻10g，继服7剂。

按：患者头痛，太阳穴处跳痛感明显，心烦，乏力，头晕沉，考虑阴血不足，脉络失养；头部昏沉，与湿相关。脾为后天之本，脾气健运，则生化有源，可以滋养五脏。故治疗以补中益气汤加减，方中黄芪、当归、党参、炒白术、甘草益气养血；葛根、川芎、活血化瘀，通络止痛；藿香、荷叶升清化湿浊；防风祛风燥湿；佛手疏肝理气解郁，调摄情志。

（童曼君整理）

案例10　吕××，女，50岁。

初诊：2018年9月3日。头痛3月余。患者3月前出现头痛，以头部两侧为主，心情不畅时明显，伴恶心、目眩，平素急躁易怒，纳可，夜寐安，二便无殊。查体：神志清楚，血压142/90mmHg，心肺听诊无殊。舌淡红，苔薄白，脉细弦。证属肝气郁滞，治拟疏肝理气止痛。

处方：柴胡10g，炒黄芩10g，半夏10g，党参10g，细辛3g，川芎15g，葛根20g，炒白芍15g，郁金10g，淮小麦50g，大枣10g，甘草5g。

7剂，水煎服，日1剂。

二诊：2018年9月17日。患者诉服药后头痛较前减轻，口干、舌尖生疮，舌偏红，苔薄白，脉细弦。中药予原方去细辛，加焦栀子6g，继服7剂。

三诊：2018年9月24日。患者诉药后头痛明显好转，口疮已愈，舌淡红，苔薄白，脉细弦。中药予上方去焦栀子，加薄荷6g，继服7剂。

四诊：2018年10月1日。患者诉药后无明显头痛，舌淡红，苔薄白，脉细弦。中药予上方继服7剂，以巩固治疗。

按：头痛在临床多见，病因有外感、内伤，有虚证、有实证，有阳明头痛、太阳头痛、厥阴头痛，唯有辨证分析，对证下药，方可见效。而本例患者，平素性情急躁易怒，肝经郁滞不畅，不通则痛，故反复头痛。治疗上以小柴胡汤加减，疏肝理气，气血畅，通则不痛。

（林修富整理）

案例 11 应××，女，60岁。

初诊：2019年1月15日。头痛，头晕，头如戴帽状，伴搏动感，平素性情急躁，夜寐不安，胃纳可，二便无殊。舌淡红，苔薄，脉弦细。证属肝郁气滞，不通则痛，治拟理气止痛。

处方：柴胡10 g，炒黄芩10 g，半夏10 g，党参10 g，炒枳壳15 g，佛手12 g，合欢花5 g，百合15 g，生地黄20 g，葛根20 g，川芎15 g，甘草5 g。

7剂，水煎服，日1剂。

按： 该患者为老年女性，平素性情急躁，情志抑郁，肝肾不足，肝郁气滞，则头晕、头痛；阳不入阴则夜寐不安。故辨为肝郁气滞，不通则痛，治宜疏肝解郁，理气止痛。以小柴胡汤疏肝解郁，佐合欢花、百合、生地黄安神，葛根、川芎通络活血止痛。

（华天祺整理）

案例 12 何××，女，52岁。

初诊：2019年3月11日。头痛，周身疼痛，小便多，夜寐安，纳可，二便无殊。舌淡红，苔白，脉弦细。证属肝郁气滞，营卫失和，治拟调和营卫，理气止痛。

处方：柴胡10 g，炒黄芩12 g，制半夏10 g，党参10 g，桂枝10 g，炒白芍15 g，细辛3 g，旋覆花10 g，茜草10 g，葛根20 g，川芎10 g，甘草5 g。

7剂，水煎服，日1剂。

二诊：2019年3月18日。服药后症减，脉舌同前。中药予原方继服7剂。

按： 正气不足，邪在少阳，经气不利，郁而化热所致本病证。患者肝阳偏亢，清阳不升，则见头痛；营卫不和，经络不通，则周身疼痛；膀胱气化不利，则小便多；舌淡红，苔白，脉细弦均为少阳病之象。治拟调和营卫，理气止痛，用柴胡桂枝汤合旋覆花汤加减。方中柴胡苦平升散，入肝胆经，疏肝理气，为君药；黄芩苦寒降泻，助柴胡清阳散热，为臣药；党参、大枣扶助正气，半夏降逆和胃，桂枝温通经络，葛根、川芎活血通络止痛，芍药养血敛阴，细辛祛风止痛，旋覆花、茜草化痰活血，共为佐药。甘草调和诸药，为使药。诸药合用，共奏调和营卫，理气止痛之功。柴胡桂枝汤是小柴胡汤及桂枝汤的合方。在《伤寒论·辨发汗后病脉证并治》提到"发汗多，亡阳，谵语者，不可下，与柴胡桂枝汤。和其荣卫，以通津液，后自愈"。《伤寒论·辨太阳病脉证并治下》提到"伤寒六七日，发热微恶寒，支节烦疼，微呕，心下支结，外证未去者，柴胡桂枝汤主之"。但为何不称桂枝柴胡汤呢？张仲景解释为"……而不名桂枝柴胡汤者，以太阳外证虽未去，而病机已见于少阳里也，故以柴胡冠桂枝之上，意在解少阳为主，散太阳为兼也"。

（华慈杰整理）

案例 13　袁××，女，50 岁。

初诊：2019 年 3 月 25 日。头痛，头晕，夜寐欠安，心烦，口干，纳可，二便无殊。舌淡红，苔白腻，脉弦滑。证属肝阳夹痰，上扰清窍，治拟平肝潜阳，化痰息风。

处方：半夏 10 g，炒白术 10 g，天麻 10 g，钩藤 15 g，夏枯草 15 g，焦栀子 6 g，茯苓 15 g，煅龙骨、煅牡蛎各 20 g，柴胡 10 g，炒酸枣仁 10 g，淮小麦 50 g，大枣 10 g，甘草 5 g。

7 剂，水煎服，日 1 剂。

二诊：2019 年 4 月 1 日。服药后症减，脉舌同前。中药予原方继服 7 剂。

按：患者头痛，头晕，夜寐欠安，心烦，口干，舌淡红，苔白腻，脉弦滑辨为肝阳夹痰，上扰清窍，治拟平肝潜阳，化痰息风，方用半夏白术天麻汤加减。半夏白术天麻汤用于脾湿生痰，湿痰壅遏，引动肝风，风痰上扰清空。风痰上扰，蒙蔽清阳，故眩晕；痰阻气滞，升降失司，故心烦，口干；痰热扰心，则不寐；内有痰浊，则舌苔白腻，脉弦滑，治当化痰息风。方中半夏燥湿化痰，降逆止呕；天麻平肝息风，而止头眩，两者合用，为治风痰眩晕头痛之要药。李东垣在《脾胃论》中说，"足太阴痰厥头痛，非半夏不能疗；眼黑头眩，风虚内作，非天麻不能除"。白术、茯苓健脾祛湿，能治生痰之源，钩藤、夏枯草化痰开郁；煅龙骨、煅牡蛎潜阳安神；酸枣仁安神；甘草调和诸药。全方合用，平肝潜阳，化痰息风。

（华慈杰整理）

案例 14　杨××，女，61 岁。

初诊：2020 年 5 月 13 日。头痛，以左后侧为主，颈部作胀，微恶寒，恶心，夜寐尚安，纳可，二便无殊。舌淡红，苔薄，脉弦细。证属太阳、少阳合病，经气不舒，治拟和少阳，调营卫。

处方：柴胡 10 g，炒黄芩 12 g，制半夏 10 g，党参 10 g，桂枝 10 g，炒白芍 20 g，细辛 3 g，羌活 10 g，葛根 20 g，川芎 15 g，淮小麦 50 g，大枣 10 g，甘草 5 g。

7 剂，水煎服，日 1 剂。

二诊：2020 年 5 月 20 日。服药后症减，脉舌同前。予原方继服 7 剂。

按：本例患者头痛，以左后侧为主，颈部作胀，为太阳、少阳合病，经气不利，气机不畅，不通则痛，则见头痛；舌淡红，苔薄，脉细弦均为少阳病之象。治拟和少阳，调营卫，方用柴胡桂枝汤加减。方中柴胡苦平升散，入肝胆经，疏肝理气，为君药；黄芩苦寒降泻，助柴胡清阳散热，为臣药；党参、大枣扶助正气，半夏降逆和胃，桂枝、炒白芍和营卫，调阴阳，细辛、羌活疏风散寒止痛，葛根、川芎解肌通络，理气止痛，淮小麦养心安神，共为佐药；甘草调和诸药，为使药。诸药合用，诸症乃消。

（陈海英整理）

案例 15 杨××，女，80岁。

初诊：2020年5月13日。头痛如裹，口干，胃纳欠佳，夜寐尚安，大便欠调。舌淡红，苔薄，脉弦细。证属肝郁气滞，风阳上扰，治拟疏肝理气，祛风止痛。

处方：柴胡10 g，炒黄芩12 g，制半夏10 g，党参10 g，佛手12 g，合欢花5 g，羌活10 g，白芷10 g，葛根20 g，川芎15 g，淮小麦50 g，大枣10 g，甘草5 g。

7剂，水煎服，日1剂。

二诊：2020年5月20日。头痛基本消失，左足麻木，脉舌同前。中药拟予原方去葛根，加僵蚕6 g，继服7剂。

按：本例患者为老年女性，肝肾阴虚，肝阳偏亢，风阳上扰，枢机不利，不通则痛，则见头痛；肝肾阴虚，津液不足，不能上乘于口，则口干；肝郁气滞，侵犯于中焦脾胃，脾胃失于运化，则胃纳欠佳；侵犯于下焦，则大便欠调；舌淡红，苔薄，脉细弦均为少阳病之象，治宜疏肝理气，祛风止痛，方用小柴胡汤加减。方中柴胡疏肝理气；黄芩助柴胡清阳散热；党参、大枣扶助正气；半夏降逆和胃；合欢花、佛手疏肝解郁、理气健脾；白芷、羌活疏风止痛；葛根、川芎解肌通络、理气止痛；淮小麦养心安神；甘草调和诸药。诸药合用，诸症乃消。

（陈海英整理）

案例 16 冯××，女，48岁。

初诊：2020年5月20日。头痛，头晕，以两侧太阳穴疼痛为主，伴恶心，夜寐尚安，纳可，二便无殊。舌淡红，苔白，脉弦细。证属肝郁脾虚，痰浊中阻，治拟化痰降浊，理气止痛。

处方：柴胡10 g，炒黄芩12 g，制半夏10 g，党参12 g，炒白术10 g，石菖蒲10 g，葛根20 g，川芎15 g，竹茹10 g，细辛3 g，白芷10 g，羌活10 g，淮小麦50 g，大枣10 g，甘草5 g。

7剂，水煎服，日1剂。

二诊：2020年5月28日。服药后症减，脉舌同前。中药拟予原方继服7剂。

按：本例患者头痛，头晕，以两侧太阳穴疼痛为主，伴恶心，夜寐尚安，纳可，二便无殊，舌淡红，苔白，脉弦细。证属肝郁脾虚，痰浊中阻。肝郁则清阳不升，枢机不利，故见头晕，头痛；肝郁脾虚，水谷不化，则恶心，舌淡红，苔白，治拟化痰降浊，理气止痛，方用小柴胡汤加减。方中柴胡入肝胆经，疏肝理气；黄芩苦寒降泻，助柴胡清阳散热；党参、大枣扶助正气；半夏降逆和胃；炒白术、石菖蒲健脾化湿；竹茹、白芷、羌活、细辛祛风止痛化痰；淮小麦养心安神；葛根、川芎解肌通络、理气止痛；甘草调和诸药。诸药合用，诸症乃消。

（陈海英整理）

案例17　李××，女，66岁。

初诊：2020年5月20日。近期血压偏高，因家事操劳情志不畅，诉头痛，头晕，夜寐欠安，纳可，二便无殊。舌淡红，苔白，脉弦细。证属肝气郁结，治拟疏肝理气。

处方：柴胡10g，炒黄芩10g，制半夏10g，党参10g，葛根20g，川芎15g，柏子仁10g，煅龙骨、煅牡蛎各20g，百合15g，生地黄20g，淮小麦50g，大枣10g，甘草5g。

7剂，水煎服，日1剂。

二诊：2020年5月28日。服药后症减，脉舌同前。中药予原方继服7剂。

按：本例患者为老年女性，年逾六十，肝肾阴虚，近期因家事操劳，肝阳偏亢，清阳不升，枢机不利，则见头痛，头晕；阳亢则阳不入阴，故夜寐欠安，治拟疏肝解郁，方用小柴胡汤加减。方中柴胡疏肝理气；黄芩助柴胡清阳散热；党参、大枣扶助正气；半夏降逆和胃，煅龙骨、煅牡蛎镇静安神；百合、生地黄、柏子仁、淮小麦养心安神；葛根、川芎解肌通络，理气止痛；甘草调和诸药。诸药合用，诸症乃消。

（陈海英整理）

第八节　眩　晕

案例1　梅××，男，41岁。

初诊：2006年2月6日。眩晕半年，时作时休，遇劳即发，动则加剧，甚时屋翻地转，恶心呕吐，耳鸣，神疲乏力，不思饮食，面色少华。舌淡红，苔薄，脉细。证属气血亏虚，脑失所养，治拟益气养血，升清止晕。

处方：生黄芪20g，党参15g，炒白术12g，当归12g，柴胡2g，升麻2g，陈皮5g，葛根20g，川芎15g，白茯苓30g，泽泻20g，淮山药20g，炒甘草5g。

7剂，水煎服，日1剂。

二诊：2006年2月13日。服药后眩晕略减，纳差，脉舌同前。中药予原方加减。

处方：生黄芪20g，党参15g，炒白术12g，当归12g，柴胡2g，升麻2g，陈皮5g，葛根20g，川芎15g，白茯苓30g，泽泻20g，淮山药20g，炒谷芽、炒麦芽各20g，鸡内金10g，炒甘草5g。

7剂，水煎服，日1剂。

三诊：2006年2月20日。服上方后，症状大为改善，纳增。中药予上方继服7剂。

四诊：2006年2月27日。眩晕已除，精神佳，纳增，耳鸣减轻，舌淡红，苔薄，脉细。中药守上方继服7剂，以求巩固疗效。

按：本例患者眩晕半年，时作时休，遇劳即发，动则加剧，耳鸣，神疲乏力，不思饮食，面色少华，舌淡红，苔薄，脉细。证属气血亏虚，脑失所养。气虚则清阳不升，血虚则清窍失养，故而发为眩晕。正如《景岳全书·眩晕》所言，"原病之由，有气虚者，乃清气不能上升，或汗多亡阳而致，当升阳补气；有血虚者，乃因亡血过多，阳无所附而然，当益阴补血，此皆不足之证也"。故治以补中益气汤为主，益气养血升清，酌加葛根、川芎舒筋活血。

（林朝阳整理）

案例2 金××，男，49岁。

初诊：2007年9月17日。患高血压病2年，近1周来出现眩晕，如酒醉状，伴颈项作胀。无发热，无恶心、呕吐，胃纳一般，大、小便无异常。血压160/112 mmHg，头颅CT未见异常。舌红，苔薄黄，脉弦滑。证属肾阴不足，肝阳上扰，治拟滋阴潜阳，平肝息风。

处方：明天麻10 g，钩藤15 g，制麦冬10 g，石决明20 g，玄参10 g，粉丹皮10 g，怀牛膝15 g，葛根20 g，川芎15 g，夏枯草20 g，白茯苓30 g，生杜仲15 g。

7剂，水煎服，日1剂。

二诊：2007年9月24日。服药后眩晕、项强减轻，服药第二天自测血压稍下降，舌红，苔薄黄，脉稍弦。血压136/90 mmHg，中药予原方加减。

处方：明天麻10 g，钩藤15 g，制麦冬10 g，石决明20 g，玄参10 g，粉丹皮10 g，怀牛膝15 g，葛根20 g，川芎15 g，夏枯草20 g，白菊花10 g，生杜仲15 g。

7剂，水煎服，日1剂。

三诊：2007年9月30日。眩晕、项强消失，自觉身体轻松，血压亦恢复至正常水平，舌苔薄黄，脉稍弦滑。中药予上方加减。

处方：明天麻10 g，钩藤15 g，制麦冬10 g，玄参10 g，粉丹皮10 g，怀牛膝15 g，葛根20 g，夏枯草20 g，制首乌15 g，白菊花10 g，炒白芍15 g，黄柏10 g。

7剂，水煎服，日1剂。

按：肝为风木之脏，主动主升，赖肾水以涵之，肾阴不足，则肝失涵养，肝风上窜，则发为眩晕。本例患者有高血压病史，为肝肾素亏之体，舌红，苔薄黄，脉弦滑，符合肾阴不足，肝阳上扰之眩晕，治拟滋阴潜阳，平肝息风。方中天麻、钩藤、制麦冬、石决明、玄参、粉丹皮、怀牛膝育阴潜阳；葛根、川芎活血生津；夏枯草、生杜仲具有良好降压作用，诸药合用，故取得疗效。

（林朝阳整理）

案例3 俞××，男，46岁。

初诊：2017年5月2日。头晕1月余。患者1月前出现头晕，伴恶心、口苦、目眩，胃纳差，大便黏稠不爽，夜寐尚安，小便无殊。查体：神志清楚，精神欠佳，血压

130/80 mmHg，心肺听诊无明显异常，四肢肌力正常。舌淡红，苔白，脉弦滑。证属痰湿阻滞证，治拟健脾化湿。

处方：制半夏 10 g，炒白术 10 g，茯苓 15 g，天麻 10 g，陈皮 6 g，党参 10 g，干姜 3 g，厚朴 10 g，荷叶 10 g，炒谷芽、炒麦芽各 20 g，藿香 10 g，苍术 10 g，甘草 5 g。

7 剂，水煎服，日 1 剂。

二诊：2017 年 5 月 9 日。患者诉服药后头晕减轻，口干，舌淡红，苔薄黄，脉小滑。中药予上方去干姜、藿香，加木香 6 g，黄连 6 g，继服 7 剂。

三诊：2017 年 5 月 16 日。药后诸症明显减轻，唯有大便溏薄，每日 2～3 次，舌淡红，苔薄白，脉小滑。中药予上方加炒鸡内金 10 g，继服 7 剂。

按：眩晕病临床多见，且病因诸多，临床主要分为肝阳上亢、气血不足、湿浊阻滞、肝郁气滞等，而本例患者为湿浊阻滞。治疗上钱老以半夏白术天麻汤加减健脾化浊止晕，配以干姜温中化湿；党参、厚朴健脾化湿；荷叶芳香化浊，诸药相合，使脾气健，湿浊去，脑窍清，诸症则除。

（林修富整理）

案例 4　竺××，男，63 岁。

初诊：2017 年 5 月 2 日。头晕 3 天。诉 3 天前劳累后出现头晕，以前额部为主，伴乏力、四肢酸软、口淡乏味，夜尿频数，大便无殊，无恶心、呕吐，无视物旋转等不适。既往有高血压病史 3 年。查体：神志清楚，精神欠佳，血压 142/86 mmHg，心肺听诊无殊，四肢肌力正常。头颅 CT 未见明显异常。舌淡红，苔薄白，脉细。证属气血不足，肝肾亏虚，治拟益气养血，补肾止晕。

处方：生黄芪 30 g，党参 10 g，炒白术 10 g，当归 10 g，柴胡 10 g，升麻 5 g，生地黄 20 g，山茱萸 10 g，半夏 10 g，炒白芍 15 g，焦山楂 20 g，鸡内金 10 g，淮小麦 50 g，大枣 10 g，生甘草 5 g。

7 剂，水煎服，日 1 剂。

二诊：2017 年 5 月 9 日。患者诉药后头晕症状明显改善，精神好转，胃纳较前好转，但夜尿仍较频数。中药予上方去焦山楂、淮小麦、大枣，加芡实 15 g，金樱子 15 g。

7 剂，水煎服，日 1 剂。

三诊：2017 年 5 月 16 日。诉药后头晕好转，夜尿较前减少，舌淡红，苔薄白，脉细。中药予上方加减。

处方：生黄芪 20 g，党参 10 g，炒白术 10 g，当归 10 g，生地黄 20 g，山茱萸 10 g，泽泻 10 g，芡实 15 g，金樱子 15 g，巴戟天 10 g，鸡内金 10 g，淮小麦 50 g，大枣 10 g，生甘草 5 g。

7 剂，水煎服，日 1 剂。

药后诸症减轻，夜尿减少。

按： 本例患者为 63 岁男性，头晕因劳累而发，症见乏力，四肢酸软，口淡乏味，夜尿频数，脉细，舌淡红，《景岳全书》谓"无虚不能作眩"，故辨为气血不足，肝肾亏虚。气虚则清阳不升，血虚则清窍失养，故而发为头晕。故从气血不足出发，治拟益气养血，补肾止晕，予补中益气汤为主方，方中黄芪味甘微温，入脾肺经，补中益气，升阳固表；党参、白术补气；当归养血和营，协党参、黄芪补气养血；少量升麻、柴胡升阳举陷；甘草调和诸药。同时加以生地黄、山茱萸补益肝肾。三诊时头晕已消，夜尿乃频，故增加固肾涩精之品。

（林修富整理）

案例 5 魏 ××，女，48 岁。

初诊：2017 年 5 月 17 日。头晕 10 天。患者 10 天前与他人争吵后出现头晕而痛，伴心烦、嗳气、胸闷不舒，口苦，咽干，大小便无殊，夜寐尚安。查体：神志清楚，血压 136/86 mmHg，心肺听诊无殊。舌淡红，苔薄白，脉细弦。证属肝郁气滞，治拟疏肝理气止晕。

处方：柴胡 10 g，黄芩 10 g，制半夏 10 g，党参 10 g，佛手 12 g，百合 15 g，生地黄 20 g，葛根 15 g，郁金 10 g，苏梗 10 g，淮小麦 50 g，大枣 10 g，旋覆花 10 g，甘草 5 g。

7 剂，水煎服，日 1 剂。

二诊：2017 年 5 月 24 日。患者诉服药后头晕减轻，胸闷缓解，舌淡红，苔薄白，脉细弦。中药予上方去旋覆花，加梅花 5 g，继服 7 剂。

三诊：2017 年 5 月 31 日。患者诉服药后诸症减轻，舌脉如前。中药予上方继服 7 剂。

按： 本例患者因与他人争吵后出现头晕而痛，伴心烦、嗳气、胸闷不舒，口苦咽干，辨为肝郁气滞之眩晕。肝主疏泄，肝气郁滞，气机升降失常，气逆于上则头晕；肝气犯胃，胃失和降则嗳气。故钱老予以小柴胡汤加减，疏肝理气止晕，疗效明确。故临床中遇到眩晕病时还需认真辨证分析，方可药到病除。

（林修富整理）

案例 6 王 ××，女，67 岁。

初诊：2017 年 12 月 19 日。头晕 7 天。诉 7 天前出现头晕而重，以后枕部为主，口干而苦，伴心悸，双足跟疼痛，夜寐欠安，多梦，无恶心呕吐，无寒热，无汗出，纳可，二便无殊。查体：神志清楚，精神欠佳，血压 160/100 mmHg，心肺听诊无殊，四肢肌力正常，双下肢无水肿。头颅 CT 未见明显异常；总胆固醇 5.7 mmol/L，甘油三酯 2.6 mmol/L。舌淡红，苔薄黄，脉弦细滑。有高血压病史 2 年，平素未服药。证属肝阳上亢，治拟平肝潜阳。

处方：天麻 10 g，钩藤 15 g，柴胡 10 g，川牛膝 10 g，益母草 30 g，夜交藤 30 g，茯苓 30 g，泽泻 15 g，夏枯草 20 g，柏子仁 10 g，淮小麦 50 g，大枣 10 g，生甘草 5 g。

7 剂，水煎服，日 1 剂。

二诊：2017 年 12 月 26 日。患者诉服药后头晕减轻，夜寐多梦，心悸而慌。血压 150/90 mmHg，舌淡红，苔薄黄，脉弦细。中药予上方去淮小麦、大枣，加煅龙骨、煅牡蛎各 20 g，继服 7 剂。

三诊：2018 年 1 月 2 日。患者诉服药后头晕明显减轻，夜寐好转，无心悸不适，偶有腰背部酸痛。舌淡红，苔薄白，脉弦细。中药予上方加桑寄生 15 g，继服 7 剂。

2018 年 1 月 30 日患者因感冒就诊，询问之前病情，诉三诊服药后，头晕症状基本上痊愈，夜间睡眠正常，劳累后偶有腰背酸痛、足跟疼痛，血压 142/90 mmHg。

按：本例为高血压病患者，证属肝阳上亢，上扰清窍，故头晕不适；肝阳内扰心神，则夜寐欠安、多梦、心悸；肝阳亢于上，肾阴亏于下，故双足跟疼痛、腰背酸痛。治疗上钱老予以天麻钩藤饮加减，平肝潜阳，并以柏子仁、夜交藤、煅龙骨、煅牡蛎宁心安神，桑寄生补益肝肾，共奏平肝潜阳，滋阴补肾，宁心安神之效。

（林修富整理）

案例 7　王××，女，42 岁。

初诊：2018 年 3 月 6 日。头晕目眩 7 天。患者诉 7 天前无明显诱因下出现头晕目眩，头重如裹，伴头项酸胀、肢体麻木不适、口苦目涩，无寒热、汗出，胃纳可，夜寐安，大小便无殊。查体：神志清楚，血压 170/90 mmHg，舌偏红，苔黄腻，脉弦滑。头颅 CT 未见明显异常。证属肝胆湿热，治拟清化湿热，止晕定眩。

处方：龙胆草 6 g，焦栀子 6 g，车前子 10 g，生地黄 15 g，泽泻 10 g，柴胡 10 g，熟大黄 10 g，夏枯草 20 g，黄芩 10 g，天麻 10 g，钩藤 15 g，竹茹 10 g，甘草 5 g。

7 剂，水煎服，日 1 剂。

二诊：2018 年 3 月 13 日。服药后诸症大减，刻下诉大便黏稠不爽，舌淡红，苔薄黄，脉弦。中药拟上方去熟大黄，加木香 6 g，黄连 6 g，继服 7 剂。

服药 7 剂后复诊，诸症均除，无明显不适。

按：该患者肝胆湿热，蒙闭清窍，故头晕目眩、头重如裹；湿热痹阻经络，则头项胀痛、肢体麻木；湿热困阻脾胃，运化失司，则口苦；肝开窍于目，肝胆湿热，肝目失于濡养，则目涩。故予以龙胆泻肝汤加减清化湿热，湿热去则脑窍清，头晕则减。二诊则加用木香、黄连理气化湿，巩固疗效。

（林修富整理）

案例8 魏××，女，45岁。

初诊：2018年4月3日。平素情志不畅。刻下头晕，口干，胃脘嘈杂，反酸，夜寐欠安，目赤，大便黏。舌偏红，苔厚，脉弦细。证属脾虚肝郁化火，治拟疏肝清热，解郁健脾。

处方：丹皮10g，焦栀子6g，柴胡10g，当归10g，炒白芍12g，炒白术10g，茯苓15g，百合15g，生地黄20g，浙贝母12g，海螵蛸12g，淮小麦50g，大枣10g，甘草5g。

7剂，水煎服，日1剂。

按：该患者平素情志不舒，而肝为藏血之脏，性喜条达而主疏泄，体阴用阳。患者七情郁结，肝失条达，气机郁滞，郁久化火，肝体失养，头晕、目赤、口干等症随之而起；肝郁化火扰心，则夜寐欠安；肝气横逆犯脾，脾失健运，不能运化水湿，故见大便黏。舌偏红，苔厚，脉弦细亦为脾虚肝郁化火之象。故选用丹栀逍遥散加减以疏肝清热，解郁健脾和营。方中丹皮能入肝胆血分，清泄肝胆之热邪，山栀亦入营分，能引上焦心肺之热下行，二味配合，自能解郁散火，火退则诸症皆愈；柴胡疏肝解郁，使肝气得以调达；当归甘辛苦温，养血和血；白芍酸苦微寒，养血敛阴，柔肝缓急；白术、茯苓健脾去湿，使运化有权，气血有源；百合、生地黄清热养阴生津；浙贝母、海螵蛸二药合用以清热、收敛制酸；甘麦大枣汤宁心安神；炙甘草益气补中，缓肝之急。诸药合用，使肝郁得疏，肝火得泄，血虚得养，脾弱得复，气血兼顾，体用并调，肝脾同治。

（薛璐璐整理）

案例9 邬××，女，54岁。

初诊：2018年4月17日。头晕，夜寐欠安，心烦多梦，二便无殊。舌偏红，苔薄黄，脉弦细。证属肝肾不足，肝阳偏亢，治拟平肝止晕。

处方：天麻10g，钩藤15g，石决明20g，焦栀子6g，茯苓30g，泽泻15g，益母草30g，川牛膝10g，杜仲15g，葛根20g，川芎15g，甘草5g。

7剂，水煎服，日1剂。

按：眩晕多由情志、饮食、体虚久病、失血劳倦及外伤、手术等病因，引起风、火、痰、瘀上扰清空，精亏血少，清窍失养为基本病机。该患者头晕伴失眠多梦，多由肝肾不足、肝阳偏亢、生风化热所致。肝阳偏亢，风阳上扰，故眩晕；肝阳有余，化热扰心，故心神不安、失眠多梦；舌偏红，苔薄黄，脉弦细均符合肝肾不足之象。证属本虚标实，而以标实为主，治以平肝息风为主，佐以清热安神、补益肝肾之法。故选用天麻钩藤饮加减。方中天麻、钩藤平肝息风，为君药；石决明咸寒质重，功能平肝潜阳，并能除热明目，与君药合用，加强平肝息风之力；川牛膝引血下行，并能活血利水，共为臣药；杜仲补益肝肾以治本；益母草、川芎合川牛膝活血利水，有利于平降肝阳；焦栀子泻火除烦，清热利湿以清心火；葛根解肌生津，通经活络，现代药理研究证实其含有黄酮类物质，具有扩张血管、降低血压作用；甘草调和诸药。

（薛璐璐整理）

案例 10　叶××，女，57 岁。

初诊：2018 年 4 月 17 日。头晕目眩，头痛，胸闷，夜寐欠安，纳可，二便无殊。舌淡红，苔白腻，脉弦。证属风痰上扰清窍，治拟化痰息风，健脾祛湿。

处方：半夏 10 g，炒白术 10 g，天麻 10 g，钩藤 15 g，茯苓 30 g，石菖蒲 10 g，胆南星 10 g，远志 10 g，柴胡 10 g，枳壳 12 g，葛根 20 g，川芎 10 g，甘草 5 g。

7 剂，水煎服，日 1 剂。

按：该患者头晕、目眩伴胸闷，故可诊为风痰上扰清窍之眩晕。脾湿生痰，湿痰壅遏，引动肝风，风痰上扰清空而致眩晕。风痰上扰，蒙蔽清阳，故眩晕、头痛；痰阻气滞，升降失司，故胸闷；内有痰浊，则舌苔白腻；脉弦，主风主痰。治当化痰息风，健脾祛湿，故选用半夏白术天麻汤加减。方中半夏燥湿化痰，降逆止呕；天麻平肝息风，而止头眩，两者合用，为治风痰眩晕头痛之要药。李东垣在《脾胃论》中提出"足太阴痰厥头痛，非半夏不能疗；眼黑头眩，风虚内作，非天麻不能除"。以白术、茯苓健脾祛湿，能治生痰之源；钩藤息风止痉，清热平肝；柴胡、枳壳理气化痰，气顺则痰消；石菖蒲、胆南星化痰开窍以醒神；川芎祛风行气以消痰；使以甘草调和诸药。

（薛璐璐整理）

案例 11　仇××，女，75 岁。

初诊：2018 年 4 月 21 日。眩晕，纳可，夜寐欠安，有高血压病史，颈部作胀。舌淡红，苔白，脉弦细。证属胆胃不和，痰浊内扰，治拟化浊止晕。

处方：半夏 10 g，枳壳 15 g，茯苓 15 g，陈皮 5 g，竹茹 10 g，石菖蒲 10 g，胆南星 10 g，钩藤 15 g，天麻 10 g，葛根 20 g，川芎 15 g，甘草 5 g。

7 剂，水煎服，日 1 剂。

按：该患者多因素体胆气不足，复由情志不遂，胆失疏泄，气郁生痰，痰浊内扰，胆胃不和而致眩晕。胆为清净之府，性喜宁谧而恶烦扰，若胆为邪扰，失其宁谧，则夜寐不安；痰蒙清窍，则可发为眩晕；加之患者有高血压病病史，局部脉络、气血运行欠畅，则感颈部作胀；舌淡红，苔白，脉弦细亦为痰浊内扰、胆胃不和之象。故选用温胆汤加减以理气化痰，和胃利胆。方中半夏辛温，燥湿化痰，为君药；臣以竹茹，甘而微寒，清热化痰，半夏与竹茹相伍，一温一凉，化痰和胃；陈皮辛苦温，理气行滞，燥湿化痰；枳壳苦辛酸，微寒，理气宽中，行滞消胀，陈皮与枳壳相合，亦为一温一凉，而理气化痰之力增；佐以茯苓，健脾渗湿，以杜生痰之源；石菖蒲化湿开胃，开窍豁痰，醒神益智；胆南星清火化痰；天麻、钩藤平肝息风；葛根解肌、舒筋活络；川芎行气开郁、祛风止痛；以甘草为使，调和诸药。综合全方，半夏、陈皮、生姜偏温，竹茹、枳壳偏凉，温凉兼进，令全方不寒不燥，理气化痰以和胃，胃气和降则胆郁得舒，痰浊得去则胆无邪扰，加之平肝息风、舒筋活络之品共服，如是则复其宁谧，诸症自愈。

（薛璐璐整理）

案例 12 华××，女，45 岁。

初诊：2018 年 4 月 24 日。平素饮食不节，脾胃受损，生化乏源。刻下见头晕，乏力，气短，耳鸣，胃脘部作胀，夜寐欠安。舌淡红，苔薄，脉弦细。证属脾胃气虚，清阳下陷，治拟益气止晕。

处方：生黄芪 30g，党参 15g，当归 10g，炒白术 12g，柴胡 10g，升麻 5g，葛根 20g，川芎 15g，佛手 12g，半夏 10g，黄芩 10g，淮小麦 50g，大枣 10g，甘草 5g。

7 剂，水煎服，日 1 剂。

按： 该患者素体虚弱，加之饮食劳倦，损伤脾胃，致脾胃气虚，清阳下陷。脾胃为营卫、气血生化之源，脾胃气虚，纳运乏力，故见胃脘部作胀，乏力懒言；脾主升清，脾虚则清阳不升，不能濡养头目，故见头晕；脾虚，气血生化之源，不能濡养心脉，故见夜寐不安；脾肾亏虚，肾开窍于耳，肾虚失养，故见耳鸣；舌淡红，苔薄，脉弦细亦为气虚之象。故选用补中益气汤加减以益气止晕。方中黄芪味甘微温，入脾肺经，补中益气，升阳固表，故为君药；配伍党参、甘草、白术补气健脾为臣药；当归养血和营，协党参、黄芪补气养血；佛手理气和胃，使诸药补而不滞，共为佐药；少量升麻、柴胡、葛根升阳举陷，协助君药以升提下陷之中气，共为佐使；半夏、黄芩清热燥湿；甘麦大枣汤养心安神；甘草调和诸药为使药。全方共奏补中益气、升阳举陷之功。

（薛璐璐整理）

案例 13 葛××，男，43 岁。

初诊：2018 年 6 月 26 日。头晕目眩，神疲乏力，面色少华，耳鸣，纳呆，恶心，二便无殊。舌淡红，苔薄，脉弦细。证属脾胃虚弱，气血两虚，治拟健脾益气，养血止晕。

处方：生黄芪 20g，党参 10g，炒白术 10g，当归 10g，柴胡 10g，升麻 5g，石菖蒲 10g，川芎 15g，厚朴 10g，天麻 10g，甘草 5g。

7 剂，水煎服，日 1 剂。

二诊：2018 年 7 月 10 日。头晕目眩减轻，咽部异物感，寐安，舌淡红，苔薄，脉细。中药予上方去石菖蒲、厚朴、天麻，加用蔓荆子 10g，枳壳 12g，炒白芍 15g，继服 7 剂。

按： 本例患者头晕目眩，神疲乏力，面色少华，耳鸣，纳呆，恶心，二便无殊，舌淡红，苔薄，脉弦细。证属脾胃虚弱，气血两虚。脾为后天之本，气血生化之源。脾虚导致气血不足，清阳不升，不能上荣神窍，脑络失养，则头晕；而诸风掉眩，皆属于肝，肝风内动则可见目眩；脑为髓海，而髓海不足，则脑转耳鸣，故可见耳鸣；脾胃虚弱则气机上逆，故见恶心；舌淡红，苔薄，脉细弦可为脾胃虚弱，气血两虚之象。故选用补中益气汤加减。方中黄芪味甘微温，入脾肺经，补中益气；配伍党参、甘草、白术，补气健脾；当归养血和营，协党参、黄芪补气养血；少量升麻、柴胡升阳举陷，协助君药以升提下陷之中气；石菖蒲开窍醒神、化湿和胃、宁神益智以助清窍；川芎、厚朴活血行气以醒神；天麻祛风通络、平抑肝阳以开窍；甘草调和诸药。一诊后头晕目眩较前改善，继续以补中益气汤加减，去石菖蒲、厚朴、天麻，加用蔓荆子疏风以清利头目，枳壳行气以平肝风，炒白芍平抑肝阳，共奏开窍醒神之效。

（薛璐璐整理）

案例 14　徐××，女，43 岁。

初诊：2018 年 7 月 9 日。有高血压、糖尿病史，反复头晕，乏力，身肢困重，恶心泛呕，全身关节酸痛，纳呆，大便溏薄。舌淡红苔白，脉弦细。证属脾失健运，湿郁成饮，治拟健脾化湿，调畅气机。

处方：广藿香 10 g，苏梗 10 g，白茯苓 15 g，制半夏 10 g，党参 15 g，厚朴 10 g，蝉衣 3 g，僵蚕 6 g，葛根 20 g，山药 20 g，玉米须 30 g，炒谷芽、炒麦芽各 20 g，焦神曲 20 g，甘草 5 g。

7 剂，水煎服，日 1 剂。

二诊：2018 年 7 月 18 日。服药后，诉咽部不适。中药予原方去葛根，加竹茹 10 g，继服 7 剂。

按：中焦脾胃，互为表里，脾主升清，胃主降浊。如果不注意饮食调节，恣食肥甘，暴饮暴食，以及思虑过度，劳倦过度，均可导致脾胃运化失常，脾失健运，胃中水液不能化气生津，湿留郁久成饮，饮聚煎熬成痰，而成痰饮之病，上逆空窍，阻滞经络，则时发眩晕，恶心泛呕，身肢困重等症。其以藿朴夏苓汤治疗，健脾化湿，调畅气机为佳。用藿香、半夏、厚朴、茯苓化痰除湿；山药、炒谷芽、炒麦芽、神曲健脾安胃；党参固守中气；僵蚕味辛苦气薄、蝉衣气寒味咸且甘，能胜风除湿，宣阳中之清阳，散逆浊结滞之痰。湿化则饮消，眩晕自除。

（胡明珠整理）

案例 15　胡××，男，72 岁。

初诊：2018 年 7 月 17 日。头晕 10 天。患者 10 天前起床时出现头晕，视物旋转，伴恶心欲吐，无四肢活动障碍。当时曾在外院就诊，诊断为梅尼埃病，予门诊输液治疗 7 天，上述症状稍减轻，但仍感较明显头晕，伴口苦，胸闷不适，纳差，夜寐欠安，二便无殊。舌淡红，苔白，脉小滑。证属痰浊阻滞，治拟化痰开窍，平肝潜阳。

处方：制半夏 10 g，炒白术 10 g，天麻 10 g，钩藤 15 g，石决明 20 g，茯苓 15 g，枳壳 12 g，陈皮 6 g，瓜蒌皮 15 g，石菖蒲 10 g，煅龙骨、煅牡蛎各 20 g，甘草 6 g。

7 剂，水煎服，日 1 剂。

二诊：2018 年 7 月 24 日。患者诉服药后症减，刻下诉目涩，视物不清，舌淡红，苔薄白，脉弦细。中药予上方去石菖蒲，加夏枯草 20 g，继服 7 剂。

按： 本例患者因痰浊湿邪阻滞清窍，而致头晕、夜寐欠安；湿浊困阻脾胃，则口苦、纳差。故治疗上以半夏白术天麻汤为主，方中制半夏、炒白术、茯苓、陈皮健脾化湿；枳壳、瓜蒌皮、石菖蒲理气化痰开窍；天麻、钩藤平肝疏肝；石决明、煅龙骨、煅牡蛎平肝潜阳，重镇安神。诸药合用，共奏化痰开窍，平肝潜阳之功。

（林修富整理）

案例 16 胡 ××，女，54 岁。

初诊：2018 年 8 月 13 日。患者诉 1 年前开始反复出现头晕、目眩，伴恶心、乏力，项胀肢麻，双下肢酸软乏力，纳可，夜寐安，大小便无殊。查体：神志清楚，精神欠佳，血压 120/74 mmHg，心率 76 次 / 分，心律齐，四肢肌力正常。头颅 CT 未见明显异常。舌淡红，苔薄白，脉细。证属气血不足，治拟益气养血止晕。

处方：生黄芪 30 g，党参 20 g，炒白术 10 g，当归 12 g，柴胡 10 g，升麻 5 g，川芎 10 g，葛根 15 g，枳壳 15 g，淮小麦 50 g，大枣 10 g，甘草 5 g。

7 剂，水煎服，日 1 剂。

二诊：2018 年 8 月 20 日。患者诉服药后头晕症状减轻，但仍感乏力，腰背酸软，舌淡红，苔薄白，脉细。中药予上方去淮小麦、大枣，加黄精 15 g，制首乌 10 g，继服 7 剂。

三诊：2018 年 8 月 27 日。诉头晕明显好转，活动后稍感乏力，腰背酸痛明显减轻，舌淡红，苔薄白，脉细。后以上方加减继服 14 剂后头晕完全消失，无明显乏力、腰酸。

按： 该患者年逾半百，肝肾气血亏虚，肾藏精，肝藏血，脑为髓海，精血不足，髓海空虚，则头晕目眩、腰酸肢软，故治疗上以补益气血、肝肾为正法。钱老以益气聪明汤为主方，配以滋补肝肾之黄精、首乌，诸药相合，共奏益气养血，补益肝肾之效，使气血生，精血旺，则脑髓充盈。

（林修富整理）

案例 17 朱 ××，女，67 岁。

初诊：2018 年 11 月 20 日。患者半年来反复出现头晕目眩，伴双手颤抖，麻木不温，心悸，胸闷气短，胃纳差，夜寐安，大小便无殊。查体：神志清楚，精神欠佳，血压 130/86 mmHg，心肺听诊无明显异常，四肢肌力正常。舌淡红，苔薄白，脉沉细。证属阳虚水泛，治拟温阳益气止晕。

处方：淡附子6g，炒白术10g，茯苓15g，干姜3g，石菖蒲10g，柴胡10g，桂枝10g，炒白芍15g，党参15g，甘草5g。

7剂，水煎服，日1剂。

二诊：2018年11月28日。患者诉服药后症状明显减轻，舌淡红，苔薄白，脉细。中药予原方继服7剂。

按：本例患者反复出现头晕目眩，伴双手颤抖，麻木不温，心悸，胸闷气短，胃纳差，舌淡红，苔薄白，脉沉细。证属阳虚水泛，阳虚不能制水，水气凌心而心悸，气不得升则头眩，阳虚筋肉失其温养，故肢体麻木、颤抖。张仲景在《伤寒论》中谓"……心下悸，头眩，身瞤动，振振欲擗地者，真武汤主之"。故治拟温阳益气止晕，以真武汤加减。方中淡附子、干姜、桂枝温阳通脉；党参、炒白术、茯苓健脾益气化湿；石菖蒲化痰开窍；柴胡、桂枝、炒白芍理气温经通络。诸药相合，共奏温阳益气止晕之效。

（林修富整理）

案例18　项××，女，61岁。

初诊：2018年12月5日。眩晕，呕吐，耳鸣，心悸，纳差，心烦不寐，便结。舌红，苔糙、燥，脉弦滑。证属痰浊上扰，蒙蔽清阳，治拟化痰降浊。

处方：川黄连9g，竹茹10g，枳实10g，陈皮6g，半夏8g，茯苓12g，甘草3g，菊花15g，大黄8g。

7剂，水煎服，日1剂。

二诊：2018年12月12日。眩晕好转，食纳增加，睡眠好，大便通畅。舌淡红，苔薄，脉弦细。治拟上方去黄连、大黄，加沙参12g，麦冬12g，继服7剂。

按：痰浊上扰，蒙蔽清阳，加之肝火偏旺、肝风内动，故见眩晕；痰浊宿食壅遏于中，积而生热，痰热上扰于心，见心烦不寐；痰热中阻，胃失和降而见纳差、呕吐、便结等症；舌红，苔粗、燥，脉弦滑为肝火痰热之象。治拟化痰降浊，方用黄连温胆汤加减。二诊在原方基础上去黄连、大黄，加沙参、麦冬，意在养阴柔肝，巩固疗效。

（薛璐璐整理）

案例19　娄××，男，57岁。

初诊：2019年3月5日。头晕且痛，颈部不适，动则加重，视物旋转，无恶心、呕吐，纳可，眠差，二便可。血压180/100mmHg。舌红苔黄，脉弦。证属肝阳上亢，治拟平肝息风，止眩定晕。

处方：天麻9g，钩藤15g，杜仲15g，焦栀子10g，黄芩12g，石决明20g，煅龙骨、煅牡蛎各20g，川牛膝10g，桑寄生12g，菊花10g，川芎15g，泽泻10g，甘草5g。

7剂，水煎服，日1剂。

按： 本例患者头晕且痛，颈部不适，动则加重，视物旋转，眠差，舌红苔黄，脉弦。血压偏高，证属肝阳上亢。肝阳偏亢，风阳上扰，故头痛、眩晕；肝阳有余，化热扰心，故眠差。治拟平肝息风，止眩定晕，方用天麻钩藤饮加减。方中天麻、钩藤平肝息风；石决明咸寒质重，平肝潜阳，与天麻、钩藤合用，加强平肝息风之力；川牛膝引血下行，并能活血利水；杜仲、桑寄生补益肝肾；焦栀子、黄芩清肝降火；加煅龙骨、煅牡蛎镇惊安神，平肝潜阳；泽泻利水；白菊花养肝平肝。全方共奏平肝息风，止眩定晕之功。

（华天祺整理）

案例20 郭××，女，59岁。

初诊：2019年3月17日。头晕，心烦，口干，口苦，胃部不适，颈部酸痛，夜寐欠安，纳可，二便无殊。舌淡红，苔白，脉弦细。证属肝肾不足，肝阳偏亢，枢机不利，治拟疏肝理气。

处方：柴胡10g，炒黄芩10g，制半夏10g，党参10g，佛手12g，梅花5g，桂枝10g，炒白芍20g，当归10g，细辛3g，淮小麦50g，大枣10g，甘草5g。

7剂，水煎服，日1剂。

二诊：2019年3月24日。上症未减，潮热，睡眠差，脉舌同前，中药予原方去桂枝、芍药、当归、细辛，加炙龟甲10g，地骨皮10g，川芎10g，继服7剂。

按： 本例患者为年近六十女性，肝肾不足，肝阳偏亢，清阳不升，枢机不利，则见头晕、心烦、口干、口苦；中焦气机不畅则胃部不适；肝阳偏旺，阴虚阳亢，阳不入阴，则夜寐欠安；太阳经气机不畅则颈部酸痛；舌淡红，苔白，脉细弦均为少阳病之象。治宜疏肝理气通络，用柴胡桂枝汤加减。方中柴胡苦平升散，入肝胆经，疏肝理气，为君药；黄芩苦寒降泻，助柴胡清阳散热，为臣药；党参、大枣、淮小麦扶助正气；半夏降逆和胃；桂枝、芍药解太阳之表邪气；当归、细辛养血通络止痛；佛手、梅花疏肝理气，共为佐药；甘草调和诸药，为使药。柴胡桂枝汤出自《伤寒论》，具有和解少阳，调和营卫之功效，主治外感风寒，发热自汗，微恶寒，或寒热往来，鼻鸣干呕，头痛项强，胸胁痛满，脉弦或浮大。柴胡桂枝汤作为小柴胡汤和桂枝汤的合方，源为伤寒太阳、少阳合病而设，既有和解少阳，解肌发表之功，可治外感伤寒太少两阳之病，又有外和营卫，内调气血之效，本方应用广泛，可治内外杂病，营卫、气血、经脉不通之病。临床常用治太少同感之症。也有报道其治疗癫痫、夜尿症、胆石症、胆囊炎、肝炎、胰腺炎、眩晕症、胸膜炎、肋间神经痛、胃及十二指肠溃疡、急性肾盂肾炎、流行性出血热轻型、慢性鼻窦炎、荨麻疹、产后发热、原因不明的发热、儿童精神性起立调节障碍、小儿厌食症等病症，具有少阳兼太阳病机者。

（华慈杰整理）

案例 21 刘 × ×，女，68 岁。

初诊：2019 年 3 月 17 日。头晕且痛，四肢关节酸痛，颈部酸胀，夜寐欠安，纳可，大便每日 5～6 次。舌红，苔黄厚，脉弦滑。证属肝郁经气不利，治拟理气通络。

处方：柴胡 10 g，炒黄芩 10 g，制半夏 10 g，党参 10 g，当归 10 g，炒白芍 15 g，僵蚕 10 g，蝉衣 3 g，片姜黄 10 g，细辛 3 g，焦栀子 6 g，淮小麦 50 g，大枣 10 g，甘草 5 g。

7 剂，水煎服，日 1 剂。

二诊：2019 年 3 月 24 日。服药后症减，脉舌同前。中药予原方继服 7 剂。

按： 本例患者为老年女性，年逾六十，肝肾阴虚，肝阳偏亢，清阳不升，枢机不利，则见头晕、头痛；肝阳偏旺，阴虚阳亢，阳不入阴，则夜寐欠安；气机不畅则四肢关节酸痛；脾胃湿热，则大便次数多；舌红，苔黄厚，脉弦滑均为湿热之象。治拟理气通络，用小柴胡汤加减。方中柴胡苦平升散，入肝胆经，疏肝理气，为君药；黄芩苦寒降泻，助柴胡清阳散热，为臣药；党参、大枣扶助正气，半夏降逆和胃，当归、芍药活血通络止痛，僵蚕化痰通络，蝉衣透热解痉，片姜黄通经止痛，细辛通阳止痛，共为佐药；甘草调和诸药，为使药。本方寒热并用、攻补兼施，集疏、清、和、补于一身，具有疏利三焦，调达上下、宣通内外和畅通气机的作用。诸药合用，诸症乃消。

（华慈杰整理）

案例 22 李 × ×，男，48 岁。

初诊：2019 年 9 月 17 日。反复眩晕 2 年，加重 1 月。曾做头颅超声检查示脑血管椎基底动脉供血不足，诊断为轻度脑动脉硬化症。刻下见眩晕，头晕，脑后部时有搏动性疼痛，记忆力减退，怠惰嗜卧，四肢沉重，口苦，口干，食入无味。舌淡，苔白腻，脉细缓。证属脾胃气虚，湿浊中阻，治拟益气升阳，祛风除湿。

处方：黄芪 30 g，党参 15，法半夏 15 g，独活 9 g，防风 9 g，白芍 9 g，羌活 9 g，陈皮 6 g，茯苓 15 g，柴胡 5 g，泽泻 10 g，白术 10 g，黄连 3 g，炙甘草 5 g。

7 剂，水煎服，日 1 剂。

按： 患者反复眩晕 2 年，加重 1 月。脑后部时有搏动性疼痛，记忆力减退，怠惰嗜卧，四肢沉重，口苦口干，食入无味，舌淡，苔白腻，脉细缓。证属脾胃气虚，湿浊中阻，清阳不升，脑脉失养，治宜益气升阳，祛风除湿，拟升阳益胃汤加减。《内经》谓"故上气不足，脑为之不满，耳为之苦鸣，头为之苦倾，目为之眩"。李东垣谓"脾胃虚则九窍不通"。祛风升阳药在迅速改善头痛、头晕等局部症状及全身沉困症状方面疗效显著。升阳益胃汤以甘温益气之品伍以祛风升阳药，一补一升，脾气健旺，清阳得升，则浊阴得降。

（尤灿露整理）

案例 23 冉××，男，61 岁。

初诊：2020 年 4 月 1 日。有高血压病史。近因恼怒，出现头晕目眩，面红目赤，夜寐梦多。舌红起刺，苔厚，脉弦滑。证属肝阳化风，木火上升，治拟镇潜息风。

处方：生石决明 20 g，生牡蛎 20 g，菊花 10 g，桑叶 10 g，钩藤^{后下}15 g，赤芍 10 g，丹参 10 g，川牛膝 15 g，青蒿 10 g，焦栀子 6 g。

7 剂，水煎服，日 1 剂。

按：患者有高血压病史。近因恼怒，头晕目眩，面红目赤，夜寐梦多，舌红起刺，苔厚，脉弦滑。证属肝阳化风，木火上升，治拟镇潜息风，活血化瘀。镇潜与清泄并重，兼用活血化瘀之品，则风阳得息，木火得减。

（邹天恩整理）

案例 24 潘××，女，56 岁。

初诊：2020 年 4 月 20 日。头晕，肢体麻木，夜寐欠安，多梦，纳可，二便无殊，舌淡红，苔薄，脉细弦。证属肝郁阳亢，治拟疏肝理气，平肝止晕。

处方：柴胡 10 g，炒黄芩 12 g，制半夏 10 g，党参 10 g，桂枝 10 g，炒白芍 20 g，葛根 20 g，川芎 15 g，僵蚕 10 g，淮小麦 50 g，大枣 10 g，甘草 5 g。

7 剂，水煎服，日 1 剂。

二诊：2020 年 4 月 28 日。夜寐多梦，腰痛，脉舌同前。中药予原方去僵蚕，炒白芍改为 30 g，加煅龙骨 20 g，煅牡蛎 20 g，细辛 3 g，继服 7 剂。

按：本例患者肝肾阴虚，肝阳偏亢，清阳不升，枢机不利，则见头晕；肝阳偏旺，阴虚阳亢，阳不入阴，则夜寐欠安、多梦；肝阳偏亢，少阳枢机不利，经络不畅，则见肢体麻木。治拟疏肝理气，平肝止晕，方用小柴胡汤合甘麦大枣汤加减。方中柴胡苦平升散，疏肝理气；黄芩助柴胡清阳散热；党参、大枣扶助正气；半夏降逆和胃；桂枝、炒白芍调阴阳、和营卫；淮小麦养心安神；僵蚕、葛根、川芎解肌通络、理气止痛；甘草调和诸药。诸药合用，诸症乃消。

（陈海英整理）

案例 25 王××，男，37 岁。

初诊：2020 年 4 月 22 日。有高血压病史，平素血压控制欠佳。自诉头晕，乏力，夜寐尚安，口干，纳可，大便软，舌淡红，苔白，脉弦细。证属风阳夹痰，上扰清窍，治拟化痰降浊，平肝止晕。

处方：天麻 10 g，炒白术 10 g，制半夏 10 g，茯苓 15 g，夏枯草 20 g，益母草 30 g，白茅根 20 g，厚朴 10 g，生麦芽 30 g，石菖蒲 10 g，佛手 12 g，柴胡 5 g。

7 剂，水煎服，日 1 剂。

二诊：2020年5月2日。上症减，仍头晕，脉舌同前。中药予原方去白茅根、柴胡，加苍术10g，生地黄20g，干姜3g，继服7剂。

按：本例患者有高血压病史，血压控制不佳，故为阴虚阳亢体质。肝阳偏亢，风阳上扰，清阳不升，浊阴不降，则头晕乏力；肝肾阴虚，虚火上炎，津液不能上乘于口，则口干。治拟化痰降浊，平肝止晕，方用半夏白术天麻汤加减。方中天麻平肝息风；柴胡、夏枯草疏肝理气，与天麻合用，增强平肝息风之力；炒白术健脾益气；制半夏化痰理气；茯苓渗湿利水；厚朴、石菖蒲理气化痰通络；白茅根、益母草活血利水；生麦芽、佛手行气健脾。诸药合用，共奏化痰降浊，平肝止晕之功。

（陈海英整理）

案例26 冯××，女，38岁。

初诊：2020年5月13日。头晕，口干，口苦，干呕，夜寐多梦，纳可，二便无殊。舌淡红，苔薄白，脉弦细。证属少阳经气不利，治拟和解少阳，通畅三焦。

处方：柴胡10g，炒黄芩12g，制半夏10g，党参10g，佛手20g，梅花5g，桂枝10g，茯苓15g，炒白芍15g，当归10g，淮小麦50g，大枣10g，甘草5g。

7剂，水煎服，日1剂。

二诊：2020年5月20日。服药后诸症减，脉舌同前。中药予原方继服7剂。

按：本例患者为中年女性，工作生活压力大，邪在少阳，经气不利，郁而化热而致本病症。患者清阳不升，枢机不利，则见头晕；肝火上炎则口干、口苦；肝气横逆犯胃，则干呕；肝阳偏旺，阴虚阳亢，阳不入阴，则夜寐多梦；舌淡红，苔白，脉细弦均为少阳病之象。治拟和解少阳，通畅三焦，用小柴胡汤加减。方中柴胡苦平升散，入肝胆经，疏肝理气，为君药。对于柴胡的功能，《神农本草经》明确提出了其具有"主心腹肠胃中结气，饮食积聚，寒热邪气，推陈致新"的作用。研究仲景《伤寒论》发现，论其药性时当以《神农本草经》为准，不可以后世本草之论强释仲景之方。后世虽然认定柴胡有和解少阳、升举阳气和疏肝解郁三大作用，然《本经》明言"推陈致新"，其实际意义也就是能够推动人体的新陈代谢。基于以上两经之论，刘渡舟老教授提出了柴胡治疗疾病的三大特点：第一，它能开郁畅气，疏利肝胆，通利六腑，推陈致新，调整气机的出入升降；第二，对木郁则能达之，火郁而能发之；第三，独具清热退热的特殊功能。所以，柴胡治疗疾病，既适用于外感，又能治疗多种内伤杂病；既能治疗肝胆疾病，也广泛适用于它脏之恙。黄芩苦寒降泻，助柴胡清阳散热，为臣药；党参、大枣、淮小麦扶助正气，半夏降逆和胃，桂枝平冲降逆，佛手、当归、炒白芍柔肝疏肝补血，茯苓健脾祛湿安神，共为佐药；甘草调和诸药，为使药。诸药合用，故取得疗效。

（华慈杰整理）

案例27 葛××，男，74岁。

初诊：2020年5月13日。头晕，心烦，口干，口苦，胃纳差，夜寐欠安，无发热，二便无殊。舌淡红，苔薄白，脉弦细。证属少阳经气不利，治拟和解少阳，理气止晕。

处方：柴胡10g，炒黄芩12g，制半夏10g，党参10g，佛手12g，梅花5g，郁金10g，煅龙骨、煅牡蛎各20g，百合15g，生地黄20g，淮小麦50g，大枣10g，甘草5g。

7剂，水煎服，日1剂。

二诊：2020年5月20日。服药后上症减，苔薄黄，根略腻。中药予原方去煅龙骨、煅牡蛎，加焦栀子6g，淡豆豉12g，继服7剂。

按： 本例患者为老年男性，年逾七十，邪在少阳，经气不利，郁而化热而致本病症。郁热于上，则见头晕、口干、口苦；肝阳偏旺，阴虚阳亢，阳不入阴，则夜寐欠安；肝气不舒，郁而化热，热扰心神，则心烦；舌淡红，苔白，脉细弦均为少阳病之象。治拟和解少阳，理气止晕，用小柴胡汤加减。小柴胡汤和解少阳，通畅三焦。方中柴胡苦平升散，入肝胆经，疏肝理气；黄芩苦寒降泻，助柴胡清阳散热；党参、大枣扶助正气；半夏降逆和胃；煅龙骨、煅牡蛎镇静安神；百合、生地黄、淮小麦养心安神；佛手、梅花、郁金疏肝理气；甘草调和诸药。诸药合用，故取得疗效。在应用小柴胡汤，钱老只要见到"口苦"一症，必用柴胡类方，因少阳病以口苦为第一症。少阳病的提纲症，以口苦在前，咽干、目眩在后，反映了口苦在辨证中的重要性。所以钱老论"但见一症"，当以口苦为先。

（华慈杰整理）

案例28 娄××，男，57岁。

初诊：2020年5月13日。有胰腺手术史，诉头痛，头晕，口干，乏力，气短懒言，心烦，夜寐尚安，纳可，二便无殊。舌淡红，苔薄白，脉细。证属脾胃气虚，治拟益气健脾。

处方：生黄芪30g，党参15g，炒白术12g，当归10g，柴胡5g，升麻5g，焦栀子6g，淡豆豉12g，细辛3g，淮小麦50g，甘草5g。

7剂，水煎服，日1剂。

按： 本例患者因手术后，损伤脾胃。脾胃失于运化，水谷精微不能输布全身，机体失于濡养，则乏力；气虚津液不能上乘，则口干；不荣则痛，则头痛、头晕；气虚虚火上炎，则心烦；舌淡红，苔薄，脉细均为脾胃气虚之象。治拟益气健脾，方用补中益气汤加减。补中益气汤意在益气健脾，方中黄芪味甘微温，入脾肺经，补中益气，升阳固表，为君药；配伍党参、甘草、白术，补气健脾，为臣药；当归养血和营，助党参、黄芪、淮小麦补气养血；防风为风药，祛风胜湿，入脾经，焦栀子、淡豆豉开郁除烦，细辛通阳止痛，共为佐药；少量升麻、柴胡升阳举陷，协助君药以升提下陷之中气，共为佐药；甘草调和诸药为使药。

（华慈杰整理）

案例29　陈××，女，76岁。

初诊：2020年5月20日。头晕，向左侧时尤甚，眩晕如坐车船，多汗，肩痛，夜寐欠安，大便溏，纳可。舌淡红，苔薄，脉弦细。证属肝肾阴虚，风阳上扰，治拟平肝息风。

处方：天麻10 g，钩藤15 g，石决明20 g，炒白术10 g，制半夏10 g，茯苓30 g，泽泻20 g，煅龙骨、煅牡蛎各20 g，桂枝6 g，炒白芍20 g，细辛3 g。

7剂，水煎服，日1剂。

二诊：2020年5月28日。服药后症减，脉舌同前。中药予原方继服7剂。

按：本例患者为老年女性，年近八十，肝肾阴虚，肝阳偏亢，风阳上扰，则见头晕；肝阳有余，化热扰心，故夜寐欠安；肝亢脾虚则便溏；经气不利，不通则痛，则见肩痛。证属本虚标实，而以标实为主。治拟平肝息风，方用天麻钩藤饮加减，佐以清热安神之法。胡光慈在《中医内科杂病证治新义》中谈到，本方为平肝降逆之剂。以天麻、钩藤、生决明平肝祛风降逆为主，辅以清降之山栀、黄芩，活血之牛膝，滋补肝肾之桑寄生、杜仲等，滋肾平肝之逆，并辅以夜交藤、朱茯神以镇静安神，缓其失眠，故为用于肝厥头痛、眩晕、失眠之良剂。若以高血压而论，本方所用之黄芩、杜仲、益母草、桑寄生等，均经研究有降血压之作用，故有镇静安神，降压缓痛之功。根据该患者病情，上方去栀子、黄芩、桑寄生、杜仲、茯神、夜交藤、牛膝，加用炒白术、半夏健脾和胃；煅龙骨、煅牡蛎镇静安神；茯苓、泽泻渗湿健脾利水；细辛祛风止痛；桂枝、炒白芍和营卫、调阴阳。诸药合用，诸症乃消。

（陈海英整理）

第九节　中　风

案例1　陈××，男，63岁。

初诊：2005年11月8日。3个月前，患者突然出现左侧肢体活动不利，经头颅CT检查，诊断为右基底节脑梗死。刻下见左侧肢体活动不利，不能单独行走，麻木，左手肿胀，心烦少寐，神疲乏力，动则汗出，面色欠华。舌淡红，苔薄白，脉沉细。证属气血亏虚，瘀阻脉络，治拟益气养血，活血通络。

处方：生黄芪30 g，党参15 g，当归12 g，炒白芍15 g，紫丹参20 g，桃仁10 g，红花5 g，川芎15 g，广地龙10 g，桑枝10 g，陈皮5 g，炒谷芽、炒麦芽各20 g，甘草5 g。

7剂，水煎服，日1剂。

二诊：2005年11月15日。夜寐安，麻木减轻，汗出稍止，脉舌同前。效不更方，中药予原方继服7剂。

三诊：2005年11月22日。服药后，患肢活动有所恢复，夜寐安，精神转好，舌淡红，苔薄白，脉沉细。中药予上方去广地龙，加怀牛膝15g，继服7剂。

四诊：2005年11月29日。情况已大有好转，已能扶杖行走，左手肿胀亦消，夜寐安，面色转润，舌淡红，苔薄白，脉沉细。中药予上方加重生黄芪至60g，继服7剂。

按： 本例患者先后用药2月余，腿已能行走，上肢活动能力亦有提高，但尚不能持物。患者半身不遂，患手肿胀、麻木，心烦少寐，神疲乏力，动则汗出，面色欠华，舌淡红苔薄白，脉沉细，系由气血亏虚，瘀阻脉络所致。气虚不能鼓动血液运行，痹阻脑脉，故见左侧肢体活动不利、麻木，面色欠华，神疲乏力，动则汗出；心气不足，心神失养则见心烦不寐；气虚水液运行不畅则见左手肿胀；舌淡红，苔薄白，脉沉细为气虚之象。故辨为气血亏虚，瘀阻脉络，治拟益气养血，活血通络，方用补阳还五汤加减治疗。方中黄芪、党参补气，配当归养血；紫丹参、桃仁、红花、川芎、广地龙活血化瘀通络；桂枝温经通阳，故取得疗效。

（林朝阳整理）

案例2 王××，女，61岁。

初诊：2006年8月21日。1年前发生中风，左侧肢体活动不利，于当地医院检查治疗，诊断为脑梗死，经治疗后生活能自理。1天前左侧肢体活动不利加重，伴纳呆，平时大便干结。查体：血压144/80mmHg，神志清楚，左侧肢体肌力2级。头颅CT提示右基底节、额叶、顶叶多发脑梗死。舌偏红，苔黄腻，脉弦滑。证属痰热瘀结，治拟清热化痰，活血化瘀。

处方：瓜蒌皮10g，制半夏10g，炒黄芩10g，胆南星10g，制大黄10g，桃仁10g，红花5g，炒枳壳15g，紫丹参20g，川芎15g，葛根20g，郁李仁10g，炒谷芽、炒麦芽各20g。

7剂，水煎服，日1剂。

二诊：2006年8月28日。服药后纳增，大便转润，脉舌同前。中药予原方继服7剂。

三诊：2006年9月5日。服药后，患肢活动有所恢复。查左上肢肌力2级，左下肢肌力3⁺级，舌淡红，苔薄黄，脉弦滑。中药予上方加减。

处方：瓜蒌皮10g，制半夏10g，炒黄芩10g，胆南星10g，制大黄10g，桃仁10g，红花5g，炒枳壳15g，紫丹参20g，川芎15g，水蛭5g，葛根20g，炒谷芽、炒麦芽各20g。

7剂，水煎服，日1剂。

四诊：2006年9月12日。情况已大有好转，纳增，大便通畅，夜寐安，舌淡红，苔薄白,脉弦滑。中药予上方加益气之品。

处方:生黄芪 20 g,瓜蒌皮 10 g,制半夏 10 g,胆南星 10 g,制大黄 10 g,桃仁 10 g,红花 5 g,紫丹参 20 g,川芎 15 g,水蛭 5 g,葛根 20 g,炒谷芽 20 g,炒麦芽 20 g。

7 剂,水煎服,日 1 剂。

五诊:2006 年 9 月 19 日。诉左肢体活动功能恢复较快,已能下床搀扶行走。中药予原方连服 1 个月,左侧肢体功能基本恢复到发病以前情况。

按:目前较一致的观点是中风是在气血内虚的基础上,加上劳倦内伤、忧思恼怒及嗜食厚味、烟酒等诱因,而致脏腑阴阳失调,气血逆乱,直冲犯脑,出现脑脉闭阻。本例患者半身不遂,纳呆,大便干结,舌苔黄腻,脉弦滑,符合痰瘀互结证特点,治宜清热化痰,活血化瘀。方中瓜蒌皮、半夏、黄芩、胆南星清热化痰;丹参、川芎、红花、桃仁活血化瘀;制大黄、桃仁能通腑化瘀,故取得疗效。

(林朝阳整理)

案例 3 葛××,男,69 岁。

初诊:2007 年 5 月 14 日。右侧肢体活动不利 7 天。7 天前早晨起床时发现右侧肢体活动不利,从床上跌下,说话口齿欠清,头晕,咽干,心烦。查体:血压 140/80 mmHg,神志清楚,右侧肢体肌力 3 级,左侧肢体活动正常。头颅 CT 提示左基底节脑梗死。舌红,苔薄少津,脉弦细数。证属肝肾阴虚,风阳上扰,治拟滋阴平肝,活血通络。

处方:生地黄 20 g,知母 10 g,山茱萸 10 g,炙龟甲 15 g,炒白芍 15 g,煅龙骨、煅牡蛎各 20 g,黄柏 10 g,紫丹参 20 g,川芎 15 g,广地龙 10 g,炒甘草 5 g。

7 剂,水煎服,日 1 剂。

二诊:2007 年 5 月 21 日。服药后心烦、咽干已除,右侧肢体活动能力无变化,脉舌同前。中药予原方增加活血通络之品,加桃仁 10 g,红花 5 g,继服 7 剂。

三诊:2007 年 5 月 28 日。服药后,患肢活动能力有所恢复。舌质红,脉弦细,中药予上方加减。

处方:生地黄 20 g,知母 10 g,山茱萸 10 g,炙龟甲 15 g,炒白芍 15 g,粉丹皮 15 g,泽泻 10 g,白茯苓 15 g,紫丹参 20 g,川芎 15 g,广地龙 10 g,红花 5 g,北沙参 15 g,炒甘草 5 g。

7 剂,水煎服,日 1 剂。

四诊:2007 年 6 月 5 日。右侧肢体肌力基本恢复,舌红,苔薄白,脉弦细。改为中成药六味地黄丸、血塞通片继服一段时间,以巩固疗效。

按:本例中风由肝肾阴虚,内风旋动所致,张景岳在《景岳全书·非风》中指出其病机是"阴亏于前而阳损于后,阴陷于下而阳泛于上,以致阴阳相失,精气不交,所以忽尔昏瞆,卒然仆倒……"叶天士认为"精血衰耗,水不涵木,木少滋荣,故肝阳偏亢",是导致"内风旋动"的病机。故治疗上采用滋阴平肝,活血通络之法以取得效果。

(林朝阳整理)

案例4 葛××,女,65岁。

初诊:2007年7月6日。有高血压病史。患者5天前在看电视时,突然感到左手、足麻木无力,舌强语涩,无昏仆,无发热,大、小便正常。查体:血压136/88 mmHg,神志清楚,体态肥胖,左侧肢体肌力减退,右侧肢体肌力正常。头颅CT提示右基底节、额叶腔隙性脑梗死。舌苔白腻,脉弦滑。证属痰湿内阻,肝风上扰,治拟涤痰开郁,活血通络。

处方:瓜蒌仁10 g,制半夏10 g,姜竹茹10 g,胆南星10 g,紫丹参10 g,川芎10 g,红花5 g,炒枳壳15 g,天竺黄15 g,炒麦芽、炒谷芽各20 g,白茯苓15 g。

7剂,水煎服,日1剂。

二诊:2007年7月13日。服药后舌强语涩减轻,仍有左手、足麻木,头晕,脉舌同前。中药拟方如下。

处方:瓜蒌仁10 g,制半夏10 g,姜竹茹10 g,胆南星10 g,紫丹参10 g,川芎10 g,郁金10 g,明天麻15 g,钩藤15 g,炒麦芽20 g,炒谷芽20 g,白茯苓15 g。

7剂,水煎服,日1剂。

三诊:2007年7月20日。服药后,言语清晰,左手、足麻木亦减,但仍感头晕,舌淡红,苔薄腻,脉滑。中药在上方基础上加白菊花10 g,继服7剂。

四诊:2007年7月27日。服药后,头晕消失,言语清晰,左手、足麻木也大为减轻,纳可,大便通畅,夜寐安,舌淡红,苔薄,脉稍滑。中药予上方加减。

处方:制半夏10 g,姜竹茹10 g,姜竹茹10 g,胆南星10 g,紫丹参10 g,川芎10 g,当归10 g,明天麻15 g,钩藤15 g,炒麦芽、炒谷芽各20 g,白茯苓15 g,党参15 g,白菊花10 g,炒甘草5 g。

7剂,水煎服,日1剂。

按: 本例患者形体肥胖,痰湿偏盛,脾虚生痰,气机升降失常,水谷津液运化功能受到影响,水湿内聚,聚湿生痰,痰郁化热,引动肝风,夹痰上扰,窜犯络脉,上阻清窍,发为中风。《丹溪心法·中风》谓"东南之人,多是湿土生痰,痰生热,热生风也"。患者左手、足麻木无力,舌苔白腻,脉弦滑,为中风中络,证属痰湿内阻,肝风上扰,阻塞脉络,治拟涤痰开郁,活血通络。方中瓜蒌仁、制半夏、姜竹茹、胆南星、天竺黄化痰开郁;丹参、川芎、红花活血通络;炒麦芽、炒谷芽、白茯苓健脾化湿,全方合用,故取得疗效。

(林朝阳整理)

案例 5 张 ××，男，66 岁。

初诊：2007 年 7 月 19 日。有高血压病史。患者 2 个月前突然发生右侧肢体活动不利，经头颅 CT 检查诊断为脑血栓形成，住院治疗月余，病情稳定出院。刻下见右侧肢体活动不利，言语謇涩，便秘，纳谷一般，烦躁，眩晕，咽干，夜寐欠安。查体：神志清楚，右侧肢体肌力 2 级，左侧肢体肌力正常。舌红少津，脉弦细。证属肾阴不足，风阳上扰，治拟滋阴息风，活血通络。

处方：生地黄 20 g，北沙参 15 g，制麦冬 10 g，川石斛 15 g，远志肉 10 g，紫丹参 20 g，川芎 15 g，天竺黄 10 g，制大黄 10 g，石菖蒲 10 g，广郁金 15 g，炒麦芽 20 g，炒甘草 5 g。

7 剂，水煎服，日 1 剂。

二诊：2007 年 7 月 26 日。右侧肢体稍能活动，纳增，夜寐安，舌红，脉细。中药予原方加减。

处方：生地黄 20 g，北沙参 15 g，制麦冬 10 g，川石斛 15 g，远志肉 10 g，紫丹参 20 g，川芎 15 g，天竺黄 10 g，制大黄 10 g，石菖蒲 10 g，广地龙 10 g，炒麦芽、炒谷芽各 20 g，炒甘草 5 g。

7 剂，水煎服，日 1 剂。

三诊：2007 年 8 月 2 日。右肢活动日见好转，言语清楚，纳增，舌红润，脉细。中药仍予上方加减调理。

处方：生地黄 20 g，北沙参 15 g，制麦冬 10 g，川石斛 15 g，紫丹参 20 g，川芎 15 g，天竺黄 10 g，广地龙 10 g，制大黄 10 g，石菖蒲 10 g，炒麦芽、炒谷芽各 20 g，炒甘草 5 g。

7 剂，水煎服，日 1 剂。

四诊：2007 年 8 月 9 日。言语清楚，已能扶杖活动。予前方继续调理。

按：该患者中风属肾阴不足，水不涵木，致肝阳偏亢，风阳上扰，携痰浊、瘀血上扰清窍，叶天士在《临证指南医案·中风》中谓"肝为风脏，因精血衰耗，水不涵木，木少滋荣，故肝阳偏亢，内风时起"。内风旋动，上犯于脑，痹阻脉络，脑脉壅塞，故见，右侧肢体活动不利，言语謇涩；肾精不足，髓海空虚，故见眩晕，水不济火，心火扰乱，则见烦躁，夜寐欠安；咽干，舌红少津，脉弦细均为阴虚有热之象。因此治疗予以滋阴息风，活血通络。

（林朝阳整理）

案例 6 舒 ××，男，53 岁。

初诊：2013 年 7 月 1 日。1 年前发生脑出血，左侧肢体活动不利，经治疗后肢体功能基本恢复。刻下见头晕，神疲气短，左侧肢体麻木。舌淡红，苔薄，舌边有瘀点，脉弦细。证属气虚血瘀挟痰，治拟益气活血，化痰通络。

处方：黄芪30g，党参20g，生地黄20g，丹参20g，川芎15g，红花5g，鸡血藤15g，僵蚕10g，桑枝15g，鸡内金10g，甘草5g。

7剂，水煎服，日1剂。

二诊：2013年7月8日。服药后症状依旧，脉舌同前。中药予上方加白芥子20g，继服7剂。

三诊：2013年7月16日。夜寐欠安，舌淡红，苔薄，脉弦细。中药拟予上方加夜交藤30g，继服7剂。

四诊：2013年7月22日。服药后诸症减轻，舌红，苔薄白，脉弦。中药予上方加炒白芍15g，生地黄改为30g，继服7剂

五诊：2013年7月29日。头痛，脉舌同前。中药予上方去僵蚕，加细辛3g，延胡索10g，继服7剂。

六诊：2013年8月5日。头痛除，患肢仍有麻木，舌淡红，苔薄，脉弦细。中药予上方去细辛、延胡索、鸡血藤，加白附子10g，继服7剂。

按：本例患者1年前患脑出血。中风日久，气血耗伤，气血运行不利，痰瘀稽留脉络，故见肢体麻木；气血不足则见神疲气短；舌淡红，苔薄，舌边有瘀点，脉弦细均为气虚血瘀之象。治宜益气活血，化痰通络。方中黄芪、党参益气；丹参、川芎、红花、鸡血藤活血化瘀；僵蚕化痰通络；桑枝祛风通络，配僵蚕化痰通络，可治肢体麻木；鸡内金顾护脾胃；甘草调和诸药。全方合用，故取得疗效。

（林朝阳整理）

案例7 张××，男，76岁。

初诊：2018年7月3日。患者半年前突发左侧肢体活动不利、麻木，口齿不清，右侧口角㖞斜，曾在当地医院检查头颅CT，诊断为脑梗死，住院治疗后上述症状好转，左侧肢体活动基本恢复正常。现诉左侧肢体麻木，头晕，乏力，动则头晕益甚，纳可，夜寐安，二便无殊。查体：神志清楚，血压150/90mmHg，左侧肢体肌力略弱。舌淡胖，边有齿印，苔薄白，脉细涩。证属气虚血瘀，治拟益气活血通络。

处方：生黄芪30g，当归10g，川芎10g，赤芍10g，桃花10g，红花6g，白芥子20g，桂枝10g，地龙10g，石菖蒲10g，附子6g，甘草5g。

7剂，水煎服，日1剂。

二诊：2018年7月17日。患者诉服药后肢体麻木症状减轻，乏力好转，舌淡红，苔薄白，脉细。效不更方，中药予原方继服7剂。

三诊：2018年7月24日。服药后左侧肢体麻木明显减轻，肢体肌力较前好转，偶有头晕，舌淡红，苔薄白，脉细。中药予上方去附子，加天麻10g，炒白术10g，继服7剂。

按：该患者患中风后 6 个月，气虚血瘀，经脉不通，肢体失于濡养，故肢体麻木；脾气虚弱，气血生化不足，则头晕，乏力，舌淡胖，边有齿印，苔薄白，脉细涩为气虚血瘀之象。故治疗上钱老予以补阳还五汤加减，方中生黄芪、当归、川芎益气养血；赤芍、桃仁、红花、地龙活血化瘀；桂枝、附子温经通络；白芥子、石菖蒲化痰开窍。诸药合用，益气温经，活血通络，故取得满意疗效。

（林修富整理）

案例 8　童××，男，84 岁。

初诊：2019 年 3 月 12 日。有脑梗死病史，时有神志混乱，头晕，夜寐欠安，心悸，纳可，二便无殊，舌淡红，苔厚，脉细。证属气郁痰火，瘀阻脑络，治拟益气健脑，化痰通络。

处方：桃仁 20 g，赤芍 10 g，炒枳壳 10 g，炒青皮 10 g，大腹皮 10 g，桑白皮 10 g，苏子 10 g，制香附 10 g，柴胡 10 g，生黄芪 30 g，炒白术 10 g，当归 10 g，生地黄 20 g，鸡内金 10 g，甘草 5 g。

7 剂，水煎服，日 1 剂。

按：患者中风后神志异常，多为气郁痰火，瘀阻脑络所致。治拟益气健脑，化痰通络，方用癫狂梦醒汤加减。癫狂梦醒汤出自《医林改错》，为治癫狂的专方。癫狂一症，哭笑不休，詈骂歌唱，不避亲疏，许多恶态，乃气血凝滞脑气，与脏腑气不接所致。现代临床广泛运用于治疗狂症（精神分裂症）、癫症（癔病）、痫症（癫痫发作）、厥症（气厥、血厥）、中风、脑血栓形成、脑血管痉挛、脑栓塞、阿尔茨海默病等疾病，具有平肝散郁，祛邪除痰之功效。

（华天祺整理）

第十节　口　僻

案例 1　叶××，女，51 岁。

初诊：2012 年 10 月 1 日。7 天前清晨出门时突然出现口角㖞斜，眼睑闭合不全，流泪、额纹消失，进食舌头嚼、拌不灵活，纳可，夜寐安，大小便正常。舌淡红，苔白，脉浮紧。证属风痰瘀阻，治拟祛风化痰，活血通络。

处方：白附子 10 g，僵蚕 10 g，全蝎 3 g，胆南星 10 g，石菖蒲 10 g，红花 5 g，紫丹参 20 g，川芎 15 g，竹茹 10 g，茯苓 50 g，甘草 5 g。

7 剂，水煎服，日 1 剂。

二诊：2012 年 10 月 8 日。症状如初，脉舌同前。中药予上方继服 7 剂。

三诊：2012 年 10 月 15 日。口角㖞斜已有恢复，消失的额纹略有显见，舌淡红，苔薄，脉弦细。效不更方，中药仍予上方再服 7 剂。

按：患者晨起突然出现口角㖞斜，眼睑闭合不全，流泪、额纹消失，结合舌淡红，苔白，脉浮紧，证属风痰瘀阻。风寒挟痰入侵，导致血脉运行不畅，阻于头面经络，经隧不利，筋肉失养，则弛缓不用，发为口僻。治宜祛风化痰，活血通络，方用牵正散加减。方中白附子辛温燥烈，入阳明经而走头面，以祛风化痰，尤其善散头面之风；全蝎、僵蚕均能祛风化痰，其中全蝎长于通络，僵蚕且能化痰；胆南星、石菖蒲化痰开窍；红花、紫丹参、川芎活血通络，故取得疗效。

（林朝阳整理）

案例 2 舒××，男，75 岁。

初诊：2019 年 3 月 17 日。口角㖞斜，手足麻木，大便干结，夜寐尚安，纳可，二便无殊。舌淡红，苔白，脉细滑。证属风痰阻络，治拟化痰通络。

处方：制半夏 10 g，茯苓 15 g，陈皮 10 g，炒枳壳 10 g，厚朴 10 g，僵蚕 10 g，蝉衣 3 g，片姜黄 10 g，制大黄 10 g，石菖蒲 10 g，生白术 20 g，柴胡 10 g，甘草 5 g。

7 剂，水煎服，日 1 剂。

二诊：2019 年 3 月 24 日。服药后症减，脉舌同前。中药予原方继服 7 剂。

按：本例患者年逾七十，风痰阻络导致本病症。患者痰气交阻，阻滞经络，则口角㖞斜，手足麻木；痰阻气机，则大便干结；舌淡红，苔白，脉细滑均为痰湿阻络之象。治拟化痰通络，方用温胆汤合升降散加减。温胆汤证多因素体胆气不足，复由情志不遂，胆失疏泄，气郁生痰，痰浊内扰，胆胃不和所致。方中半夏辛温，燥湿化痰，和胃止呕，为君药；臣以竹茹，取其甘而微寒，清热化痰，除烦止呕，半夏与竹茹相伍，一温一凉，化痰和胃，止呕除烦之功备；陈皮辛苦温，理气行滞，燥湿化痰；枳实辛苦微寒，降气导滞，消痰除痞，陈皮与枳实相合，亦为一温一凉，而理气化痰之力增；佐以茯苓，健脾渗湿，以杜生痰之源；升降散调畅气机；以甘草为使，调和诸药。诸药合用，共奏化痰通络之功

（华慈杰整理）

第十一节　郁　证

案例 1 叶××，女，39 岁。

初诊：2012 年 12 月 11 日。有高血压病史，长期服降压药，血压维持正常。刻下见大便干结，潮热出汗，心烦易怒，口干咽燥，夜寐易醒，右胁胀痛。舌淡红，苔薄，脉弦细。证属肝郁气滞，治拟疏肝解郁，调畅气机。

处方：柴胡 10 g，炒黄芩 10 g，制半夏 10 g，党参 10 g，佛手 10 g，川楝子 10 g，

炒枳壳 12 g，炒白芍 15 g，防风 19 g，炒酸枣仁 10 g，夜交藤 30 g，淮小麦 50 g，大枣 10 g，炒甘草 5 g。

7 剂，水煎服，日 1 剂。

二诊：2012 年 12 月 18 日。潮热出汗消失，夜寐梦多，仍有心烦，便溏，每日 2 ~ 3 次，无腹痛，舌淡红，苔薄，脉弦细。中药予原方加减。

处方：柴胡 10 g，炒黄芩 10 g，制半夏 10 g，党参 10 g，佛手 10 g，炒枳壳 12 g，炒酸枣仁 10 g，夜交藤 30 g，石榴皮 10 g，苍术 10，焦神曲 20 g，淮小麦 50 g，大枣 10 g，炒甘草 5 g。

7 剂，水煎服，日 1 剂。

按： 本例患者属肝郁气滞，气机不畅，故出现大便干结，潮热出汗，心烦易怒，口干咽燥，夜寐易醒，右胁胀痛，舌淡红，苔薄，脉弦细等表现。治拟疏肝解郁，调畅气机。小柴胡汤疏利三焦，调和脾胃，为祛邪而又扶正之和剂。原方由柴胡、黄芩、人参、大枣、半夏、生姜、甘草七味药组成。该方柴胡解经邪、舒气郁；黄芩清胆热、清郁火，二者合用，经腑同治，解少阳邪热，又能疏利肝胆；半夏、生姜辛散助柴胡以解郁，化痰消饮去水；人参、大枣、甘草助少阳正气以祛邪。如此具备了和枢机、解郁结、畅三焦的功能。本例患者经两次诊治后诸症消失。

（林朝阳整理）

案例 2 田××，女，60 岁。

初诊：2013 年 11 月 11 日。患者平时操劳，常为家事思虑太过，渐至情绪不宁，胸闷气短，胁腹胀满，夜寐欠安，噩梦纷扰，喜悲起伏不定，咽中如物梗塞。舌淡红，苔薄黄，脉弦细。证属肝气郁结，治拟疏肝解郁。

处方：柴胡 10 g，制半夏 10 g，炒黄芩 12 g，党参 10 g，佛手 20 g，炙远志 10 g，绿萼梅 5 g，瓜蒌皮 10 g，黄柏 10 g，淮小麦 50 g，大枣 10 g，炒甘草 5 g。

7 剂，水煎服，日 1 剂。

二诊：2013 年 11 月 20 日。服药后心情略觉舒畅，胸闷胁胀减轻，唯夜寐尚不安宁，脉舌同前。中药予上方加炒酸枣仁 15 g，继服 7 剂。

三诊：2013 年 11 月 28 日。服药后，诸症消失，舌淡红，苔薄黄，脉弦细。中药予上方继服 20 余剂，以巩固疗效。

案例 3 仇××，女，39 岁。

初诊：2013 年 12 月 10 日。神疲乏力，心烦头晕，胸闷胁胀，夜寐欠安，四肢不温，怕风。舌淡红，苔薄白，脉弦细。证属肝气郁结，治拟疏肝解郁。

处方：柴胡 10 g，制半夏 10 g，炒黄芩 10 g，党参 10 g，佛手 12 g，炙远志 10 g，绿萼梅 5 g，炒枳壳 15 g，淮小麦 50 g，大枣 10 g，干姜 3 g，甘草 5 g。

7剂，水煎服，日1剂。

二诊：2013年12月17日。服药后症减，腰酸，夜寐多梦，脉舌同前。中药拟上方党参改为20g，加当归10g，继服7剂。

三诊：2013年12月24日。服药后，诸症继续改善，醒后难寐，脉舌同前。中药拟上方加珍珠母30g，继服7剂。

四诊：2014年1月2日。情况已大有好转，精神舒畅，舌红，苔薄白，脉弦细。守上方继服7剂。

案例4 王××，男，52岁。

初诊：2014年3月17日。心悸易惊，多思善虑，胸部满闷，夜寐欠安，恶心。舌淡红，苔薄白，根腻，脉细。证属肝郁气滞，心神不宁，治拟疏肝解郁。

处方：柴胡10g，炒黄芩10g，制半夏10g，党参10g，佛手12g，炒酸枣仁10g，竹茹10g，厚朴10g，炙远志10g，淮小麦50g，大枣10g，甘草5g。

7剂，水煎服，日1剂。

二诊：2014年3月23日。服药7剂后，诸症减，夜寐仍不安，脉舌同前。中药拟上方加夜交藤30g，继服7剂。

三诊：2014年4月1日。诉服药后精神安宁，思虑减少，胸闷消失，夜寐多梦，脉舌同前。中药予上方去竹茹，加煅龙骨20g，煅牡蛎20g，继服7剂。

按：以上3例患者均表现为情绪不宁、胸闷气短、胁腹胀满、夜寐欠安等症，属肝失条达，气机不畅，因此辨为肝气郁结之郁证。治疗上根据肝主升发、性喜条达的特点，宜疏不宜伐，当以调肝为主，以疏肝解郁为治疗原则，方用小柴胡汤合甘麦大枣汤加减治疗。小柴胡汤中柴胡苦平，入肝胆经，疏达经气；黄芩清泄邪热；半夏和胃降逆；党参、甘草扶助正气，抵抗病邪。甘麦大枣汤具有养心安神，和中缓急之功效。方中淮小麦养心阴，益心气，安心神，除烦热；甘草补益心气，和中缓急；大枣甘平质润，益气和中，润燥缓急，三药合用，甘润平补，养心调肝。远志具有安神、益智、解郁的作用；绿萼梅疏肝解郁。诸药合用，则郁证诸症自可解除，取得疗效。

（林朝阳整理）

案例5 陈××，女，48岁。

初诊：2018年2月12日。患者诉咽干灼热，咽部有异物感，口干，口苦，夜寐欠安，夜尿频。舌淡红，苔薄，脉弦细。证属脾虚肝郁，气滞痰凝，治拟健脾疏肝，理气解郁，降气化痰。

处方：柴胡10g，炒黄芩12g，制半夏10g，党参10g，淡干姜3g，制厚朴10g，炒酸枣仁10g，夜交藤30g，淡竹叶10g，梅花5g，淮小麦50g，大枣10g，甘草5g。

7剂，水煎服，日1剂。

二诊：2018年2月19日。诉咽干灼热消失，仍有少许咽部异物感，胃纳差，大便干。中药拟上方去厚朴、淡竹叶，加生白术30g，茯苓15g，继服7剂。

按：本例患者咽干灼热，咽部有异物感，口干，口苦，夜寐欠安，夜尿频，舌淡红，苔薄，脉弦细。证属脾虚肝郁，枢机不利。气机不舒，气血津液不行，内外上下不通，气滞痰凝，聚于经络，故咽部不适；上扰心神，故心烦，夜眠不安。治以健脾疏肝，理气解郁，降气化痰，清心安神。初诊方中以小柴胡汤加减，健脾舒肝。小柴胡汤为"少阳枢机之剂，和解表里之总方"。原方柴胡、黄芩清解少阳经腑之邪热，又能疏利肝胆气机，为和解少阳、表里之主药；半夏、生姜和胃降逆止呕，并通过其辛散作用，兼助柴胡透达经中之邪；人参、甘草、大枣益气调中，既能鼓舞胃气以助少阳枢转之力，又能补脾胃以杜绝少阳之邪内传之路。今以此方为主，党参易人参，干姜易生姜，加绿梅花、厚朴降气化痰；夜交藤、酸枣仁养心安神。二诊咽干灼热消失，仍有少许咽部异物感，说明药中病机，痰气渐消，热邪已清，守上方继续治疗。嘱患者饮食宜清淡，忌食辛辣厚味之品，保持心情舒畅。诸法合用，标本兼治。

（胡明珠整理）

案例6 王××，男，42岁。

初诊：2018年12月3日。咽部不适1月余。患者1月前因思虑过多，渐至咽部不适，有异物感，咯之不出，咽之不下，伴咳痰黄稠、不易咳出，心烦，口苦，食谷乏味，二便无殊。舌淡红，苔黄腻，脉弦滑。证属痰浊郁阻，治拟理气、化痰、散结。

处方：制半夏10g，陈皮6g，茯苓15g，枳壳12g，竹茹10g，黄连3g，薏苡仁30g，广郁金10g，制香附6g，川贝母6g，生甘草6g。

7剂，水煎服，日1剂。

二诊：2018年12月10日。患者诉服药后咽中不适减轻，咳痰减少，舌淡红，舌苔薄黄，脉弦。中药拟上方去制香附，加焦栀子6g，淡豆豉12g，继服7剂。

按：本例患者因情志致病，肝气郁滞，乘脾犯胃，运化失司，津液不得输布，凝结成痰，痰气结于咽喉而成梅核气，气机郁滞日久则易化热，故见咳痰黄稠，心烦，口苦，苔黄腻。治宜理气化痰散结，以黄连温胆汤加减治疗。方中黄连清心泻火；半夏降逆和胃，燥湿化痰；枳壳行气消痰，使痰随气下；竹茹清热化痰，除烦；茯苓健脾渗湿，安神定志；郁金、香附疏肝理气解郁；川贝母化痰散结；薏苡仁健脾化痰祛湿。二诊病情减轻，续加栀子豉汤清气化痰，疏解郁热，以增清热化痰除烦之效。

（林修富整理）

案例7 张××，女，34岁。

初诊：2019年2月19日。心烦多年，平素情绪急躁，易生气，夜寐不安，时感潮热，纳可，二便无殊。舌淡红，苔薄，脉弦细。证属肝郁气滞，治拟疏肝理气。

处方：柴胡10g，炒黄芩10g，法半夏10g，党参10g，佛手12g，梅花5g，百合15g，生地黄20g，柏子仁10g，淮小麦50g，大枣10g，甘草5g。

7剂，水煎服，日1剂。

按： 本例患者为青年女性，平素多思善虑，情绪急躁，导致肝气郁滞，心气不利，故而心烦；阳不入阴，则夜寐不安。故辨为肝郁气滞，治拟疏肝理气。方以小柴胡汤加减，佐梅花、百合、生地黄、柏子仁解郁安神。

（华天祺整理）

案例8 严××，女，68岁。

初诊：2019年3月18日。患者1年前出现心烦，稍有不顺即闷闷不乐，伴口干、耳鸣，腰背酸软。1周前外出劳累后上诉症状加重，伴心慌、心悸，潮热汗出，小便频数，夜寐欠安，纳尚可，大便无殊。舌偏红，苔薄白，脉细数。证属肝肾亏虚，治拟滋养肝肾，疏肝解郁。

处方：知母6g，黄柏15，生地黄30g，山茱萸10g，淮山药20g，茯苓15g，牡丹皮10g，泽泻10g，百合15g，煅龙骨、煅牡蛎各20g，淮小麦50g，大枣10g，甘草5g。

7剂，水煎服，日1剂。

二诊：2019年3月25日。患者诉服药1周后心慌、心悸明显减轻，夜寐好转，舌淡红，苔薄白，脉弦细。中药拟原方去煅龙骨、煅牡蛎，加仙灵脾10g，绿梅花5g，继服7剂。

三诊：2019年4月1日。患者诉诸症明显减轻，心情较前明显舒畅，舌淡红，苔薄白，脉细。药已中的，嘱其守原方继服半月，以巩固疗效。

按： 本例患者年过六旬，肾精不足，肝阴亏虚，肝失濡养，肝失条达，气机不畅，以致肝气郁结，从而心烦、闷闷不乐；肝肾津液亏虚，诸窍、诸筋失养，则口干、耳鸣、腰背酸软；甚则阴虚阳亢，则潮热汗出；心失所养则心悸、心慌。故本病之根本为肝肾阴虚，以知柏地黄汤化裁。方中以知母、黄柏、生地黄、山茱萸、淮山药、茯苓、牡丹皮、泽泻滋阴清热，补益肝肾；煅龙骨、煅牡蛎重镇安神；百合、淮小麦、大枣、甘草益气养血，疏肝安神。后期加以仙灵脾亦为阴中求阳之意，加绿梅花疏肝解郁。

（林修富整理）

案例9 邬××，女，25岁。

初诊：2019年3月18日。夜间睡眠时怕冷，运动后四肢仍不温，不易汗出，夜寐安，纳可，二便无殊。舌淡红，苔白，脉弦细。证属阳郁厥逆，治拟疏肝理脾，透邪解郁。

处方：柴胡10g，炒白芍10g，枳实10g，桂枝10g，干姜3g，当归10g，川芎15g，党参10g，片姜黄10g，蝉蜕5g，僵蚕10g，制大黄10g，甘草5g。

7剂，水煎服，日1剂。

按： 本例患者为年轻女性，手足不温，属阳郁厥逆证。本证多由外邪传经入里，气机为之郁遏，不得疏泄，阳气内郁所致，治疗以透邪解郁，疏肝理脾为主。阳气内郁，不能达于四末，而见手足不温。此种"四逆"与阳衰阴盛的四肢厥逆有本质区别。正如李中梓云"此证虽云四逆，必不甚冷，或指头微温，或脉不沉微，乃阴中涵阳之证，唯气不宣通，是为逆冷"。方拟四逆散加升降散增减。方中柴胡升发阳气，疏肝解郁；白芍敛阴养血柔肝，与柴胡合用，以补养肝血，调达肝气，可使柴胡升散而无耗伤阴血之弊；佐以枳实理气解郁，与白芍相配，又能理气和血，使气血调和；升降散调畅三焦，气机升降出入得以正常运行；桂枝通阳，使阳气透达肢末；当归、川芎活血养血；甘草调和诸药，益脾和中。

（华慈杰整理）

案例10 王××，男，47岁。

初诊： 2019年7月16日。半年前因情绪波动后开始自觉周身发热，测体温无殊，伴心烦，睡眠欠佳，口干，口苦，食欲不振，时常恶心欲吐。舌红，苔薄黄，脉弦细。证属肝经郁热，治拟清疏肝胆，养血安神。

处方： 柴胡15g，黄芩10g，半夏15g，生地黄20g，当归12g，白芍12g，焦栀子5g，酸枣仁20g，知母15g，川芎10g，茯苓15g，茵陈15g，丹皮15g，淮小麦50g，大枣10g，甘草5g。

7剂，水煎服，日1剂。

二诊： 2019年7月23日。患者精神好转，口干、口苦及周身发热症状减轻，心烦及睡眠好转。舌淡红，苔薄白，脉弦细。拟上方去茵陈、半夏，加夜交藤30g养血安神，再进7剂。

按： 本例患者根据病史及症状符合郁证的诊断。古人云"郁为七情不舒，遂成郁结，既郁之久，变病多端"，明确指出郁证的病因是七情不舒，且郁久可致多种疾病。肝失疏泄，木郁化火，上扰心神，故见心烦、失眠；肝郁伤脾，脾失健运，则见食欲不振，时常恶心欲吐。故中药治以清疏肝胆，养血安神；健脾益气，予小柴胡汤加减。方中柴胡疏解少阳之郁热；黄芩清解胆腑之邪气；柴胡、黄芩合用，以清解胆腑之邪热；半夏调和胃气而降逆止呕；炙甘草、大枣甘温补脾益气，甘可缓急；生地黄、当归、白芍、丹皮滋阴养血，清肝泻火；酸枣仁养心、安神、补肝；川芎、知母合用，可滋阴调肝，泻火清热除烦；配伍茯苓、甘草，既可健脾、增强化生营血之源以助主药补养心肝，又可甘缓补虚而调和诸药；酸枣仁养肝血，安心神；川芎调肝活血；茯苓宁心安神；栀子清热除烦；知母滋阴清热；淮小麦清热除烦止呕；茵陈清利湿热。诸药合用，诸症皆退。

（华天祺整理）

案例 11 葛××，男，74 岁。

初诊：2020 年 5 月 13 日。头晕，心烦，胃纳差，夜寐欠安，纳可，二便无殊。舌淡红，苔薄，脉弦细。证属肝气郁结，枢机不利，治拟和解少阳。

处方：柴胡 10 g，炒黄芩 12 g，制半夏 10 g，党参 10 g，佛手 12 g，梅花 5 g，郁金 10 g，百合 15 g，生地黄 20 g，煅龙骨、煅牡蛎各 20 g，淮小麦 50 g，大枣 10 g，甘草 5 g。

7 剂，水煎服，日 1 剂。

二诊：2020 年 5 月 28 日。服药后症减，舌苔微黄，脉同前。中药拟原方去煅龙骨、煅牡蛎，加焦栀子 6 g，淡豆豉 12 g，继服 7 剂。

按：本例患者头晕，心烦，胃纳差，夜寐欠安，舌淡红，苔薄，脉弦细。证属肝气郁结，枢机不利。清阳不升，故见头晕；肝火扰心，则心烦、夜寐不安；肝胃不和，则纳差；舌淡红，苔白，脉细弦均为少阳病之象。治拟和解少阳，方用小柴胡汤加减。方中柴胡苦平升散，入肝胆经，疏肝理气；黄芩苦寒降泻，助柴胡清阳散热；党参、大枣扶助正气；半夏降逆和胃；梅花、佛手、郁金理气疏肝健脾；淮小麦养心安神；百合、生地黄养阴清热安神；煅龙骨、煅牡蛎镇静安神；甘草调和诸药。诸药合用，诸症乃消。

（陈海英整理）

第十二节　不　寐

案例 1　丁××，女，46 岁。

初诊：2005 年 7 月 11 日。患者缘由忧思恼怒，阴血暗耗，出现不寐已有 5 年，寐则噩梦纷扰，茶饭不思，四肢倦怠无力，口干，身体消瘦，便干。舌尖红，苔薄，脉细。证属气阴两虚，心火内扰，治拟益气养阴，清心安神。

处方：黄芪 15 g，太子参 15 g，生地黄 20 g，天冬、麦冬各 15 g，炒白术 10 g，当归 10 g，柏子仁 10 g，炙远志 10 g，炒酸枣仁 10 g，黄连 5 g，知母 6 g，夜交藤 30 g，陈皮 6 g，煅龙骨、煅牡蛎各 20 g。

7 剂，水煎服，日 1 剂。

二诊：2005 年 7 月 18 日。精神好转，夜寐仍见不安，脉舌同前。中药予原方继服 7 剂。

三诊：2005 年 7 月 25 日。服药后，夜寐开始好转，纳增，体增。服药已见效果，再守原方继服 7 剂。

按：思虑太过，损伤心脾，脾虚生化之源，营血亏虚，久则渐至气阴两虚，不能奉养心神，出现不寐。即《类证治裁·不寐》所说："思虑伤脾，脾血亏损，经年不寐"。明·李中梓《医宗必读·不得卧》将不寐原因概括为"气虚""阴虚""痰滞""水停""胃不和"五个方面。他按《内经》及前哲诸论详考之，而知不寐之故，大约有五，一曰气虚，六君子汤加酸枣仁、黄芪。一曰阴虚，血少心烦，酸枣仁一两、生地黄五钱、米二合，煮粥食之……本例患者不寐5年，伴有茶饭不思、四肢倦怠无力、身体消瘦、舌尖红、苔薄、脉细等表现，属气阴两虚，心火内扰证，治拟益气养阴，清心安神之法。方中黄芪、太子参、生地黄、天麦冬、益气养阴；柏子仁、炙远志、炒酸枣仁、黄连、知母、夜交藤、煅龙骨、煅牡蛎清心安神，故取得疗效。

（林朝阳整理）

案例2　施××，女，65岁。

初诊：2012年12月4日。长期失眠，心烦易怒，神倦，多思善虑，口苦乏味。舌淡红，苔薄，脉弦细。证属肝郁气滞，心神被扰，治拟疏肝解郁，理气安神。

处方：柴胡10g，制半夏10g，炒黄芩10g，党参10g，佛手10g，炙远志10g，夜交藤30g，炒酸枣仁12g，绿萼梅5g，淮小麦30g，大枣10g，炒甘草5g。

7剂，水煎服，日1剂。

二诊：2012年12月11日。睡眠略有改善，心情舒畅，脉舌同前。中药予上方基础上加黄连5g，珍珠母30g，继服7剂。

三诊：2012年12月24日。近段时间感觉睡眠改善不大，每晚10：30左右就寝，凌晨2：00左右醒来，再次入睡困难，舌淡红，苔薄，脉弦细。中药予上方去绿萼梅，加煅龙骨、煅牡蛎各20g，继服7剂。

四诊：2012年12月31日。夜寐已安，神志清楚，心情舒畅，口不苦，舌淡红，苔薄白，脉弦细。中药予上方继服，以巩固疗效。

按：本例患者长期失眠，心烦易怒，神倦，多思善虑，口苦乏味，舌淡红，苔薄，脉弦细，证属肝郁气滞。肝主疏泄，调畅情志。多思多虑，精神紧张，易导致出现焦虑等不良情绪，极易成郁，使肝失条达，气机郁滞，魂不入肝，神不安则不寐。肝郁，母病及子，心神被扰，则加重不寐。治宜疏肝解郁，理气安神。《古今医统大全》谓"诸病久则气滞血凝而成郁结，治之虽各因其证，当兼之以解散，固不可不知也。郁滞一开，则气血通畅，而诸病各自以其方而易愈也"。方用小柴胡汤合甘麦大枣汤加减，以小柴胡汤和解少阳，疏肝理气；甘麦大枣汤和肝气，安心神；再加炙远志、夜交藤、炒酸枣仁等安神之品，故取得疗效。

（林朝阳整理）

案例3　何××，女，58岁。

初诊：2013年1月14日。不寐，多梦易醒，神疲食少，四肢倦怠，头晕，面色少华。舌淡苔薄，脉细无力。证属气血不足，治拟养血安神。

处方：炒酸枣仁 10 g，知母 10 g，生地黄 20 g，当归 10 g，白茯苓 15 g，川芎 10 g，夜交藤 30 g，煅龙骨、煅牡蛎各 20 g，佛手 10 g，淮小麦 50 g，大枣 10 g，炙甘草 5 g。

7 剂，水煎服，日 1 剂。

二诊：2013 年 1 月 21 日。服药后睡眠略有改善，脉舌同前。中药予上方加焦神曲 20 g，继服 7 剂。

三诊：2013 年 1 月 28 日。服药后，睡眠大有改善，纳谷渐增，无头晕，舌淡红，苔薄，脉细。中药仍以上方加减。

处方：炒酸枣仁 10 g，生地黄 20 g，当归 10 g，白茯苓 15 g，川芎 10 g，夜交藤 30 g，煅龙骨、煅牡蛎各 20 g，佛手 10 g，焦神曲 20 g，党参 15 g，淮小麦 50 g，大枣 10 g，炙甘草 5 g。

7 剂，水煎服，日 1 剂。

四诊：2013 年 2 月 3 日。夜寐已安，纳增神舒，舌红，苔薄白，脉细。中药予原方去夜交藤，加酸枣仁 10 g，继服 7 剂，以巩固疗效。

按： 不寐主要因脏腑阴阳失调、气血失和造成。若气血不足，无以奉养心神，以致心神不宁而不寐。如《景岳全书·不寐》中说"无邪而不寐者，必营气之不足也。营主血，血虚则无以养心，心虚则神不守舍"。本例患者不寐，伴有多梦易醒，神疲食少，四肢倦怠，头晕，面色少华，舌淡苔薄，脉细无力。证属气血不足，治拟养血安神，使气血和调，心神守舍，则不寐可愈。方用酸枣仁汤合甘麦大枣汤加减，方中酸枣仁甘酸质润，入心、肝之经，养血补肝，宁心安神；知母、生地黄滋阴润燥，清心除烦；茯苓宁心安神；川芎行气活血；夜交藤、煅龙骨、煅牡蛎均有安神作用；加甘麦大枣汤养心安神，和中缓急。故取得疗效。

（林朝阳整理）

案例 4 曾 ××，女，35 岁。

初诊：2013 年 9 月 17 日。不寐 6 天，每天仅睡 2~3 小时，寐则多梦，头昏沉，心烦，乏力。舌淡红，苔薄，脉细。证属心血不足，治拟养心安神。

处方：党参 20 g，当归 10 g，炒酸枣仁 10 g，煅龙骨、煅牡蛎各 20 g，佛手 12 g，淮小麦 60 g，大枣 10 g，炙甘草 5 g。

7 剂，水煎服，日 1 剂。

二诊：2013 年 9 月 24 日。服药 7 剂，夜寐已恢复正常，精神舒畅，无头昏沉。效不更方，予原方继服 7 剂以巩固疗效。

按： 本例患者不寐，寐则多梦，头晕沉，心烦，乏力，舌淡红，苔薄，脉细，证属心气之不足。则不能奉养心神，致使心神不安而发不寐。《景岳全书·不寐》谓"无邪而不寐者，必营气之不足也。营主血，血虚则无以养心，心虚则神不守舍……"故治以养心安神为主，方中党参、当归补气养血；炒酸枣仁、煅龙骨、煅牡蛎养心血，安神定志；甘麦大枣汤养心安神，和中缓急。全方合用，养心安神，故收效迅速。

（林朝阳整理）

案例 5 李××，女，43 岁。

初诊：2013 年 12 月 21 日。半月来因情绪欠佳，出现不寐，心烦，目眩，晨起口干、口苦，胃纳少。舌淡红，苔薄，脉弦细。证属肝郁气滞，心神被扰，治拟疏肝解郁，理气安神。

处方：柴胡 10 g，制半夏 10 g，炒黄芩 10 g，党参 10 g，佛手 10 g，夜交藤 30 g，珍珠母 30 g，炙远志 10 g，淮小麦 50 g，大枣 10 g，炒甘草 5 g。

7 剂，水煎服，日 1 剂。

二诊：2014 年 1 月 8 日。睡眠改善，脉舌同前。药已中的，守原方继服 14 剂后，睡眠恢复正常，余症亦消。

按：本例患者因情绪不佳而失眠，伴有心烦，目眩，晨起口干、口苦，胃纳少，舌淡红，苔薄，脉弦细。证属肝郁气滞。肝主疏泄，调畅情志。情绪不佳使肝失条达，气机郁滞，魂不入肝，神不安则不寐。肝郁，母病及子，心神被扰，则加重不寐。治宜疏肝解郁，理气安神。方用小柴胡汤合甘麦大枣汤加减，以小柴胡汤和解少阳，疏肝理气；甘麦大枣汤和肝气，安心神；再加炙远志、夜交藤、珍珠母等安神之品，故取得疗效。

（林朝阳整理）

案例 6 仇××，男，43 岁。

初诊：2014 年 2 月 18 日。诉失眠多梦，心烦，神志恍惚，健忘，纳差。舌偏红，苔薄，脉弦细数。证属心火亢盛，阴血不足，治拟镇心安神，清热养血。

处方：黄连 6 g，生地黄 20 g，当归 10 g，炒酸枣仁 10 g，夜交藤 30 g，柴胡 10 g，法半夏 10 g，煅龙骨、煅牡蛎各 20 g，淮小麦 50 g，大枣 10 g，甘草 5 g。

7 剂，水煎服，日 1 剂。

二诊：2014 年 2 月 26 日。睡眠改善，胃纳增，脉舌同前。中药守上方继服 7 剂。该患者后又连服 20 余剂，睡眠恢复正常，余症亦消。

按：本例患者失眠多梦，心烦，神志恍惚，健忘，纳差，舌偏红，苔薄，脉弦细数。证属心火亢盛，阴血不足。心火亢盛则心神被扰，阴血不足则心神失养，故见失眠多梦、心烦，舌偏红、脉弦细数为心火盛而阴血虚之候。治宜镇心安神，清热养血。药用黄连苦寒，入心经，清心泻火，以除烦热；生地黄甘苦寒，以滋阴清热；当归辛甘温润，以补血，合生地黄滋补阴血以养心；炒酸枣仁、夜交藤安神；淮小麦、大枣甘润平补，养心调肝，使心气充，阴液足；甘草调和诸药，使心火得清，阴血得充，心神得养，则神志安定。

（林朝阳整理）

案例7　刘×，女，27岁。

初诊：2015年5月19日。多思善虑，渐至不寐，已有6年，伴面色少华、神疲乏力、气短懒言、纳少。舌淡苔薄，脉细。证属心脾两虚，气血不足，治拟益气养血安神。

处方：生黄芪20g，党参20g，炒白术10g，白茯苓15g，炒酸枣仁10g，木香10g，当归15g，远志10g，柴胡10g，夜交藤30g，淮小麦30g，大枣10g，炙甘草5g。

7剂，水煎服，日1剂。

二诊：2015年5月26日。服药后纳增，精神舒爽，夜寐仍差，脉舌同前。不寐已久，不能急求，中药予原方继服，以缓缓图之。

三诊：2015年6月16日。诉服上方十余剂，夜寐大为好转，自觉身轻神志清楚，面色转润，纳佳，舌淡红，苔薄，脉细。中药予上方加煅龙骨、煅牡蛎各20g，继服7剂。

按：本例患者多思善虑，渐至不寐，已有6年，伴面色少华、神疲乏力、气短懒言、纳少。舌淡苔薄，脉细。证属心脾两虚，气血不足。心藏神而主血，脾主思而统血，思虑过度，心脾气血暗耗，脾气亏虚则致不寐、食少、面色少华等。治宜益气养血安神，用归脾汤加减，方中以党参、黄芪、白术、甘草甘温之品补脾益气以生血，使气旺而血生；当归甘温补血养心；茯苓、炒酸枣仁、远志、夜交藤、淮小麦宁心安神；柴胡生发春升之气；木香辛香而散，理气醒脾；大枣、甘草调和脾胃，以资化源。故取得疗效。

（林朝阳整理）

案例8　王××，女，47岁。

初诊：2017年3月20日。夜寐欠安、多梦5年。5年前与丈夫吵架后出现夜寐欠安，多梦，心烦易怒，大便干结，间断服用艾司唑仑片方可入睡。刻下诉夜寐3～5小时，噩梦纷纷，神疲乏力，口干而苦，纳可，小便无殊。舌淡红，苔薄黄，脉弦细。证属肝气郁结，心神不宁，治拟疏肝解郁，理气安神。

处方：柴胡10g，炒黄芩10g，党参10g，半夏10g，佛手12g，当归15g，炒白芍15g，夜交藤30g，煅龙骨、煅牡蛎各20g，淮小麦50g，大枣10g，甘草5g。

7剂，水煎服，日1剂。

二诊：2017年3月27日。患者诉服药后夜寐情况基本同前，口干、口苦减轻，大便好转，舌淡红，苔薄黄，脉弦细。中药予上方去当归、炒白芍，加柏子仁 10 g、合欢花 5 g，继服 7 剂。

三诊：2017 年 4 月 3 日。诉药后夜寐稍好转，基本可以入睡 5 ~ 6 小时，夜梦减少，刻下诉乏力，二便无殊，舌淡红，苔薄白，脉细弦。中药予上方加升麻 3 g，党参改为 20 g，继服 7 剂。

此后，予本方加减连续服用 1 月，夜寐明显好转，已停用艾司唑仑片，每晚基本上可睡 6 小时左右，夜梦明显减少。

按：肝主疏泄，调畅情志，肝失条达，气机郁滞，扰动心神，神不安则不寐。本例患者因心情不畅，肝郁气滞，内扰心神，而致心神不宁，阴阳失调，治疗肝郁之不寐以疏肝理气解郁为大法，正如《成方便读》言"治郁者必先理气，以气行则郁行，气阻则郁结耳"。故治疗上以疏肝解郁，理气安神为法，方以小柴胡汤为主，加以煅龙骨、煅牡蛎重镇安神；不寐日久，血虚心失所养，当以当归、炒白芍养心血，宁心神；后期更以党参、升麻益气补虚。诸药合用，故疗效满意。

（林修富整理）

案例 9　俞××，女，67 岁。

初诊：2017 年 7 月 16 日。夜寐欠安 7 天。诉 7 天前出现夜寐欠安，寐则噩梦纷纷，伴口苦而干、恶心，晨起明显，心悸，纳尚可，二便无殊。舌淡红，苔薄黄，脉弦细。证属痰热扰心，治拟清热化痰，宁心安神。

处方：半夏 10 g，枳壳 12 g，茯苓 15 g，陈皮 6 g，竹茹 10 g，黄连 6 g，黄芩 10 g，柴胡 10 g，厚朴 10 g，石菖蒲 10 g，远志 10 g，淮小麦 50 g，大枣 10 g，甘草 5 g。

7 剂，水煎服，日 1 剂。

二诊：2017 年 7 月 23 日。诉药后口干好转，夜寐较前稍安，夜梦明显减少，舌淡红，苔薄黄，脉弦细。中药拟上方去远志，加焦栀子 6 g，继服 7 剂。

按：本例患者夜不能寐，寐则多梦，口苦、口干，结合舌脉，考虑为痰热内阻，津不上承，则口苦、口干；痰热内扰心神，则心神不宁、夜不能寐、寐则多梦；痰热内阻，胃失和降，故恶心。治拟清热化痰，宁心安神，方以黄连温胆汤化裁，并加以柴胡、黄芩清热疏肝，石菖蒲、远志化痰开窍，使痰去热清则心宁神安。

（林修富整理）

案例 10　葛××，女，79 岁。

初诊：2018 年 2 月 28 日。近日情志失畅，夜寐欠安，心烦，目眩，脑鸣，口苦，大便干。舌淡红，苔厚，脉弦细。证属肝郁气滞，经气不利，治拟和解少阳，理气安神。

处方：柴胡 10 g，炒黄芩 12 g，制半夏 10 g，党参 10 g，佛手 12 g，梅花 5 g，苍

术 10 g，升麻 5 g，荷叶 10 g，丹参 20 g，蔓荆子 10 g，淮小麦 50 g，苦杏仁 12 g，大枣 10 g，甘草 5 g。

7 剂，水煎服，日 1 剂。

二诊：2018 年 3 月 13 日。目眩，脑鸣，脉舌同前。中药拟原方去梅花、蔓荆子、佛手，加枳壳 15 g，葛根 15 g，生山楂 30 g，继服 7 剂。

按：该患者情志失调，肝郁气滞，邪在少阳，经气不利，郁而化热；肝火上扰于心，则为心烦、夜寐欠安；肝阳上亢损及脑络，则为脑鸣、目眩；肝火内盛损及三焦经以及胆经，则为口苦、大便干结。舌淡红，苔厚，脉弦细均为少阳病之象。治宜和解少阳，理气安神，选用小柴胡汤加减。本方中柴胡苦平，入肝胆经，能透泄少阳之邪从外而散，并能疏泄气机郁滞，故为主药；黄芩苦寒，助柴胡以清少阳邪热，柴胡升散，得黄芩降泄，则无升阳劫阴之弊，故为辅药；半夏、苍术燥湿化痰，降逆止呕；党参、甘草扶助正气，抵抗病邪；佛手、梅花疏肝理气；蔓荆子疏风清热以清利头目；丹参、荷叶清热除烦安神；苦杏仁润肠通便；大枣和胃气，生津。使用以上方剂后，可使邪气得解，少阳得和，上焦得通，津液得下，胃气得和。一诊后症状较前改善，去梅花、佛手等理气之剂，加枳壳增强行气之功，葛根解肌、舒筋活络；患者素有高脂血症，对症予生山楂降脂活血。

（薛璐璐整理）

案例 11　应××，女，37 岁。

初诊：2018 年 8 月 6 日。夜寐欠安 1 年余。患者 1 年前出现夜寐欠安，多梦，心烦口苦，肩臂酸胀，平素月经延长，淋漓不尽 10 余天，色暗，纳尚可，二便无殊。舌淡红，苔薄白，脉弦细。证属肝郁气滞，治拟疏肝理气，养心安神。

处方：柴胡 10 g，炒黄芩 15 g，半夏 10 g，党参 15 g，酸枣仁 10 g，煅龙骨、煅牡蛎各 20 g，当归 12 g，炒白芍 15 g，桂枝 6 g，艾叶炭 5 g，葛根 20 g，炒杜仲 12 g，甘草 5 g。

7 剂，水煎服，日 1 剂。

二诊：2018 年 8 月 13 日。患者诉服药后夜寐稍好转，诉口干，月经行经第 2 日，量少色暗，下腹部胀痛，舌淡红，苔薄白，脉细。中药予上方去半夏、葛根，加香附 10 g，益母草 30 g，继服 7 剂。

三诊：2018 年 8 月 20 日。患者诉服药后夜寐好转，夜梦减少，心情也较前舒畅，月经已结束，舌淡红，苔薄白，脉细。中药予上方去香附、益母草，加川芎 10 g，夜交藤 15 g，继服 7 剂。

四诊：2018 年 8 月 27 日。患者诉服药后诸症减轻，夜寐明显改善。守上方再服 7 剂。

按：本例患者不寐，证属肝郁气滞，气机郁滞，阴阳失调，夜间阳不能入阴，故夜不能寐；气滞日久，可致血液瘀滞，故月经延长伴血块、色暗；瘀血阻滞，血不归经，故月经淋漓不尽。以小柴胡汤，疏肝理气；桂枝加龙骨牡蛎汤温经通络安神；配以艾叶炭温经止血调经；酸枣仁养心安神；葛根、杜仲疏经通络止肩臂疼痛。

（林修富整理）

案例12　葛××，女，39岁。

初诊：2019年2月18日。反复失眠，心烦，怕冷，面部长斑，面色萎黄，月经量少，腰酸，纳可，二便无殊。舌淡红，苔白，脉弦细。证属肝肾不足，肝郁脾虚，治拟理气安神，养血调经。

处方：柴胡10g，炒黄芩10g，制半夏10g，党参10g，当归10g，炒白芍15g，佛手12g，梅花5g，柏子仁10g，仙灵脾10g，淮小麦50g，大枣10g，甘草5g。

7剂，水煎服，日1剂。

二诊：2019年2月25日。睡眠有所改善，仍多梦，腰酸，脉舌同前。中药予原方去梅花，加桂枝10g，炒杜仲15g，蛇床子15g，继服7剂。

三诊，2019年3月4日。服药后，睡眠大为好转，出现胃脘不适，脉舌同前。中药予上方去炒杜仲、蛇床子、淮小麦，加煅瓦楞子20g，浙贝母12g，继服7剂。

按：本例患者为年轻女性，失眠，心烦，怕冷，面部长斑，面色萎黄，月经量少，腰酸，舌淡红，苔白，脉弦细。辨为肝肾不足，肝郁脾虚。患者清阳不升，枢机不利，则见心烦；肝阳偏旺，阳不入阴，则失眠；热入血室，则腰酸，月经量少；阳气郁结，则怕冷；阳气不畅，则面部长斑，面色萎黄为脾胃气虚之象。本例患者病位主要在肝，治疗上先予调畅气机，治拟理气安神，养血调经，用小柴胡汤加减。方中柴胡苦平升散，入肝胆经，疏肝理气，为君药；黄芩苦寒降泻，助柴胡清阳散热，为臣药；党参、大枣扶助正气，半夏降逆和胃，佛手、梅花疏肝理气，当归、白芍柔肝养血，柏子仁、淮小麦养心安神，仙灵脾补肾安神，共为佐药。甘草调和诸药，为使药。诸药合用，诸症乃消。

（华慈杰整理）

案例13　石××，女，66岁。

初诊：2019年3月11日。夜寐欠安，头晕，咳嗽，腹痛，有盆腔炎病史，纳可，二便无殊。舌淡红，苔白，脉弦细。证属肝郁气滞，清阳被扰，治拟和解少阳，理气安神。

处方：柴胡10g，炒黄芩12g，制半夏10g，党参10g，炒酸枣仁10g，茯神15g，红藤30g，煅龙骨、煅牡蛎各20g，桃仁10g，淮小麦50g，大枣10g，甘草5g。

7剂，水煎服，日1剂。

二诊：2019年3月18日。服药后症减，脉舌同前。中药予原方继服7剂。

按：本例患者肝肾阴虚，肝阳偏亢，清阳不升，枢机不利，则见头晕；肝阳偏旺，阴虚阳亢，阳不入阴，则夜寐欠安；木火刑金，则咳嗽；气机不畅达，则腹痛；舌淡红，苔白，脉细弦均为少阳病之象。治拟和解少阳，理气安神，方用小柴胡汤加减。方中柴胡苦平升散，入肝胆经，疏肝理气，为君药。黄芩苦寒降泻，助柴胡清阳散热，为臣药。党参、大枣扶助正气，半夏降逆和胃，煅龙牡镇静安神，茯神、炒酸枣仁、淮小麦清心养血安神，桃仁、红藤活血止痛，共为佐药。甘草调和诸药，为使药。小柴胡汤，为和解剂，具有和解少阳之功效，主治伤寒少阳病证，邪在半表半里，症见往来寒热，胸胁苦满，默默不欲饮食，心烦喜呕，口苦，咽干，目眩，舌苔薄白，脉弦者；妇人伤寒，热入血室，经水适断，寒热发作有时；疟疾、黄疸等内伤杂病而见以上少阳病证者。临床常用于治疗感冒、流行性感冒、疟疾、慢性肝炎、肝硬化、胆囊炎、胆结石、急性胰腺炎、胸膜炎、中耳炎等属胆胃不和者。

（华慈杰整理）

案例 14　章××，女，58 岁。

初诊：2019 年 3 月 11 日。不寐，后枕部胀痛，头晕，腰酸，记忆力减退，纳可，二便无殊。舌淡红，苔白，脉弦细。证属肝郁气滞，阳不入阴，治拟疏肝理气，解郁安神。

处方：柴胡 10 g，炒黄芩 12 g，制半夏 10 g，党参 10 g，佛手 12 g，茯苓 20 g，远志 10，煅龙骨、煅牡蛎各 20 g，石菖蒲 10 g，淮小麦 50 g，大枣 10 g，甘草 5 g。

7 剂，水煎服，日 1 剂。

二诊：2019 年 3 月 18 日。服药后症减，脉舌同前。中药予原方继服 7 剂。

按：本例患者不寐，后枕部胀痛，头晕，腰酸，记忆力减退，舌淡红，苔白，脉弦细。肝肾阴虚，肝阳偏亢，清阳不升，枢机不利，则见头晕、头痛；肝阳偏旺，阴虚阳亢，阳不入阴，则夜寐欠安；舌淡红，苔白，脉细弦均为少阳病之象。治拟疏肝理气，解郁安神，方用小柴胡汤加减。方中柴胡疏肝理气；黄芩柴胡清阳散热；党参、大枣扶助正气；半夏降逆和胃；煅龙骨、煅牡蛎镇静安神；茯苓、远志、石菖蒲化痰安神；佛手、淮小麦疏肝养心安神；葛根、川芎解肌通络、理气止痛；甘草调和诸药。

（华慈杰整理）

案例 15　邬××，男，53 岁。

初诊：2020 年 4 月 22 日。有高血压病史，血压控制一般，诉心烦，夜寐欠安，纳可，二便无殊。舌淡红，苔薄，脉弦细。证属肝气郁结，治拟疏肝解郁，调畅气机。

处方：柴胡 10 g，炒黄芩 15 g，制半夏 10 g，党参 10 g，夏枯草 20 g，益母草 30 g，茯苓 30 g，僵蚕 6 g，蝉衣 5 g，片姜黄 10 g，制大黄 10 g，生地黄 20 g，百合 20 g，车前子 10 g，甘草 5 g。

7 剂，水煎服，日 1 剂。

二诊：2020年5月6日。心烦仍存，夜寐略有好转，脉舌同前。中药予原方去百合、生地黄，加焦栀子6g，淡豆豉12g，继服7剂。

三诊：2020年5月13日。服药后症减，脉舌同前。原方继服7剂。

按：本例患者有高血压病史，血压控制不佳，久病则阴虚阳亢。肝气不利，邪在少阳，郁而化热而致本病症。患者肝肾阴虚，肝郁阳亢，清阳不升，枢机不利，则见血压控制不佳；肝阳偏旺，肝火扰心，则心烦，夜寐不安；舌淡红，苔薄，脉细弦均为少阳病之象。此次所拟方剂为小柴胡汤合升降散加减。方中柴胡苦平升散，入肝胆经，疏肝解郁；黄芩苦寒降泻，助柴胡清阳散热以解郁；党参扶助正气；半夏降逆和胃；夏枯草、益母草疏肝理气、活血降压；车前子清热利湿；茯苓渗湿健脾；升降散升清降浊、调畅气机；生地黄、百合滋阴清热、养血安神；甘草调和诸药。诸药合用，诸症乃消。

（陈海英整理）

第十三节　多　寐

案例　童××，女，32岁。

初诊：2019年6月18日。嗜睡、乏力半年余。患者半年前因过食生冷食物后出现昼夜时时欲睡，整日精神不振，乏力，头晕而重，食后上症尤为明显，严重时骑车时也会睡着。平素口苦乏味，大便溏薄，每日3～4次。舌淡红，苔白，脉细滑。证属脾虚湿困，治拟健脾化湿，升清醒脑。

处方：藿香10g，厚朴10g，制半夏10g，茯苓15g，苍术10g，党参15g，炒白术10g，陈皮6g，豆蔻粉^{后下}6g，荷叶10g，六神曲20g，炒谷芽、炒麦芽各20g，石菖蒲10g，干姜3g，炙甘草6g。

7剂，水煎服，日1剂。

二诊：2019年6月25日。诉服药后嗜睡明显减轻，但食后易犯困，头重、头晕减轻，精神好转，纳食增加，大便成形偏稀。舌尖偏红，苔白，脉细滑。中药拟原方去干姜，加滑石20g，继服7剂。

三诊：2019年7月2日。患者诉服药后嗜睡明显减轻，精神好转，口苦消失，大便成形，2次/日，舌淡红，苔薄白，脉细。中药予上方去滑石、石菖蒲，加薏苡仁30g，淮山药20g，继服7剂。

按：本例患者平日喜静少动。发病前因过食生冷食物，损伤脾胃，运化失司，水湿困阻。水湿困阻脑窍，故精神不振、乏力、头晕、嗜睡；脾虚运化失司，饮食清浊不分，故纳差，大便溏薄。故予以藿朴夏苓汤加六君子汤加减治疗。方中党参、炒白术、茯苓、苍术健脾化湿；藿香、厚朴、半夏、陈皮、豆蔻粉、荷叶醒脾化湿；六神曲、炒谷芽、炒麦芽健脾助运；石菖蒲化浊开窍；干姜温化寒湿。后期再加薏苡仁、淮山药健脾固本。

（林修富整理）

第十四节　痫　证

案例 1　方×，男，26 岁。

初诊：2008 年 1 月 8 日。反复昏仆 1 年余。发作时突然昏倒，咬牙，口吐涎沫，四肢抽搐，移时苏醒，醒后神志恍惚，头痛，恶心，汗出，舌红，苔白黏，脉沉细弦。证属痰蒙清窍，治拟养心清胆，涤痰安神。

处方：制半夏 10 g，陈皮 5 g，白茯苓 15 g，炒枳壳 10 g，制香附 10 g，石菖蒲 10 g，远志 10 g，焦神曲 20 g，广郁金 10 g。

7 剂，水煎服，日 1 剂。

二诊：2008 年 1 月 15 日。服药后昏仆发作频率减少，仍有眩晕，心烦，舌红，苔薄，白根腻，脉沉弦。中药予上方加减。

处方：制半夏 10 g，陈皮 5 g，白茯苓 15 g，炒枳壳 10 g，石菖蒲 10 g，远志 10 g，焦神曲 20 g，煅龙骨、煅牡蛎各 20 g，广郁金 10 g，竹茹 10 g，白菊花 10 g，钩藤 15 g。

7 剂，水煎服，日 1 剂。

三诊：2008 年 1 月 29 日。服药后，痫证未发，眩晕消失。守原方继服 7 剂。

按：本例患者反复昏仆，咬牙，口吐涎沫，四肢抽搐，移时苏醒，醒后神志恍惚，头痛，恶心，汗出，舌红，苔白黏，脉沉细弦，辨为痰蒙清窍。脑为元神之腑，神机之源，觉元之本。王清任在《医林改错》中谓"脑为元神之府""灵机记性不在心在脑"。肾虚则水无所主，泛而为痰，痰蒙清窍，发为痫证，治用涤痰息风之法，方用涤痰汤加减，养心清胆，涤痰安神而取效。

案例 2　王×，男，36 岁。

初诊：2018 年 3 月 6 日。反复发作性四肢抽搐 1 年。患者 1 年前因外伤致脑出血后出现反复发作性四肢抽搐，偶有意识丧失，口吐白沫，1 ~ 2 分钟后可自行清醒，醒后诉乏力。如是基本每天均要发作，甚时一天发作 2 ~ 3 次。平素伴有头部刺痛，气短乏力，精神不振，注意力不集中。舌淡红，苔白，脉细涩。证属痰气郁结，瘀血阻滞，治拟化痰散郁，通络止痫。

处方：桃仁 24 g，柴胡 10 g，香附 10 g，赤芍 12 g，半夏 10 g，青皮 10 g，陈皮 10 g，红花 6 g，白芥子 10 g，石菖蒲 10 g，胆南星 10 g，桂枝 6 g，生黄芪 30 g，甘草 10 g。

7剂，水煎服，日1剂。

二诊：2018年3月13日。患者诉服药期间抽搐发作1次，症状基本同前，但清醒后乏力减轻，舌脉如前。中药拟上方去白芥子，加党参10g，继服7剂。

三诊：2018年3月20日。患者诉药后自觉精神好转，夜寐较前改善，抽搐未发作，舌淡红，苔薄白，脉细涩。药已中的，中药予上方继服7剂。

此后以此方加减连服3个月，诉癫痫偶尔发作。

按： 本例患者因外伤损伤脑部，形成瘀血，气血不畅则神明遂失，故精神不振、注意力不集中、头痛、夜寐不安；血瘀日久，聚湿成痰，痰瘀互结，气郁痰火，阴阳失调，筋脉失养，则致抽搐；久病瘀血，气血生化不足，则乏力气短；脾气虚弱，运化失司，痰湿困阻，则纳差。治以癫狂梦醒汤加减，方中桃仁、红花、赤芍、桂枝温经活血通络；柴胡、香附、青皮、陈皮理气通络；半夏、白芥子、石菖蒲、胆南星化浊开窍；生黄芪、甘草益气行血通脉；后期加用党参健脾益气，培补后天之本。

（林修富整理）

第十五节　胃　痛

案例1 孙××，男，37岁。

初诊：1995年10月12日。有胃溃疡病史6年。2个月前因饮食不慎，胃脘疼痛复作，痛处停着，时作时休，解大便色黑，大便隐血试验示"＋＋＋"。经治后，大便色转黄，大便隐血试验阴性。但胃脘疼痛未止，口渴不欲饮。舌偏红，苔薄黄腻，脉弦涩。证属湿郁气滞化热，治拟清热除湿，理气止痛。

处方：黄连5g，栀子10g，厚朴10g，法半夏10g，白茯苓15g，苍术10g，陈皮6g，炒白芍15g，草豆蔻5g，川楝子10g，炒延胡索10g，甘草5g。

3剂，水煎服，日1剂。

二诊：1995年10月15日。服药3剂后，胃脘疼痛如初。缘因胃痛出血，今宿瘀留内，脉络不宁，治拟活血逐瘀，推陈致新，理气止痛。

处方：桃仁10g，当归10g，生地黄20g，红花5g，丹参30g，川芎5g，赤芍10g，牛膝10g，白桔梗5g，柴胡10，苏梗10g，蒲公英15g，白茯苓15g，甘草5g。

3剂，水煎服，日1剂。

上方3剂后，疼痛即减，效不更方，继进2剂，疼痛顿消。

按： 本例患者因饮食不慎，胃脘疼痛，痛处停着，时作时休，解大便色黑，口渴不欲饮，舌偏红，苔薄黄腻，脉弦涩。初诊时即投以理气除湿之剂，虽用川楝子、延胡索之类，但效果不显。复诊时思忖，患者病程日久，近期又有便血，且伴有口渴不欲饮，此为络伤血溢日久，久病则瘀，必有宿瘀留内，宿瘀不化，脉络不宁，因此胃脘疼痛不止。清·唐容川在《血证论》中云"凡治血者，必先以去瘀为要"。因此治疗上改弦易辙，以王清任血府逐瘀汤为基础，活血化瘀，推陈出新，使瘀去络宁，药症合拍，效果显著。

（林朝阳整理）

案例2 王××，男，29岁。

初诊：2013年1月22日。胃脘部不适，隐隐作痛，口苦，口干，不思纳谷，食则腹胀，大便不爽，心烦。舌淡红，苔白，脉弦细稍滑。证属湿困脾胃，胃络受损，治拟芳香化湿，温中理气。

处方：广藿香10g，苏梗10g，姜厚朴10g，姜半夏10g，白茯苓15g，苍术10g，陈皮6g，黄连5g，干姜5g，白花蛇舌草15g，柴胡10g，党参10g，甘草5g。

7剂，水煎服，日1剂。

嘱忌食辛辣肥甘之品，戒烟戒酒。

二诊：2013年1月29日。服药后胃脘痛明显减轻，脉舌同前。守前方加炒麦芽、炒谷芽各20g，鸡内金10g，焦神曲20g。继服7剂。

嗣后连服1月后诸症悉除。随后以香砂养胃丸调理。

按：本例患者胃脘部不适，隐隐作痛，口苦，口干，不思纳谷，食则腹胀，大便不爽，心烦，舌淡红，苔白，脉弦细稍滑，证属湿困脾胃。胃络受损，使得脾虚湿阻，气机升降失常，发为本病。治宜芳香化湿，温中理气，用藿朴夏苓汤加减。藿朴夏苓汤具有燥湿运脾，运化水湿之功，方中藿香、厚朴芳香化湿；厚朴、半夏燥湿运脾，使脾能运化水湿，不为湿邪所困；茯苓利湿于下，使水道畅通，则湿有去路。故取得疗效。

（林朝阳整理）

案例3 俞××，女，84岁。

初诊：2019年3月25日。胃脘刺痛，痛连两胁，两肩酸痛，口干，夜寐安，腹胀，纳可，二便无殊。舌淡红，苔白，脉弦细。证属肝气犯胃，治拟疏肝理气，和胃止痛。

处方：柴胡10g，炒黄芩10g，制半夏10g，党参10g，桂枝10g，炒白芍15g，细辛3g，百合15g，生地黄20g，知母6g，黄柏12g，淮小麦50g，大枣10g，甘草5g。

7剂，水煎服，日1剂。

二诊：2019年4月1日。服药后症减，脉舌同前。中药予原方继服7剂。

按：本例患者胃脘刺痛，痛连两胁，两肩酸痛，口干，腹胀，舌淡红，苔白，脉弦，证属肝气犯胃。肝气犯胃，枢机不利，则见胃痛、痛连两胁、两肩酸痛；津不上乘，则口干；舌淡红，苔白，脉弦细均为肝气犯胃之象。拟疏肝理气，和胃止痛，方用柴胡桂枝汤加减。方中柴胡疏肝理气；黄芩苦寒降泻，助柴胡清阳散热；党参、大枣扶助正气；半夏降逆和胃；桂枝、炒白芍调和营卫；百合、生地黄、淮小麦滋补肝阴；知母、黄柏滋阴清热；细辛通络止痛；甘草调和诸药。

（华慈杰整理）

案例4　范××，女，39岁。

初诊：2019年5月21日。胃脘疼痛3年，加重1月，伴闷胀、烧心、嗳气、纳差，心烦，口干，口苦，头晕。平素性情急躁，二便可，寐安。舌红，苔白腻，脉弦。证属胆胃不和，治拟清胆和胃。

处方：柴胡10g，黄芩15g，半夏15g，党参10g，黄连12g，吴茱萸3g，白芍20g，海螵蛸20g，炒谷芽、炒麦芽各20g。

7剂，水煎服，日1剂。

二诊：2019年5月28日。服药后症减，纳食增加，嗳气减少。舌红，苔白腻，脉弦。中药予上方加枳实10g，以加强疏肝理气之效。再进7剂。

按：本病案因患者情志不舒，肝气郁结，木郁化热，横克中土，导致脾胃升降纳运失常，而出现一系列脾胃失和的症状。治当清疏肝胆，和胃降逆。用小柴胡汤加减治疗，另配黄连、吴茱萸清泻肝火，降逆止呕。诸药合用，可使肝胆疏利，脾胃调和，则诸症自除。患者有烧心（胃灼热）症状，故用海螵蛸收敛制酸，炒谷芽、麦芽和胃。诸药共用，因而得效。

（华天祺整理）

案例5　陈××，女，39岁。

初诊：2020年1月14日。胃脘作痛5年余，胃镜检查确诊为浅表性胃炎。现症食后胃脘即痛，嗳气不舒，脘腹胀满，面部色暗花斑。舌红苔白，脉弦细且沉。证属肝气郁结，横逆犯胃，治拟疏肝解郁，调畅气机。

处方：旋覆花10g，代赭石^先煎10g，青皮10g，陈皮10g，蝉衣6g，僵蚕10g，片姜黄6g，炒枳壳6g，白芷6g，防风6g，芦根10g。

7剂，水煎服，日1剂。

按：本例患者胃痛5年余。根据其脉象沉弦，嗳气不舒，面色花斑等脉症，诊为肝气郁结日久，横逆犯胃，当从肝郁治之。投以升降散调畅气机，以解肝郁；旋覆花下气消痰，降逆止嗳；代赭石善镇冲逆；白芷、防风等风药一则除湿，二则升阳，清阳上升则脾运，三则疏肝，风药以辛为用，乃肝之所喜，所谓"肝欲散，急食辛以散之"。

（邹天恩整理）

第十六节 痞 满

案例1 王××，女，49岁。

初诊：2014年4月14日。胃脘痞胀2月。诉2月前无明显诱因出现胃脘痞胀，按之柔软不痛，得食胀甚，胸闷，泛酸，胃纳一般，无恶心、呕吐，二便无殊。舌淡红，苔薄，脉细。证属脾胃虚弱，胃气壅塞，治拟和中降逆，化痰消痞。

处方：制半夏10g，炒黄芩10g，黄连5g，党参10g，佛手12g，白茯苓15g，鸡内金10g，炒谷芽、炒麦芽各20g，干姜3g，甘草5g。

7剂，水煎服，日1剂。

二诊：2014年4月22日。服药后痞胀消，口苦，脉舌同前。中药予上方加煅瓦楞子20g，继服7剂。

按：本例患者胃脘痞胀2月，按之柔软不痛，得食胀甚，胸闷，泛酸，舌淡红，苔薄，脉细，诊为胃痞。脾胃居中焦，为阴阳升降之枢纽，脾胃虚弱，中气不足，纳运失职，升降失调，胃气壅塞，而生痞满。治宜和中降逆，化痰消痞。方用半夏泻心汤加减，辛开苦降，寒热并用，补泻兼施。方中半夏散结消痞；干姜温中散邪；黄芩、黄连苦寒消痞；党参、大枣甘温益气，补脾气；酌加佛手理气消痞；白茯苓健脾化湿；鸡内金、炒谷芽、炒麦芽健脾消食；甘草调和诸药。全方合用，共奏和中降逆，化痰消痞之功，而痞满自除。

（林朝阳整理）

案例2 方××，男，74岁。

初诊：2014年5月27日。胃脘胀闷不舒，口苦，平素多思善虑，喜太息，胃纳一般，无恶心、呕吐，无寒热，二便无殊。舌淡红，苔薄，脉弦细。证属肝气郁结，胃气壅塞，治拟疏肝解郁，理气消痞。

处方：柴胡10g，炒黄芩10g，黄连5g，党参10g，制半夏12g，厚朴10g，苏梗10g，佛手12g，干姜3g，淮小麦50g，大枣10g，甘草5g。

7剂，水煎服，日1剂。

二诊：2014年6月3日。服药后诸症减轻，偶有胸闷，脉舌同前。中药予上方加瓜蒌皮10g，继服7剂。

按：本例患者胃脘胀闷不舒，口苦，平素多思善虑，喜太息，胃纳一般，无恶心呕吐，无寒热，二便无殊，舌淡红，苔薄，脉弦细，证属肝气郁结，胃气壅塞。多思则气结，肝郁气滞，横犯脾胃，造成气机逆乱，升降失职，形成痞满。治宜疏肝解郁，理气消痞。方中柴胡疏肝解郁；炒黄芩、黄连苦寒消痞；党参、大枣益气健脾；制半夏、厚朴、苏梗理气消痞；佛手理气健脾除痰；干姜温中散邪；淮小麦、甘麦、大枣和中缓急。全方合用具有疏肝解郁，理气消痞之功，故取得疗效。

（林朝阳整理）

案例 3　段××，女，27 岁。

初诊：2017 年 4 月 25 日。纳差、胃脘痞胀 1 月余。诉 1 月前因进食不慎后出现纳差，胃脘痞胀，食谷乏味，口苦，伴恶心欲吐，嗳气，伴有酸臭味，大便溏薄，小便无殊。舌淡红，苔白腻，脉小滑。证属饮食积滞，治拟燥湿健脾，行气和胃。

处方：苍术 10 g，半夏 10 g，厚朴 10 g，陈皮 6 g，干姜 3 g，木香 6 g，砂仁 5 g，六神曲 20 g，炒谷芽、炒麦芽各 20 g，茯苓 15 g，党参 10 g，炒白术 10 g，甘草 5 g。

7 剂，水煎服，日 1 剂。

二诊：2017 年 5 月 2 日。诉服药后诸症减轻，口苦而干，舌淡红，苔薄黄，脉小滑。中药予上方去干姜，加黄芩 12 g，继服 7 剂。

按：本例患者因饮食不慎，损伤脾胃，脾胃运化失司，湿滞中焦，故纳差、胃脘痞胀；胃失和降，故恶心。治宜燥湿健脾，行气和胃，以平胃散加减化裁，方中苍术燥湿健脾，使湿去则脾运有权；厚朴苦燥，长于行气除满，且可化湿，与苍术相伍，行气以除湿，燥湿以运脾；陈皮理气和胃，燥湿醒脾；砂仁、木香、干姜温中理气健脾；党参、炒白术益气健脾化湿；茯苓淡渗利湿；六神曲、炒谷芽、炒麦芽健脾开胃；甘草调和诸药，且能益气健脾和中。诸药相合，共奏燥湿健脾，行气和胃之功。

（林修富整理）

第十七节　呃　逆

案例　赖××，女，43 岁。

初诊：2019 年 3 月 25 日。胃脘不适，呃逆，大便干，夜寐安，纳可，小便无殊。舌淡红，苔薄白，脉细。证属中焦枢机不利，胃气上逆，治拟理气和胃降逆。

处方：柴胡 10 g，炒黄芩 10 g，制半夏 10 g，党参 10 g，黄连 5 g，竹茹 10，佩兰 10 g，生白术 30 g，枳壳 15 g，炒谷芽、炒麦芽各 20 g，焦神曲 10 g，甘草 5 g。

7 剂，水煎服，日 1 剂。

二诊：2019 年 4 月 1 日。服药后症减，脉舌同前。效不更方，守原方继服 7 剂。

按：本例患者中焦枢机不利，则见胃脘不适，呃逆；郁热伤津液，无水则舟车停，故大便干，证属中焦枢机不利，胃气上逆，治拟理气和胃降逆，方用半夏泻心汤加柴胡。方中柴胡苦平升散，入肝胆经，疏肝理气，为君药；黄芩、黄连苦寒降泻，助柴胡清阳散热，为臣药；党参扶助正气；竹茹、半夏降逆和胃，佩兰、炒谷芽、炒麦芽、神曲健脾化湿消食；白术、枳壳升降气机，共为佐药；甘草调和诸药，为使药。诸药合用，诸症乃消。

（华慈杰整理）

第十八节 呕 吐

案例1 胡××，男，64岁。

初诊：2007年7月30日。因暑天炎热，中午时分在田间劳动，突然感胸脘满闷，恶心呕吐，吐出胃内容物，饮食不思，发热，心烦口渴。查体：体温38.9℃，神志清楚，舌苔白腻微黄，脉濡数。证属暑邪犯胃，湿滞中焦，治拟化浊和胃，清暑解表。

处方：香薷10g，川厚朴10g，扁豆花20g，银花15g，连翘10g，藿香10g，制半夏10g，姜竹茹10g，陈皮5g。

3剂，水煎服，日1剂。

服后呕吐止，身热亦除。

按：本例患者发病于暑令，突然感胸脘满闷，恶心呕吐，吐出胃内容物，饮食不思，发热，心烦口渴。证属暑邪犯胃，湿滞中焦，浊气上逆所致，投以清暑解表，化浊和胃，热退而呕止。

（林朝阳整理）

案例2 孔××，男，41岁。

初诊：2018年12月19日。呕吐，口干，口苦，嗳气，大便可。舌红，苔黄腻，脉弦数。证属胆胃不和，经气不利，治拟清疏肝胆，温中健脾。

处方：柴胡12g，黄芩10g，党参20g，半夏12g，炙甘草6g，桂枝12g，白芍10g，干姜6g，青蒿10g，竹茹12g，生姜15g。

7剂，水煎服，日1剂。

二诊：2018年12月26日。服上方呕吐止，现仍嗳气，胃脘胀满，昨日受凉感冒，鼻塞，流清涕。舌淡红，苔黄腻，脉弦数。中药拟上方加苏叶10g，焦六神曲15g，继服7剂。

按：呕吐一症多由饮食不慎、外感六淫、情志不调等原因引起胃失和降、胃气上逆所致。但本案患者口干、口苦、舌质红、苔黄腻均为肝胆热邪，经气不利，郁而化热，胆火上炎所致，证属胆胃不和，方选小柴胡汤加减。方中柴胡苦平，入肝胆经，透泄少阳之邪，并能疏泄气机之郁滞，使少阳半表之邪得以疏散；黄芩苦寒，清泄少阳半里之热；胆气犯胃，胃失和降，佐以半夏、生姜和胃降逆止呕；干姜、炙甘草温中健脾；青蒿、竹茹清热化痰，除烦止呕。二诊患者感冒加入苏叶，散寒解表；胃胀不舒加入焦六神曲，健脾开胃，行气消食。诸药合用，肝木条达，脾升胃降，而诸症自愈。

（薛璐璐整理）

案例3 杨××，女，20岁。

初诊：2019年10月29日。呕吐久治不愈。患者每逢月经来潮之前呕吐不止，不能饮食，待行经后则呕吐随之而愈，平素静默寡言。舌苔白滑，脉弦。证属肝胆气郁，治拟疏利肝胆，和胃降逆。

处方：柴胡20g，黄芩10g，半夏15g，党参10g，生姜3片，大枣10g，炙甘草5g。

7剂，水煎服，日1剂。

按：本例患者经前呕吐，证属少阳肝胆气郁所致。肝主疏泄，食气入胃，全赖肝木之气以疏泄之，而胃气下行，水谷乃化。如果木郁气逆，胃气不得下降，致使气逆而发为呕吐。月经前则气血蕴蓄不伸，更能加重郁结之势。待月经来潮，肝胆气郁随之得以疏泄，逆胃之势则减，自然呕吐则止。治拟疏利肝胆，和胃降逆。《伤寒论》谓"心烦喜呕……小柴胡汤主之"。故用小柴胡汤治疗，取得疗效。

（尤灿露整理）

第十九节 泄 泻

案例1 刘××，男，72岁。

初诊：2012年12月3日。泄泻，每日2～3次，使用香砂养胃丸、保和丸等无效果。偶有腹痛，胸胁胀，胃脘痞，口苦，纳谷不香。舌淡红，苔白，脉弦滑。证属三焦失畅，脾胃失和，治拟调畅三焦，调和脾胃。

处方：柴胡10g，炒黄芩10g，法半夏10g，党参10g，陈苍术10g，厚朴10g，佛手12g，炒白术10g，焦神曲20g，石榴皮10g，干姜3g，大枣10g，甘草5g。

7剂，水煎服，日1剂。

二诊：2012年12月10日。大便每日1次，但仍不成形，胃痞除，胸胁胀减轻，脉舌同前。中药予原方继服7剂。

三诊：2012年12月17日。服药后，泄泻止，胸胁胀亦消，唯舌苔白，口不渴。中药拟上方加桂枝10g，继服7剂。

按：本例患者泄泻多年，曾用健脾和胃，健脾化湿等法，未见效果。观其泄泻，胸胁胀，胃脘痞，口苦，纳谷不香，舌淡红，苔白，脉弦滑，证属三焦失畅，脾胃失和。故治拟调畅三焦，调和脾胃，方用小柴胡汤加减，疏利三焦，调和脾胃，亦是"有柴胡证，但见一证便是，不必悉具"，故取得疗效。

（林朝阳整理）

案例2 王××，男，47岁。

初诊：2019年9月10日。泄泻反复发作1年，加重半月。1年前因饮食生冷致腹痛、腹泻，经治缓解，但腹泻仍反复发作。本次因喝冷饮而症状加重，腹泻每日3～5次，腹胀、肠鸣，时有完谷不化，夹有泡沫黏液，身重神倦，食减纳呆。舌淡、体胖，苔薄白，脉细。证属脾胃虚弱，湿盛作泄，治拟健脾升阳，助运化湿。

处方：人参片10 g，白芍10 g，黄芪30 g，焦白术20 g，茯苓20 g，半夏15 g，陈皮15 g，羌活15 g，独活15 g，藁本15 g，防风15 g，甘草6 g。

7剂，水煎服，日1剂。

按： 本例患者泄泻反复发作1年，加重半月。伴有腹胀肠鸣，时有完谷不化，夹有泡沫黏液，身重神倦，食减纳呆，舌淡、体胖，苔薄白，脉细，证属脾胃虚弱，湿盛作泄。治宜健脾升阳，助运化湿，方用升阳益胃汤加减。方中羌活、独活、防风、藁本即祛风升阳之品，性温或平，味辛或兼苦，外能达表解肌，内可上行升清，鼓舞脾胃。防风与白芍合用，既可驱风，又可柔肝。升阳药旨在升举脾胃清气，使清气得升则浊气得降，促使脾胃功能恢复。因此，治疗久泻脾虚湿盛之证，健脾益气与祛风升阳药相配，效果甚优，故取得疗效。

（尤灿露整理）

第二十节　便　秘

案例1 陈××，男，63岁。

初诊：2014年2月24日。便秘，腹胀，心悸，耳鸣。舌淡红，苔白，脉弦细。证属气滞便结，治拟理气通便。

处方：柴胡10 g，制半夏10 g，炒黄芩10 g，党参10 g，厚朴10 g，炒枳壳10 g，制大黄5 g，生地黄20 g，柏子仁10 g，干姜3 g，大枣10 g，甘草5 g。

7剂，水煎服，日1剂。

二诊：2014年3月4日。服药后腹胀减，大便干，纳呆，舌淡红，苔薄黄，脉弦细。中药上方炒黄芩改为15 g，加焦栀子5 g，淡豆豉12 g，生白术30 g，继服7剂。

三诊：2014年3月11日。服药后，胃纳转佳，大便仍干。中药予上方继服7剂。

四诊：2014年3月18日。大便仍干结，舌红，苔薄白，脉弦细。中药予上方去焦栀子、淡豆豉，加青皮6 g，继服7剂。

五诊：2014年3月25日。诉大便润，晨起口干，偶有胃脘胀，脉舌同前。中药予上方加苏梗10 g，继服7剂。

按：本例患者便秘腹胀，舌淡红，苔白，证属三焦失畅，津液不布，肠道失润，仲景云"阳明病，胁下硬满，不大便而呕，舌上白胎者，可与小柴胡汤"，故用小柴胡汤运转枢机，畅达三焦。厚朴、枳壳行气消胀；生地黄、制大黄、柏子仁润肠通便。全方合用，三焦条畅，津液输布下行，肠道得润，则大便自然可下，故取得疗效。

（林朝阳整理）

案例2　张××，男，78岁。

初诊：2016年5月14日。素有便秘史，近1月加剧，每周1次，便干如羊屎，腹胀，口干，心烦不安，小便短赤。舌偏红，苔薄黄，脉弦滑。证属胃肠积热，腑气不通，治拟泻热导致，润肠通便。

处方：枳壳10g，制厚朴10g，生大黄[后下]10g，火麻仁10g，炒白芍15g，僵蚕6g，蝉衣3g，片姜黄10g，焦栀子6g。

7剂，水煎服，日1剂。

二诊：2016年5月21日。服药后腹胀减，大便每日1行，但排便不畅，舌淡红，苔薄黄，脉弦细。中药上方加生地黄20g，党参10g，继服7剂。

三诊：2016年5月29日。服药后，大便正常，心不烦，无口干。中药予上方继服7剂，以巩固疗效。

按：本例患者素有便秘史，近1月加剧，便干如羊屎，腹胀，口干，心烦不安，小便短赤，舌偏红，苔薄黄，脉弦滑。属胃肠积热，耗伤津液，肠道干涩失润，大便干结，难以排出，遂成便秘。治宜泻热导致，润肠通便，药用生大黄、厚朴、枳壳、焦栀子通腑泄热；火麻仁润肠通便；炒白芍养阴和营；升降散调畅气机，透热降浊，故取得疗效。

（林朝阳整理）

案例3　施××，男性，69岁。

初诊：2019年3月8日。患者平素嗜酒，大便结，3~5日1行，腹胀，伴口苦、口干，急躁易怒，夜寐欠安，噩梦纷纷。舌偏红，苔黄腻，脉弦滑。属少阳阳明合病，治拟和解少阳，内泻热结。

处方：柴胡10g，半夏10g，黄芩10g，枳壳15g，炒白芍15g，生大黄[后下]10g，石菖蒲10g，茯苓15g，远志10g，甘草5g。

7剂，水煎服，日1剂。

二诊：2019年3月15日。患者诉服药后便秘、口苦好转，余症同前，舌脉如前。中药拟上方加竹茹10g，继服7剂。

三诊：2019年3月22日。患者诉药后大便转润，每日1行，无完谷不化，胃纳较前好转，舌淡红，苔薄白，脉细。中药予上方继服7剂。

1月后因其他疾病就诊，问其上次便秘何如，诉3次药后症状基本已除。至今未再犯。

按：本例患者平素嗜酒，大便结，腹胀，口苦，口干，急躁易怒，夜寐欠安，噩梦纷纭，舌偏红，苔黄腻，脉弦滑，此乃少阳阳明合病。大便秘结，舌红，苔黄腻，脉弦滑为阳明热结之象；腑气不通，故腹胀；邪犯少阳，故急躁易怒，夜寐多梦，口苦、口干。故本病乃邪犯少阳阳明之大柴胡汤证，予以柴胡、半夏、黄芩和解少阳胆热，枳壳、生大黄泻阳明热结，行气消痞；炒白芍柔肝缓急；石菖蒲、茯苓、远志化痰开窍。

（林修富整理）

第二十一节　消　渴

案例1　俞××，女，47岁。

初诊：2006年11月18日。能食易饥，消瘦，尿频3月。有糖尿病史19年，经服降糖药控制尚可，近3月来，因疏于饮食控制，渐至能食易饥，身体逐渐消瘦，口干欲饮，头晕，乏力，尿频，大便干结。舌偏红，苔薄黄燥，脉弦细。证属中焦湿热，伤阴耗液，治拟滋阴清热。

处方：生地黄20 g，天冬、麦冬各15 g，北沙参15 g，川石斛20 g，天花粉30 g，炒黄芩15 g，葛根20 g，玉米须30 g，淮山药20 g，玄参10 g。

7剂，水煎服，日1剂。

嘱降糖药按原方案服。

二诊：2006年11月25日。服药后诸症大减。效不更方，按原方继服7剂。

三诊：2006年12月2日。诉诸症消失，血糖亦有所下降。舌淡红，苔薄，脉弦细。中药守原方再服7剂。

按：本例患者以中消表现明显，治疗以滋阴清热增液为主，方中生地黄、天冬、麦冬、石斛、天花粉滋养胃肾之阴；黄芩清热利湿；玉米须据现药理学研究具有良好降血糖作用，诸药合用，故取得疗效。

（林朝阳整理）

案例2　王××，男，51岁。

初诊：2013年2月19日。有糖尿病史，近来因饮食不节制，出现口渴多饮，多食易饥，小便频多，消瘦明显，四肢乏力，手足心热。空腹血糖16.49 mmol/L。舌淡暗，苔薄，脉弦细。证属气阴两亏，津伤液少，治拟益气养阴，生津止渴。

处方：生黄芪30g，淮山药20g，葛根20g，天花粉30g，苍术10g，薏苡仁30g，玉米须30g，炒白术10g，白茯苓15g，玄参10g，生地黄20g，甘草5g。

7剂，水煎服，日1剂。

嘱降糖药按原方案服用，控制饮食，多活动。

上方连服7剂后，诸症明显减轻，二诊效不更方，守前方再服20余剂，诸症悉除，空腹血糖8.26mmol/L。随后仍以益气养阴之剂调治，3个月后，空腹血糖降至正常。

案例3　李××，男，43岁。

初诊：2018年11月28日。有高血压病史，平素不注意饮食节制，1月前出现口干，多饮水，多食易饥，渐见消瘦，乏力困倦，夜寐欠安。测空腹血糖10.21mmol/L。舌尖红，苔薄，脉弦细。证属气阴两亏，津伤液少，治拟益气养阴，生津止渴。

处方：生黄芪30g，淮山药20g，葛根20g，天花粉30g，苍术10g，玉米须30g，炒白术10g，白茯苓15g，玄参10g，生地黄20g，黄连5g，柏子仁10g，甘草5g。

7剂，水煎服，日1剂。

嘱控制饮食，多活动。

二诊：2018年12月5日。服上方后，口干明显减轻，脉舌同前。效不更方，守前方继服。

三诊：2018年12月26日。诉服药后，无口干，不多饮，饮食正常，复查空腹血糖5.06mmol/L。舌淡红，苔薄，脉弦细。嘱原方继服1月，以巩固疗效。

按：以上2例患者均诊为消渴。因饮食不节，损伤脾胃，致脾胃运化失职，积热内蕴，化燥伤津，消谷耗液，久则气阴两亏，阴津亏少，故口渴多饮；津亏则胃火炽盛，消谷善饥，故多食易饥；阴虚则消瘦，四肢乏力，手足心热。证属气阴两亏，津伤液少，治宜益气养阴，生津止渴。方中生黄芪益气生津；天花粉、玄参、生地黄清热生津止渴；淮山药滋补脾阴，固摄精微；白茯苓、薏苡仁、炒白术健脾渗湿；玉米须据现代药理研究具有良好降糖作用。全方合用，故取得疗效。

（林朝阳整理）

案例4　林××，女，75岁。

初诊：2020年4月27日。有糖尿病史，诉头重，心烦，潮热，口干，肢体麻木，小便频数，纳可。舌偏红，苔薄，脉弦细。证属肝肾阴虚，治拟滋阴清热。

处方：知母6g，川黄柏12g，生地黄20g，炙龟甲15g，百合15g，玄参10g，玉米须30g，葛根20g，天花粉30g，太子参10g，淮小麦50g，大枣10g，甘草5g。

7剂，水煎服，日1剂。

二诊：2020年5月5日。服药后症减，脉舌同前，中药予原方继服7剂。

按：本例患者有糖尿病史，久病肝肾阴虚，阴虚内热而生，发为本病。肝肾阴虚，肝火扰心，则心烦；阴虚阳亢，虚阳上越，可见头重；虚火下炎，致下焦湿热，见小便频数；肝肾阴虚，肢体经脉失于濡养，则致肢体麻木不适。舌偏红，苔薄，脉弦细均属肝肾阴虚之象。治拟滋阴清热，方用大补阴丸合甘麦大枣汤加减。方中生地黄滋养肝肾；知母、黄柏退虚热、利小便；百合养阴清热；龟甲滋阴潜阳，加强清热之功效；玄参清热凉血；天花粉、葛根、玉米须、太子参滋阴降糖，益气通络；甘麦大枣汤三药合用，甘润平补，养心调肝，使心气充，阴液足，肝气和，助患者心神安定。《金匮要略论注》云"小麦能和肝阴之客热，而养心液，且有消烦利溲止汗之功，故以为君。甘草泻心火而救肺和胃，故以为臣。大枣调胃，而利其上壅之燥，故以为佐。盖病本于血，心为血主，肝之子也，心火泻而土气和，则胃气下达。肺脏润，肝气调，燥止而病自除也。补脾气者，火为土之母，心得所养，则火能生土也"。诸药合用，诸症乃消。

（陈海英整理）

案例5 潘××，男，69岁。

初诊：2020年5月13日。有糖尿病史，自诉头晕，乏力，气短，目涩，口干，面部烘热，夜寐尚安，纳可，二便无殊。舌偏红，苔薄，脉弦细。证属气阴两虚，治拟益气养阴。

处方：生黄芪20g，生地黄20g，淮山药20g，葛根20g，天花粉20g，丹皮10g，玉米须30g，黄连5g，茯苓15g，龟甲10g，苍术10g，甘草5g。

7剂，水煎服，日1剂。

二诊：2020年5月20日。上症较前有所改善，脉舌同前。中药予原方加金樱子15g，芡实15g，继服7剂。

按：本例患者有糖尿病史，久病肝肾阴虚，阴虚内热而生，发为本病。肝肾阴虚，清阳不升，则头晕；肝肾阴虚，津液不足，则口干；舌偏红，苔薄，脉弦细均属肝肾阴虚之象，治拟益气养阴。方中黄芪味甘微温，入脾肺经，补中益气，生地黄滋养肝肾，为君药；山药、茯苓、苍术健脾化湿，为臣药；龟甲滋阴潜阳，加强清热养阴之功效；丹皮清热凉血，黄连清热除湿，天花粉、葛根、玉米须滋阴降糖、益气通络，共为佐药；甘草调和诸药为使药。诸药合用，诸症乃消。

（陈海英整理）

第二十二节 汗 证

案例1 （自汗）张××，男，45岁。

初诊：2013年10月25日。畏寒，怕风，时有潮热，时时汗出，动辄尤甚，双下肢酸软，口淡无味。舌淡，苔薄白，脉细。证属营卫不和，治拟调和营卫，益气固表。

处方：桂枝10g，炒白芍15g，生黄芪20g，炒白术12g，防风10g，麻黄根10g，糯稻根30g，淮小麦50g，大枣10g，干姜5g，甘草5g。

7剂，水煎服，日1剂。

二诊：2013年11月2日。服药后出汗减少，无潮热，脉舌同前。中药予上方继服7剂。

三诊：2013年11月10日。服药后诸症减，仍有出汗，舌淡苔薄，脉细。中药予上方加煅龙骨、煅牡蛎各20g，继服7剂。

按：本例患者畏寒怕风，时有潮热，时时汗出，动辄尤甚，双下肢酸软，口淡无味，舌淡，苔薄白，脉细。证属营卫不和，腠理不固，而致汗液外泄失常。治拟调和营卫，益气固表，方用桂枝汤合玉屏风散加减。药用桂枝辛温，辛能散邪，温从阳而扶卫；芍药酸寒，酸能敛汗，寒走阴而益营。桂枝伍芍药，是于发散中寓敛汗之意；黄芪甘温，内补脾肺之气，外可固表止汗；白术健脾益气，助黄芪以加强益气固表之功；防风走表而散风邪；麻黄根、糯稻根均有敛汗作用，诸药合用，调和营卫，益气固表而取效。

（林朝阳整理）

案例2 （自汗）陆××，男，34岁。

初诊：2014年2月11日。下半身时时出汗，口干，口苦，口腔溃疡，心烦，小便黄。舌偏红，苔薄黄，脉弦细稍数。证属阴虚火旺，治拟滋阴泻火，固表止汗。

处方：当归10g，黄芩10g，黄连5g，黄柏10g，焦栀子6g，生地黄20g，生黄芪20g，麻黄根10g，糯稻根30g，生龙骨20g，淮小麦50g，大枣10g，甘草5g。

7剂，水煎服，日1剂。

二诊：2014年2月18日。服药后诸症改善，脉舌同前。中药将上方生黄芪改为30g，黄柏改为12g，加生牡蛎20g，继服7剂。

按：本例患者下半身时时出汗，口干，口苦，口腔溃疡，心烦，小便黄，舌偏红，苔薄黄，脉弦细稍数，证属阴虚火旺。肾阴亏虚，虚火内生，阴津被扰，不能自藏而外泄，迫使阴液失守而汗出，虚火上炎，故见心烦；火耗阴津，乃见口干；舌偏红，苔薄黄，脉弦细稍数皆内热之象。治宜滋阴泻火，固表止汗，方用当归六黄汤加减。方中当归养血增液；生地黄入肝肾而滋肾阴，与当归合用使阴血充则水能制火；黄连清泻心火，合以黄芩、黄柏泻火以除烦，清热以坚阴；焦栀子清心除烦；热清则火不内扰，阴坚则汗不外泄；黄芪益气实卫以固表，合当归、生地黄益气养血；麻黄根、糯稻根、生龙骨、淮小麦敛汗。诸药合用，共奏滋阴泻火，固表止汗之效。

（林朝阳整理）

案例3 （盗汗） 徐××，女，49岁。

初诊：2018年3月5日。夜间上半身出汗，胸闷，心悸，善太息，怕冷，口苦，胃脘嘈杂，大便干结。舌红苔白，脉弦。属少阳阳明合病，治拟和解枢机，宣通内外。

处方：柴胡10g，炒黄芩15g，制半夏10g，党参10g，僵蚕6g，蝉衣3g，片姜黄10g，制大黄10g，煅瓦楞子20g，浙贝母12g，海螵蛸12g，淮小麦50g，大枣10g，甘草5g。

7剂，水煎服，日1剂。

二诊：2018年3月12日。诉胃部不适感明显减轻。中药予原方去僵蚕、蝉衣、片姜黄、制大黄、煅瓦楞子、浙贝、海螵蛸，加桂枝10g，炒白芍15g，麻黄根10g，煅龙骨、煅牡蛎各20g，以增调和营卫，敛汗之力，继服7剂。

三诊：2018年3月19日。仍有盗汗，心烦，苔根腻。中药予上方去煅龙骨，加焦山栀6g，淡豆豉12g，继服7剂。

四诊：2018年3月26日。自诉晨起眼睑水肿，汗止。中药予上方加苏叶10g，桑白皮12g，茯苓15g，继服7剂。

按：盗汗乃夜间寐中潮热汗出，醒后自止的一种病症，中医理论认为白天卫行脉外，营行脉中，到了晚上则卫行脉内，入内的卫阳与本来内伏的里热二阳交逼，故而汗出。结合患者表现，怕冷，口苦，胃部不适感，有胸闷，心悸，善太息，当为少阳枢机不利，气机不畅；大便干结显属阳明，因此辨为少阳阳明合病，以致盗汗。治疗上只要少阳枢机转畅，阳明邪热得清，盗汗自止。不能受"阳虚自汗、阴虚盗汗"的固化思维捆绑。因此用小柴胡汤合升降散加减，以和解枢机、宣通内外。

（胡明珠整理）

案例4 （盗汗） 陈××，男，49岁。

初诊：2018年3月6日。盗汗7天。7天前出现夜间盗汗，以头项部为主，醒后即止，白天无异常汗出，平素畏风，乏力，夜寐安，二便无殊。舌淡红，苔薄白，脉细。证属营卫不和，治拟调和营卫。

处方：桂枝10g，炒白芍15g，煅龙骨、煅牡蛎各20g，当归10g，黄芪15g，麻黄根10g，淮小麦50g，大枣10g，甘草5g。

7剂，水煎服，日1剂。

二诊：2018年3月13日。患者诉服药后盗汗症状明显好转，畏风减轻，舌脉如前。药已中的，守原方继服 7 剂。

按：临床汗病原因很多，有外感、内伤，有阴虚、阳虚，只有正确辨证分析，方可有的放矢，药到病除。而本例患者盗汗 7 天，以头项部为主，平素畏风、乏力，舌淡红，苔薄白，脉细，故辨为营卫不和。治宜调和营卫，以桂枝汤为主方，其中黄芪、大枣益气固表；当归养血调营阴；煅龙骨、煅牡蛎、麻黄根、淮小麦敛汗固表，诸药合用，故取得疗效。

（林修富整理）

案例 5　（盗汗）　方××，女，65 岁。

初诊：2018 年 11 月 5 日。自汗、盗汗半年。患者半年前因卵巢肿瘤手术后出现自汗，动则汗出明显，夜间盗汗，伴口干、口渴、心悸、乏力，偶有骨蒸潮热，纳可，夜寐欠安，易醒，二便无殊。舌质红，少苔，脉细数。证属阴虚火旺，治拟滋阴降火，清热除蒸。

处方：生地黄 20 g，龟甲 10 g，知母 6 g，黄柏 15 g，女贞子 15 g，墨旱莲 15 g，青蒿 10 g，地骨皮 10 g，麦冬 15 g，生黄芪 30 g，五味子 6 g，煅牡蛎 30 g。

7 剂，水煎服，日 1 剂。

二诊：2018 年 11 月 12 日。患者诉服药后汗出略有减少，余症基本如前，舌质红，少苔，脉细数。中药予原方继服 7 剂。

此后复诊三次，以此方加减，疗效明显，汗出恢复正常。后因外出不便，予中成药知柏地黄丸口服。

按：本例患者因病后体虚，耗伤阴液，而致气阴两伤。朱丹溪云"阴常不足，阳常有余，宜常养其阴，阴与阳齐，则水能制火，斯无病矣"。故予以大补阴丸壮水制火，并加以二至丸滋阴补肾，生脉饮益气养阴，诸药合用，共达益气养阴，清热除蒸之效。

（林修富整理）

案例 6　（自汗）　仇××，男，50 岁。

初诊：2019 年 2 月 26 日。自汗 10 天。患者 10 天前出现白昼时时汗出，稍活动即汗流浃背，伴乏力、四肢不温，夜寐欠安，纳可，大小便无殊。舌淡，苔薄白，脉细。证属卫气不固，治拟益气固表止汗。

处方：生黄芪 20 g，炒白术 10 g，防风 10 g，桂枝 10 g，炒白芍 15 g，干姜 3 g，麻黄根 10 g，煅龙骨、煅牡蛎各 20 g，淮小麦 50 g，大枣 10 g，甘草 5 g。

7 剂，水煎服，日 1 剂。

二诊：2019 年 3 月 5 日。患者诉服药后汗止，夜寐好转，舌淡红，苔薄白，脉细。中药守原方继服 7 剂。

按：本例患者因卫气不足，不能顾护津液，故自汗；卫气不足，不能温养四末，故四肢不温；汗为心之液，汗出过多，心液受损，心失所养则夜寐欠安。故予玉屏风散加桂枝汤加减，方中生黄芪、炒白术、防风、大枣、甘草益气固表，桂枝、炒白芍、干姜调和营卫，温经通脉，淮小麦、麻黄根、煅龙骨、煅牡蛎固表敛汗，重镇安神。诸药合用，共奏益气固表止汗之功。

（林修富整理）

案例 7 （盗汗）陈××，女，51 岁。

初诊：2019 年 3 月 4 日。夜间醒后出汗，潮热，夜寐尚安，纳可，二便无殊。舌淡红，苔白，脉弦细。证属少阳经气不利，治拟和解少阳。

处方：柴胡 10 g，炒黄芩 12 g，制半夏 10 g，党参 10 g，桂枝 10 g，炒白芍 15 g，焦防风 10 g，佛手 10 g，煅龙骨、煅牡蛎各 20 g，淮小麦 50 g，大枣 10 g，甘草 5 g。

7 剂，水煎服，日 1 剂。

二诊：2019 年 3 月 11 日。服药后诸症减，脉舌同前。中药守原方继服 7 剂。

按： 本例患者为中年女性，年逾五十，邪在少阳，经气不利，郁而化热而致本病症。患者肝肾阴虚，肝阳偏亢，清阳不升，枢机不利，则见潮热，营卫不和，阳不入阴，则盗汗；舌淡红，苔白，脉细弦均为少阳病之象。治拟和解少阳，予柴胡桂枝汤加减。柴胡桂枝汤作为小柴胡汤和桂枝汤的合方，源为伤寒太阳少阳合病而设。既有和解少阳，解肌发表之功，可治外感伤寒太少两阳之病，又有外和营卫，内调气血之效，可治内外杂病、营卫、气血、经脉不通之病。方中柴胡苦平升散，入肝胆经，疏肝理气，为君药；黄芩苦寒降泻，助柴胡清阳散热，为臣药；党参、大枣扶助正气，半夏降逆和胃，佛手、淮小麦理气安神，桂枝、炒白芍调和营卫，煅龙骨、煅牡蛎收敛止汗，防风固表止汗，共为佐药。甘草调和诸药，为使药。诸药合用，故取得疗效。

（华慈杰整理）

案例 8 （盗汗）俞××，女，35 岁。

初诊：2019 年 3 月 14 日。潮热盗汗，乏力，心烦，口干，夜寐尚安，纳可，二便无殊。舌淡红，苔黄，脉弦细。证属肝郁脾虚，治拟疏肝解郁，健脾和胃。

处方：粉丹皮 10 g，焦栀子 6 g，柴胡 10 g，当归 10 g，炒白芍 15 g，党参 10 g，旱莲草 20 g，女贞子 15 g，制半夏 10 g，煅龙骨、煅牡蛎各 20 g，淮小麦 50 g，大枣 10 g，甘草 5 g。

7 剂，水煎服，日 1 剂。

二诊：2019 年 3 月 21 日。仍有潮热盗汗，面赤，大便干，脉舌同前。中药予原方去二至丸、丹皮、煅龙骨、煅牡蛎，加黄柏 12 g，炒黄芩 12 g，黄芪 15 g，生地黄 20 g，黄连 5 g，生白术 30 g，继服 7 剂。

按：患者初诊辨证为肝郁脾虚，予丹栀逍遥散合二至丸加减，潮热盗汗未见好转。二诊时后改为当归六黄汤加减，以滋阴泻火，固表止汗为主。肾阴亏虚，虚火伏于阴分，迫使阴液失守而盗汗；虚火上炎，故见面赤心烦；火耗阴津，乃见口干。方中当归养血增液，血充则心火可制；生地黄滋肾阴，与当归合用使阴血充则水能制火；黄连清泻心火，合黄芩、黄柏泻火以除烦，清热以坚阴，热清则火不内扰，阴坚则汗不外泄；汗出过多，导致卫虚不固，则用黄芪益气固表。诸药合用，共奏滋阴泻火，固表止汗之效。

（华慈杰整理）

案例9　（自汗）陈×，女，35岁。

初诊：2019年3月25日。平素工作劳累，渐致脾胃亏损。乏力，多汗，动则加重，心慌，便溏，夜寐安，纳可。舌淡红，苔白，脉细。证属脾胃气虚，治拟益气健脾。

处方：生黄芪30 g，党参15 g，炒白术12 g，当归10 g，柴胡5 g，升麻5 g，茯苓20 g，石榴皮10 g，防风10 g，淮小麦50 g，甘草5 g。

7剂，水煎服，日1剂。

按：本例患者为青年女性，平时工作劳累，损伤脾胃。脾胃失于运化，水谷精微不能输布全身，机体失于濡养，则乏力；气失温阳、固摄，则多汗；阳失温煦，则心悸；阳气不足，升清降浊功能失调，则便溏；舌淡红，苔薄，脉细均为脾胃气虚之象。治拟益气健脾，方用补中益气汤加减。补中益气汤为李东垣所创，《医门法律》云"东垣所论饮食劳倦，内伤元气，则胃脘之阳不能升举，并心肺之气，陷入于中焦，而用补中益气治之"。方中黄芪味甘微温，入脾肺经，补中益气，升阳固表，为君药；配伍党参、甘草、白术，补气健脾为臣药；当归养血和营，助党参、黄芪、淮小麦补气养血；防风为风药，祛风胜湿，入脾经；石榴皮酸收止泻，共为佐药；少量升麻、柴胡升阳举陷，协助君药以升提下陷之中气，共为佐使；甘草调和诸药为使药。诸药合用，共奏益气健脾，固表止汗之功。

（华慈杰整理）

案例10　（自汗）姚××，女，48岁。

初诊：2019年6月25日。自汗、心慌半月。半月前无明显诱因出现烘热汗出，心慌，手心滚烫、面热、耳朵烫，汗时身体难受，日作无数次，汗出不恶风，口渴喜饮。伴乏力、但欲寐，有时气短，纳少眠差，夜尿2～5次，大便正常。舌暗淡胖，有齿痕，苔白腻，脉细。证属阳明里热，水饮内停，冲逆于上。治拟温阳化饮，平冲降逆。

处方：桂枝10 g，炙甘草6 g，生龙骨、生牡蛎各15 g，白术10 g，茯苓15 g。

7剂，水煎服，日1剂。

按：患者烘热汗出，手心热，面热，耳热，口干喜饮，心慌，气短，夜尿多，舌淡胖有齿痕，苔白腻，属阳明里热，水饮内停，冲逆于上。故以桂枝甘草龙骨牡蛎汤清热降冲，加茯苓、白术以温中健胃化水饮。茯苓化饮之中兼有安神、止悸作用。桂枝甘草龙骨牡蛎汤可看作桂枝甘草汤加生龙骨、生牡蛎而成。桂枝甘草汤见于《伤寒论》"发汗过多，其人叉手自冒心，心下悸，欲得按者，桂枝甘草汤主之"。方以桂枝降逆，加生龙骨、生牡蛎清热安神、敛汗。

（尤灿露整理）

案例11 （盗汗）王××，女，55岁。

初诊：2020年4月29日。夜间盗汗，口苦，夜寐欠安，两足酸软，纳可，二便无殊。舌偏红，苔薄黄，脉弦细。证属阴虚火旺，治拟滋阴清热。

处方：生黄芪15 g，生地黄20 g，炒黄芩15 g，川黄柏10 g，焦栀子5 g，淡豆豉12 g，稆豆衣10 g，炒白芍15 g，焦神曲20 g，车前子10 g，淮小麦50 g，大枣10 g，甘草5 g。

7剂，水煎服，日1剂。

二诊：2020年5月6日。服药后症减，牙龈出血，舌淡红，苔薄，脉弦细。中药予原方去黄柏、焦栀子、淡豆豉、车前子，加僵蚕6 g，蝉衣3 g，片姜黄10 g，制大黄10 g，继服7剂。

三诊：2020年5月13日。服药后汗止，牙龈无出血，咽部不适，脉舌同前。中药拟原方去稆豆衣、焦神曲，加细辛3 g，黄连3 g，继服7剂。

按：本例患者素体阴虚，久则阴虚火旺，故见夜间盗汗；阳不入阴，则夜寐欠安；阴虚火旺，虚火上炎，见口苦。治拟滋阴清热，方用当归六黄汤合栀子豉汤加减。《医宗金鉴·删补名医方论》云"惟阴虚有火之人，寐则卫气行阴，阴虚不能济阳，阳火因盛而争于阴，故阴液失守外走而汗出；寤则卫气复行出于表，阴得以静，故汗止矣。用当归以养液，二地以滋阴，令阴液得其养也。用黄芩泻上焦火，黄连泻中焦火，黄柏泻下焦火，令三火得其平也。又于诸寒药中加黄芪，庸者不知，以为赘品，且谓阳盛者不宜，抑知其妙义正在于斯耶！盖阳争于阴，汗出营虚，则卫亦随之而虚。故倍加黄芪者，一以完已虚之表，一以固未定之阴"。根据患者具体病情分析后，予当归六黄汤暂去熟地黄以免过于滋腻碍胃，去黄连以免泻火太过伤阴；加栀子豉汤清泻三焦郁热，加强泻火除热之效；加用稆豆衣滋阴清热；炒白芍柔肝滋阴；车前子清利下焦湿热；焦神曲健脾和胃；淮小麦、大枣除烦止汗，养心安神；甘草调和诸药。诸药合用，诸症乃消。

（陈海英整理）

第二十三节　虚　劳

案例 1　王××，男，34 岁。

初诊：2014 年 10 月 7 日。平素忧思善虑，劳神过度，渐至神疲乏力，面色淡白，气短，动则尤甚，饮食减少，腹胀，夜寐不安，形体消瘦。舌淡红，苔薄，脉细。证属心脾两虚，治拟健脾益气，宁心安神。

处方：生黄芪 30 g，党参 20 g，炒白术 10 g，当归 10 g，柴胡 5 g，炙升麻 5 g，陈皮 10 g，夜交藤 30 g，炒酸枣仁 10 g，淮小麦 50 g，大枣 10 g，炙甘草 5 g。

7 剂，水煎服，日 1 剂。

二诊：2014 年 10 月 14 日。服药后诸症改善，脉舌同前。中药予上方将生黄芪改为 50 g，继服 7 剂。

三诊：2014 年 10 月 21 日。服药后，夜寐安，面转红润，精神舒爽，舌淡红，苔薄，脉细。中药予上方去淮小麦，加生地黄 20 g，山茱萸 10 g，继服 7 剂。

按：本例患者神疲乏力，面色淡白，气短，动则尤甚，饮食减少，腹胀，夜寐不安，形体消瘦，舌淡红，苔薄，脉细。缘由劳神过度，损伤脾气，脾主运化，脾失健运，水谷不化，故纳少腹胀；脾失健运，气血生化乏源，不能充达四肢、肌肉，机体失养，故神疲乏力，面色淡白，气短；气血生化乏源，导致心血不足，心神不宁，故夜寐不安。治宜健脾益气，宁心安神。方用补中益气汤健脾补中，甘麦大枣汤合夜交藤、酸枣仁宁心安神，故取得疗效。

（林朝阳整理）

案例 2　潘××，女，69 岁。

初诊：2017 年 7 月 24 日。近日来咳嗽，喉间痰多，口干，神疲乏力，动则尤甚，心烦，胸中懊恼，腰酸膝软，胃部烧灼感，偶有呃逆，纳可，夜寐尚安，大便溏。舌淡红，苔白，脉弦细。证属正气不足，肝胃不和，痰热内扰，治拟理气化痰，清肝和胃。

处方：半夏 10 g，茯苓 15 g，枳壳 12 g，陈皮 5 g，川黄连 5 g，柴胡 10 g，煅瓦楞子 20 g，浙贝母 12 g，海螵蛸 12 g，川朴 12 g，焦山栀 6 g，淡豆豉 12 g，甘草 5 g。

7 剂，水煎服，日 1 剂。

二诊：2017 年 7 月 31 日。患者诉服药后胃部烧灼感明显好转，咳嗽基本消失，乏力仍存在，少气懒言，纳差，便溏。证属脾虚气陷，治拟补中益气，升阳举陷。

处方：生黄芪 30 g，党参 15 g，炒白术 10 g，当归 10 g，柴胡 3 g，升麻 3 g，陈皮

6 g，炒酸枣仁 10 g，防风 10 g，炒白芍 12 g，淮山药 20 g，炙甘草 5 g。继服 7 剂。

三诊：2017 年 8 月 7 日。服药后，乏力较前好转，患者自述头晕、头重，精神欠佳，脉舌同前。中药予原方加远志 10 g，茯苓 15 g，石菖蒲 10 g，开窍醒神。继服 7 剂。

按：患者初诊时，乏力与咳嗽并存，虚实结合，先治实，予理气化痰，清肝和胃，方用黄连温胆汤加减。气机得顺，痰湿得消，二诊时以治虚为主，补中益气，升阳举陷，方用补中益气汤加减。《内经》云"劳者温之""损者温之"。补中益气汤为李东垣在《脾胃论》中所创，为脾胃气虚之证而设。方中黄芪味甘微温，入脾肺经，补中益气，升阳固表；配伍党参、炙甘草、白术、淮山药补气健脾；当归养血和营，协党参、黄芪补气养血；陈皮理气和胃；少量升麻、柴胡升阳举陷，协助君药以升提下陷之中气；炙甘草调和诸药。诸药合用，升阳举陷。

（胡明珠整理）

案例 3 袁××，女，31 岁。

初诊：2018 年 2 月 19 日。乏力，面色苍白，语气低微，口干不欲饮水，夜寐欠安，多汗，月经量少、色暗。舌淡红，苔薄，脉细。证属气血两虚，治拟益气养血。

处方：党参 15 g，炒白术 10 g，当归 12 g，白茯苓 15 g，炒白芍 12 g，川芎 15 g，柴胡 10 g，制半夏 10 g，佛手 12 g，梅花 5 g，淮小麦 50 g，大枣 10 g，甘草 5 g。

7 剂，水煎服，日 1 剂。

二诊：2018 年 2 月 26 日。药后诸症得减，脉舌同前。中药予原方加香附 10 g，仙灵脾 10 g，继服 7 剂。

按：本例患者表现为乏力、声音低微、多汗、月经量少等一派气血两虚之象。气血两虚证多由久病失治，或病后失调，或失血过多而致，病在心、脾、肝三脏。心主血，肝藏血，心肝血虚，故见面色苍白、舌淡脉细；脾主运化而化生气血，脾气虚，故气短懒言、饮食减少、脉虚无力，治宜益气与养血并重。方中党参、当归相配，益气养血；白术、茯苓健脾渗湿，助党参益气补脾；当归、白芍养血和营，滋养心肝；川芎活血行气，使归、芍补而不滞；甘草益气和中，调和诸药。诸药合用，调和脾胃，资生气血。

（胡明珠整理）

案例 4 陈××，男，38 岁。

初诊：2018 年 11 月 12 日。神疲乏力半年。患者半年前因白血病化疗后出现神疲乏力，口干，四肢酸软，夜间盗汗，无寒热，纳可，夜寐安，二便无殊。舌淡红，苔薄白，脉细弦。证属气阴两虚，治拟益气养阴，健脾补肾。

处方：生黄芪 30 g，党参 20 g，生地黄 20 g，山茱萸 10 g，山药 20 g，炒白术 10 g，防风 10 g，女贞子 15 g，墨旱莲 15 g，菟丝子 10 g，仙灵脾 10 g，龟甲 10 g。甘草 5 g。

7 剂，水煎服，日 1 剂。

二诊：2018 年 11 月 19 日。患者诉服口干稍减轻，舌淡红，苔薄白，脉细弦。中药予上方加半枝莲 15 g，继服 7 剂。

三诊：2018 年 11 月 26 日。患者诉服药后口干、乏力减轻，舌淡红，苔薄白，脉细弦。中药予上方加玉竹 10 g，继服 7 剂。

四诊：2018 年 12 月 3 日。药后诸症减轻，舌淡红，苔薄白，脉细弦。中药守上方继服 7 剂，以巩固治疗。

按：本例患者因病后气阴两伤，气虚则乏力，阴虚则口干、盗汗，治以补益气阴为正法。而脾胃为后天之本，气血生化之源，故在益气养阴之时，加以健脾和胃，实为顾护正气，所谓"正气存内，邪不可干"，气血旺，阴阳调和，则邪无路可入。

（林修富整理）

案例5　王××，女，56 岁。

初诊：2019 年 1 月 1 日。乏力，气短，易倦，腰酸，劳作后加重，双目干涩，纳可，夜寐欠安，大便薄，小便无殊。舌淡红，苔薄，脉弦细。证属中气亏虚，治拟益气健脾。

处方：生黄芪 20 g，党参 15 g，炒白术 10 g，当归 12 g，柴胡 10 g，升麻 5 g，佛手 12 g，梅花 5 g，枸杞子 12 g，白菊花 10 g，半夏 10 g，甘草 5 g。

7 剂，水煎服，日 1 剂。

按：本例患者年过半百，又加之劳作耗伤，出现乏力，气短，易倦，腰酸，此为气虚之象。肺卫之气不足则乏力气短；劳作后愈发损耗，则现疲倦不足之象；腰酸，双目干涩，是为久虚伤及肝肾气血，不能荣养；大便薄是脾胃运化乏力之象；舌淡红，苔薄，脉弦细，俱是中气亏虚表现。故以补中益气汤为基础加减。方中黄芪味甘微温，入脾肺经，补中益气，升阳固表，故为君药。配伍参、草、术，补气健脾为臣药。当归养血和营，协人参、黄芪补气养血；以佛手、梅花理气和胃，使诸药补而不滞，共为佐药。少量升麻、柴胡升阳举陷，协助君药以升提下陷之中气，又加枸杞子，白菊花养肝调节双目干涩之症，共为佐使。甘草调和诸药为使药。补中益气汤出自李东垣《脾胃论》，具有补中益气，升阳举陷之功效，主治脾虚气陷证，症见饮食减少，体倦肢软，少气懒言，面色萎黄，大便稀溏等。

（华天祺整理）

案例6　孔××，男，52 岁。

初诊：2019 年 2 月 12 日。劳作后出现疲倦乏力，自诉容易上火，劳累后即咽痛，口腔溃疡，夜寐可，二便无殊。舌淡红，苔薄，脉细。证属中气不足，治拟益气健脾。

处方：生黄芪30g，党参20g，炒白术10g，当归12g，柴胡10g，升麻5g，防风10g，炒白芍15g，葛根15g，淮小麦50g，大枣10g，甘草5g。

7剂，水煎服，日1剂。

按： 患者脾胃虚弱，导致生化乏源，水谷精微不能输布，机体失养，中气不足，故劳累后即疲倦乏力。治拟益气健脾，以补中益气汤加减，佐葛根、防风解肌止痉，甘麦大枣养心安神，方中柴胡、升麻量不必大，稍稍辅佐君药提升中气即可。

（华天祺整理）

案例7 王××，男，57岁。

初诊：2019年3月18日。平时易感冒，形寒怕冷，难御风寒，头痛，夜间盗汗，面色㿠白，夜寐尚安，纳可，二便无殊。舌淡红，苔白，脉弦细。证属表虚不固，治拟益气固表。

处方：生黄芪30g，防风10g，炒白术12g，柴胡5g，升麻5g，茯苓20g，葛根20g，苏叶10g，陈皮5g，白芷10g，佛手12g，甘草5g。

7剂，水煎服，日1剂。

按： 该患者平时易感冒，形寒怕冷，难御风寒，头痛，夜间盗汗，舌淡红，苔白，脉弦细。证属表虚不固，腠理疏松，治拟益气固表，方用玉屏风散加减。玉屏风散主治卫虚腠理不密，感受风邪所致病症。易感冒，怕冷，面色㿠白，舌淡，苔薄白均为表虚不固之症。方中黄芪甘温，内补脾肺之气，外可固表止汗；白术健脾益气，助黄芪以加强益气固表之功；佐以防风走表而散风邪，合黄芪、白术以益气祛邪。且黄芪得防风，固表而不致留邪；防风得黄芪，祛邪而不伤正，有补中寓疏，散中寓补之意。柴胡、升麻升清鼓舞阳气；葛根、苏叶、白芷疏风，清利头目。诸药合用，共达益气固表之目的。

（华慈杰整理）

案例8 蔡×，女，49岁。

初诊：2020年4月15日。乏力，腰背发冷，有小腹下坠感，夜寐尚安，纳可，二便无殊。舌淡红，苔薄，脉细。证属脾胃气虚，治拟益气健脾。

处方：生黄芪20g，党参15g，炒白术12g，当归10g，柴胡5g，升麻5g，桂枝10g，炒白芍20g，梅花5g，淮小麦50g，大枣10g，甘草5g。

7剂，水煎服，日1剂。

二诊：2020年4月22日。上症减轻，脉舌同前。中药予原方加山药20g，继服7剂。

三诊：2020年4月29日。上症减轻，脉舌同前。中药予上方去梅花，加炒枳壳12 g，百合15 g，生地黄20 g，继服7剂。

四诊：2020年5月7日。上症减轻，脉舌同前。中药予上方去炒枳壳，加佛手12 g，继服7剂。

按： 补中益气汤为李东垣所创。其为劳倦伤脾，谷气不胜阳升，下陷阴中而发热，故制补中益气、甘温除热之法，即《内经》所云"劳者温之""损者温之"之治则。选用甘温之品补其中气，升其中阳。本例患者为中年女性，劳累过度，损伤脾胃。脾胃失于运化，水谷精微不能输布全身，机体失于濡养，易致疲乏；阳气亏虚，脾气不升，则见腰背发冷、小腹下坠感；舌淡红，苔薄，脉细均为脾胃气虚之象。治拟益气健脾，方用补中益气汤加减，意在益气健脾，升清举陷。

（陈海英整理）

案例9　叶××，女，48岁。

初诊：2020年5月6日。头晕，心烦，乏力，潮热，月经量少、色黑，夜寐欠安，纳可，大便欠调。舌淡红，苔薄，脉细。证属肝郁血虚，治拟疏肝解郁，兼清郁热。

处方：柴胡10 g，炒黄芩10 g，党参10 g，当归12 g，炒白芍15 g，桃仁10 g，佛手12 g，梅花5 g，百合15 g，生地黄20 g，煅龙骨、煅牡蛎各20 g，制半夏10 g，甘草5 g。

7剂，水煎服，日1剂。

二诊：2020年5月13日。夜寐略有好转，腰酸，脉舌同前。中药予原方去百合、生地黄，加菟丝子12 g、桑椹15 g，继服7剂。

按： 本例患者为中年女性，年近五十，天癸将尽。肝肾阴虚，肝郁血虚。肝为藏血之脏，性喜条达而主疏泄，体阴用阳，肝失条达，清阳不升，枢机不利，则见头晕；肝郁化热，则见潮热；邪热下炎，津液不足，则大便欠调；肝火扰心，则见心烦、夜寐欠安；肝血不足则月经量少。治拟疏肝解郁，养血清热，方用逍遥散加减。方中柴胡疏肝理气；黄芩苦寒降泻，助柴胡清阳散热；党参扶助正气；当归、桃仁、炒白芍活血养血调经；半夏降逆和胃；煅龙骨、煅牡蛎镇静安神；百合、生地黄滋阴养血安神；梅花、佛手理气疏肝健脾、调畅气机；甘草调和诸药。诸药合用，诸症乃消。

（陈海英整理）

案例10　连××，女，31岁。

初诊：2020年5月20日。近日连续工作，劳累过度，渐现头晕乏力，面色少华，神疲懒言，无恶心，夜寐欠安，大便干结，纳可。舌淡红，苔薄，脉细。证属脾气亏虚，治拟益气止晕。

处方：生黄芪30 g，党参20 g，炒白术10 g，当归10 g，柴胡5 g，炙升麻5 g，葛根 20 g，川芎 15 g，酸枣仁 10 g，茯苓 20 g，红景天 15 g，甘草 5 g。

7 剂，水煎服，日 1 剂。

二诊：2020 年 5 月 28 日。上症，药后症减，脉舌同前。中药予原方继服 7 剂。

按：本例患者因劳累过度，损伤脾胃。脾胃失于运化，水谷精微不能输布全身，机体失于濡养，易致疲乏；脾气亏虚，清阳不升，则见头晕，神疲懒言；脾失运化，水液运化失调，可见大便干结；脾失运化，气血亏虚，致夜寐欠安，面舌少华；舌淡红，苔薄脉细均为脾胃气虚之象。治拟益气止晕，方用补中益气汤加减。方中黄芪味甘微温，入脾肺经，补中益气，升阳固表，为君药；配伍党参、甘草、白术，补气健脾为臣药；当归养血和营，助党参、黄芪补气养血；茯苓渗湿健脾；葛根、川芎、红景天活血通络、理气止晕；酸枣仁养心安神，共为佐药；少量升麻、柴胡升阳举陷，协助君药以升提下陷之中气，共为佐使；甘草调和诸药为使药。诸药合用，诸症乃消。

（陈海英整理）

案例 11　吴××，女，54 岁。

初诊：2020 年 4 月 20 日。乏力，动辄汗出，左下肢麻木，夜寐欠安，纳可，二便无殊。舌淡红，苔薄，脉细。证属脾胃气虚，治拟益气健脾。

处方：生黄芪 30 g，党参 20 g，炒白术 10 g，当归 12 g，柴胡 5 g，炙升麻 5 g，焦防风 10 g，苍术 10 g，生地黄 20 g，干姜 3 g，淮小麦 50 g，大枣 10 g，甘草 5 g。

7 剂，水煎服，日 1 剂。

二诊：2020 年 5 月 6 日。服药后症减，脉舌同前。中药予原方继服 7 剂。

按：本例患者劳累过度，损伤脾胃。脾胃失于运化，水谷精微不能输布全身，机体失于濡养，易致疲乏；营卫不和，阴不敛阳，故见动辄汗出；脾胃亏虚，运化失常，机体失于濡养，则见肢体麻木；阴阳不合，阳不入阴，则夜寐欠安；舌淡红，苔薄，脉细，均为脾胃气虚之象。治拟益气健脾，补中益气汤合甘麦大枣汤加减。方中黄芪味甘微温，补中益气，升阳固表；配伍党参、甘草、白术，补气健脾；当归养血和营，助党参、黄芪补气养血；防风、干姜温中散寒；苍术健脾利湿；生地黄滋阴养血；淮小麦、大枣养心安神；少量升麻、柴胡升阳举陷，协助君药以升提下陷之中气；甘草调和诸药。诸药合用，诸症乃消。

（陈海英整理）

案例 12　俞××，女，54 岁。

初诊：2020 年 5 月 20 日。乏力，双下肢酸软，头晕，夜寐尚安，纳可，二便无殊。舌淡红，苔薄，脉细。证属脾胃气虚，治拟益气健脾。

处方：生黄芪 20 g，党参 15 g，炒白术 12 g，当归 10 g，柴胡 5 g，升麻 5 g，葛根 20 g，川芎 10 g，防风 10 g，炒白芍 20 g，大枣 10 g，梅花 5 g，淮小麦 50 g，甘草 5 g。

7剂，加黄酒100 ml，水煎服，日1剂。

二诊：2020年5月28日。服药后诸症减轻，脉舌同前。中药予原方去葛根、川芎，加杜仲20 g，继服7剂。

三诊：2020年6月4日。上症减轻，脉舌同前。中药予原方去梅花，加炒枳壳12 g，百合15 g，生地黄20 g，继服7剂。

四诊：2020年6月11日。上症减轻，脉舌同前。中药予原方去炒枳壳，加佛手12 g，继服7剂。

按：本例患者为中年女性，劳累过度，损伤脾胃。脾胃失于运化，水谷精微不能输布全身，机体失于濡养，易致乏力；阳气亏虚，脾气不升，则见双下肢酸软、头晕；舌淡红，苔薄，脉细均为脾胃气虚之象。治拟益气健脾，方用补中益气汤加减。方中黄芪味甘微温，入脾肺经，补中益气，升阳固表，为君药；配伍党参、甘草、白术，补气健脾为臣药；当归养血和营，助党参、黄芪补气养血；桂枝、炒白芍和营卫、调阴阳；梅花疏肝和中；淮小麦、大枣养心安神，共为佐药；少量升麻、柴胡升阳举陷，协助君药以升提下陷之中气，共为佐使；甘草调和诸药为使药。补中益气汤具有补中益气，升阳举陷之功效。主治脾虚气陷证，临床表现为饮食减少，体倦肢软，少气懒言，面色萎黄，大便稀溏，舌淡，脉虚等症。常用于治疗内脏下垂、慢性胃肠炎、慢性菌痢、脱肛、重症肌无力、乳糜尿、慢性肝炎、妇科之子宫脱垂、妊娠及产后癃闭、胎动不安、月经过多等属脾胃气虚或中气下陷者，疗效确切。

（华慈杰整理）

第二十四节　内伤发热

案例1　（气虚内热）　李××，女，48岁。

初诊：2005年6月28日。面部烘热伴头部隐痛3个月，时作时休，遇劳益甚。伴乏力，懒言少食，四肢困倦，寐差，两目干涩。脑CT等检查未发现异常。舌淡红，苔薄，脉细。证属气虚内热，治拟补中益气，甘温除热。

处方：生黄芪30 g，党参20 g，炒白术10 g，当归10 g，白茯苓15 g，陈皮5 g，柴胡2 g，炙升麻2 g，枸杞10 g，白菊花10 g，炒酸枣仁10 g，炙甘草5 g。

7剂，水煎服，日1剂。

二诊：2005年7月5日。诉服上方后，头痛、面部烘热基本消失，身体觉舒，脉舌同前。中药守原方继服7剂。

按：本例患者中焦阳气下陷，则阴火上浮，故而面部烘热；头为诸阳之会，清阳不升，则浊气上逆，故头痛；气虚则懒言，脾虚则食少、肢倦。治宜补中益气，甘温除热，方用补中益气汤加减。选用甘温之品补其中气，升其中阳。方中用黄芪、党参补气健脾益中；甘草和中益脾，合芪、参除热；白术燥湿健脾；当归和血益阴；升麻、柴胡升阳明、少阳之清气，提中焦下陷之清气，清阳升则浊阴降；因该患者寐差，故酌加酸枣仁以安神。

（林朝阳整理）

案例2 （火郁发热）林××，女，86岁。

初诊：2017年5月2日。自觉发热7天。患者诉7天前自觉全身发热，夜间为甚，倦怠乏力，汗出，口干，无畏寒，无咳嗽，伴神疲乏力，纳食减少，夜寐安，二便无殊。既往体质差，有高血压、糖尿病史。查体：神志清楚，精神欠佳，体温36.5℃，血压136/80 mmHg，心肺听诊无殊。舌淡红，苔薄白，脉细。证属脾虚火郁，治拟升阳散火，益气和中。

处方：柴胡10 g，防风10 g，党参10 g，升麻5 g，葛根15 g，炒白芍15 g，羌活10 g，独活10 g，仙灵脾10 g，淮小麦50 g，大枣10 g，生甘草、炙甘草各5 g。

7剂，水煎服，日1剂。

按：本例患者为老年女性，脏腑功能减退，自觉发热，倦怠乏力，纳食减少，舌淡红，苔薄，脉细，辨为脾胃虚弱之火郁证。脾胃为气血生化之源，脾胃气虚，中焦受气取汁的能力变弱，无力升浮阳气，从而导致阳气郁滞于脾胃，化为阴火。故治宜升阳散火，"补其中，升其阳，甘寒以泻其火则愈"（《内外伤辨惑论》）。方中柴胡、升麻、葛根、羌活、独活、防风升阳散火。其中柴胡归肝经，发少阳之火；升麻、葛根发阳明之火；羌活、防风发太阳之火；独活发少阴之火；羌活、独活升阳散郁之余，还可燥湿，以治疗脾虚不运所生湿邪。火散则热自消，症自除。生甘草、炒白芍酸甘养阴，以防耗散太过；党参、炙甘草甘温补中；加甘麦大枣汤养心安神，和中缓急。诸药合用，升阳散火则热退。

（林修富整理）

案例3 （肝郁发热）吕××，女，48岁。

初诊：2018年3月6日。潮热汗出半年。诉平素性情急躁，半年前出现潮热，夜间及午后明显，伴微微汗出，夜间盗汗，心悸，心烦，月经先后不定期，量少色暗，伴有血块，经前乳房胀痛，夜寐安，纳可，二便无殊。舌淡红，苔薄白，脉弦细。证属肝郁发热，治拟疏肝理气，解郁泄热。

处方：牡丹皮10 g，焦栀子6 g，柴胡10 g，当归12 g，炒白芍15 g，煅龙骨、煅牡蛎各20 g，女贞子15 g，墨旱莲15 g，百合15 g，生地黄20 g，仙灵脾10 g，淮小麦50 g，大枣10 g，甘草5 g。

7剂，水煎服。日1剂。

二诊：2018年3月13日。患者诉服药后潮热症状稍减轻，月经未至，舌淡红，苔薄白，脉弦细。中药予上方加香附 10 g，继服 7 剂。

三诊：2018 年 3 月 20 日。患者诉今日月经刚来，量较前稍增多，血块较前减少，无乳房胀痛，刻下无心悸、盗汗，偶有潮热，舌淡红，苔薄白，脉弦细。中药予上方去煅龙骨、煅牡蛎，加川芎 10 g，桂枝 6 g，继服 7 剂。

四诊：2018 年 3 月 27 日。患者诉月经已结束，刻下偶有潮热、心悸、乏力，舌淡红，苔薄白，脉弦细。因患者外出工作，服汤药不便，予中成药丹栀逍遥丸口服巩固。

按：本例患者年 48 岁，为七七之年，肝肾亏虚，加之性情急躁，肝气不能调达，气郁化火。虚热内扰，故潮热；虚热迫津外泄，故汗出；阴虚心血不足，心失所养，故心悸；肝阴不足，气郁血瘀，故乳房胀痛，月事色暗量少。故治疗上予以丹栀逍遥散疏肝养血、凉血，并予仙灵脾调补阴阳，二至汤补益肝肾。"治病根于本，本于阴阳""阴平阳秘，精神乃治"。后期予以丸剂巩固。

（林修富整理）

案例 4　（阴虚发热）　竺××，男，80 岁。

初诊：2018 年 12 月 27 日。每至午夜即发热，头汗出，心烦，难以入眠，寐则多梦，手足心热，口干。舌质红，苔少，脉弦细稍数。证属阴虚发热，治拟滋阴清热。

处方：北沙参 15 g，青蒿 10 g，炙鳖甲 10 g，生地黄 20 g，知母 6 g，丹皮 10 g，天花粉 20 g，炒黄芩 12 g，山茱萸 12 g，煅牡蛎 20 g，炒酸枣仁 10 g，甘草 5 g。

7 剂，水煎服，日 1 剂。

二诊：2019 年 1 月 2 日。诉服药 7 剂后，午夜发热未作，无头汗，夜寐安，脉舌同前。中药守原方继服 7 剂。

三诊：2019 年 1 月 9 日。服药期间午夜发热一直未作，舌略红，苔薄，脉弦细。中药予上方去天花粉、炒黄芩，加淮山药 20 g，白茯苓 15 g，继服 7 剂，以巩固疗效。

按：本例患者年事已高，以致肝肾亏虚，阴不配阳，水不济火，阳气亢盛而发热。人体卫阳之气，日行于表，而夜入于里。阴分本有伏热，阳气入阴则助长邪热，故入夜身热。治宜滋阴清热，方用青蒿鳖甲汤加减。方中鳖甲咸寒，直入阴分，滋阴退热；青蒿苦辛而寒，其气芳香，清热透络，引邪外出，两药相配，滋阴清热。生地黄甘寒，滋阴凉血；知母苦寒质润，滋阴降火；丹皮辛苦性凉，泄血中伏火；北沙参益气养阴；天花粉、炒黄芩滋阴清热；煅牡蛎有收涩敛汗之功；酸枣仁安神。诸药合用，滋清兼备，养阴而不恋邪，祛邪而不伤正，共奏滋阴清热之功。

（林朝阳整理）

案例 5　（湿郁发热）　戴××，男，65 岁。

初诊：2019 年 1 月 22 日。自觉面部灼热数月，触之皮温无殊，口角反复生疮，腰背酸痛。舌质淡红，苔薄黄，脉弦细。证属湿热内郁，治拟清热理气化湿。

处方：半夏10g，茯苓15g，陈皮5g，枳壳15g，竹茹10g，黄芩10g，僵蚕6g，蝉蜕3g，片姜黄10g，制大黄10g，党参10g，甘草5g。

7剂，水煎服，日1剂。

按：患者自觉面部灼热，而触之不烫，舌色不红，脉无洪大之象，非实热也。口疮反复，也是郁热所致。以温胆汤为基础清热化湿，加升降散升清降浊，理气清热，则灼热能除，口疮可消。

（华天祺整理）

案例6 （阴虚内热）邵××，女，53岁。

初诊：2019年11月20日。五心烦热，夜寐欠安，大便干结，口干，口苦，腰酸，纳可，小便无殊。舌质红，苔薄黄，脉弦细。证属肝肾亏虚，阴虚火旺，治拟滋阴补肾。

处方：知母5g，黄柏15g，生地黄20g，炙龟甲20g，山茱萸10g，淮山药20g，柴胡10g，炒枳壳15g，僵蚕6g，蝉衣3g，片姜黄10g，制大黄10g，焦栀子6g，淡豆豉12g。

7剂，水煎服，日1剂。

二诊：2019年11月28日。上症较前缓解，脉舌同前。中药予原方继服7剂。

按：本例患者辨为肝肾阴虚，阴虚内热，属内伤发热范畴。内伤发热是指以内伤为病因，以脏腑功能失调、气血水湿郁遏或气血阴阳亏虚为基本病机，以发热为主要临床表现的病证。一般起病较缓，病程较长，临床上多表现为低热。此患者年逾五十，肝肾亏虚，阴虚火旺，则五心烦热；久病心神失养，阳不入阴，则夜寐不安；年老津液亏虚，肠道失于濡养，则大便干结；津液不能上乘于口，虚火上炎，则口干、口苦。治拟滋阴补肾，方用知柏地黄丸合升降散加减。方中以生地黄、山茱萸、山药补益肝肾为主；知母、黄柏清热泻火；龟甲养血补心、滋阴潜阳；升降散升清降浊、散风清热，可清解三焦之热；焦栀子清泻三焦邪热；淡豆豉除烦解郁；另加柴胡、炒枳壳疏肝理气。诸药合用，共奏滋阴补肾之功。

（陈海英整理）

案例7 （肝郁发热）胡××，女，54岁。

初诊：2020年5月20日。潮热，乏力，晨起口干、口苦，食入作呕，腹泻，纳可，夜寐欠安，小便无殊。舌淡红，苔薄，脉弦细。证属肝郁脾虚，营卫不和，治拟和解少阳。

处方：柴胡10g，炒黄芩12g，制半夏10g，党参15g，佛手12g，梅花5g，菟丝子10g，煅龙骨、煅牡蛎各20g，淮小麦50g，大枣10g，甘草5g。

7剂，水煎服，日1剂。

二诊：2020年5月28日。服药后症减，脉舌同前。中药予原方继服7剂。

按：本例患者潮热，乏力，晨起口干口苦，食入作呕，腹泻，夜寐欠安，舌淡红，苔薄，脉弦细，证属肝郁脾虚，营卫不和。肝郁脾虚，生化乏源，则乏力；肝阳偏旺，阳不入阴，则夜寐欠安；阴虚阳亢，致潮热；肝郁犯脾胃，则见腹泻、食入作呕；舌淡红，苔薄，脉细弦均为少阳病之象。治拟和解少阳，方用小柴胡汤加减。方中柴胡疏肝理气；黄芩助柴胡清阳散热；党参、大枣扶助正气；半夏降逆和胃；梅花、佛手理气健脾；菟丝子补益肝肾；煅龙骨、煅牡蛎镇静安神；淮小麦合大枣养心安神；甘草调和诸药。诸药合用，诸症乃消。

（陈海英整理）

第二十五节 腰 痛

案例1 蔡××，女，32岁。

初诊：2014年8月25日。腰酸痛，乏力，四肢麻木，畏寒，夜寐欠安，口干。舌淡红，苔薄，脉弦细。证属肝肾不足，治拟补益肝肾，活血通络。

处方：独活15g，桑寄生15g，生地黄20g，炒杜仲15g，怀牛膝15g，川芎15g，当归12g，炒白芍15g，桂枝10g，党参15g，白茯苓15g，细辛3g，柴胡10g，制龟甲10g，淮小麦50g，大枣10g，甘草5g。

7剂，水煎服，日1剂。

二诊：2014年9月2日。服药后腰部酸痛减，脉舌同前。中药予上方去淮小麦、大枣，加红花5g，继服7剂。

三诊：2014年9月8日。服药后，腰部酸痛基本消失，小腹胀，两胁胀痛，夜寐多梦，平素月经提前，舌淡红，苔薄，脉弦细。治拟疏肝理气，活血通络。

处方：柴胡10g，制半夏10g，炒黄芩10g，党参15g，炒白芍15g，当归12g，桂枝10g，香附10g，炒酸枣仁10g，夜交藤30g，珍珠母30g，淮小麦50g，大枣10g，甘草5g。

7剂，水煎服，日1剂。

四诊：2014年9月16日。仍感夜寐不安。中药予上方去香附，加煅龙骨、煅牡蛎各20g，继服7剂。

五诊：2014年9月23日。夜寐转安，双乳胀痛，脉舌同前。中药予上方去夜交藤，加川芎15g，细辛3g，继服7剂。

按：本例患者腰酸痛，乏力，四肢麻木，畏寒，夜寐欠安，口干，舌淡红，苔薄，脉弦细。证属肝肾两虚，气血不足。肝肾不足，耗伤气血，气血运行不畅，故见腰膝疼痛，四肢麻木，治宜补益肝肾，活血通络，方用独活寄生汤加减。方中独活辛苦微温，善治久痹，且性善下行，以祛下焦风寒湿邪；细辛散风寒湿邪，舒筋络而利关节；桂枝温经散寒，通利血脉；桑寄生、杜仲、怀牛膝补益肝肾而强壮筋骨，且桑寄生兼可祛风湿，牛膝尚能活血以通利肢节筋脉；当归、川芎、地黄、白芍养血和血；党参、茯苓、甘草健脾益气，以上诸药合用，具有补益肝肾、活血通络之功。三诊时腰痛已除，出现小腹胀，两胁胀痛，病随机转，故改为疏肝理气，活血通络之法。

（林朝阳整理）

案例2 俞××，男，84岁。

初诊：2018年1月15日。腰痛，近1月加重，腰部肌肉稍紧张，腰椎各向活动稍受限，头晕目眩，腰膝酸软，夜间尿频，大便干结，纳可，夜寐欠安。舌淡红，苔薄，脉弦细。证属肝肾亏虚，气血不足，络脉瘀阻，治拟补益肝肾，养血通络。

处方：独活10g，桑寄生15g，炒杜仲15g，生地黄20g，川芎15g，当归12g，炒白芍15g，桂枝6g，细辛3g，柴胡10g，党参15g，白茯苓15g，制大黄10g，焦防风10g，甘草5g。

7剂，水煎服，日1剂。

二诊：2018年1月22日。服药7剂后，患者诉腰痛仍存，纳差，脉舌同前。中药在原方基础上去独活、制大黄，加薏苡仁30g，延胡索12g，继服7剂。

按：本例患者为老年男性，症见腰痛，腰部肌肉稍紧张，头晕目眩，腰膝酸软，夜间尿频，大便干结，夜寐欠安，舌淡红，苔薄，脉弦细，为肝肾亏虚，耗伤气血所致。气血运行不畅，故见腰膝疼痛。治拟补益肝肾，养血通络，方用独活寄生汤加减。方中独活辛苦微温，善治伏风，除久痹，且性善下行，以祛下焦与筋骨间的风寒湿邪；细辛入少阴肾经，长于搜别阴经之风寒湿邪，又除经络留湿；桂枝温经散寒，通利血脉；防风祛一身之风而胜湿；桑寄生、杜仲补益肝肾而强壮筋骨，且桑寄生兼可祛风湿；柴胡以达疏肝解郁理脾之功；当归、川芎、地黄、白芍养血和血；党参、茯苓、甘草健脾益气。诸药合用，补肝肾，益气血，解痹而止痛。

（胡明珠整理）

案例3 范××，男，54岁。

初诊：2018年6月26日。居地潮湿，腰腿部疼痛酸胀多年，痿软，肢节麻木不仁，畏寒喜温，心悸，气短。舌淡红，苔薄黄，脉沉细。证属肝肾不足，风湿留恋，治拟补益肝肾，祛风散湿。

处方：独活10g，桑寄生15g，生地黄20g，怀牛膝15g，炒杜仲15g，川芎10g，当归10g，桂枝10g，细辛3g，炒白芍15g，党参10g，茯苓15g，柴胡10g，黄芩10g，甘草5g。

7剂，水煎服，日1剂。

按：该患者年过半百，素体虚弱，加之感受风寒湿邪而患痹证，日久不愈，累及肝肾，耗伤气血。风、寒、湿邪客于肢体关节，造成经络壅塞，气血运行不畅，肢体筋脉拘急、失养，故见腰腿部疼痛酸胀，正如《素问·痹论》所言，"痹在于骨则重，在于脉则血凝而不流，在于筋则屈不伸，在于肉则不仁……"肾主骨，肝主筋，邪客筋骨，日久必致损伤肝肾，耗伤气血。又腰为肾之府，膝为筋之府，肝肾不足，则见腰膝痿软。《素问·逆调论》云"荣气虚则不仁，卫气虚则不用，荣卫俱虚，则不仁且不用……"其证属正虚邪实，治宜扶正与祛邪兼顾，既应祛散风寒湿邪，又当补益肝肾气血。故选用独活寄生汤加减以祛风湿，止痹痛，益肝肾，补气血。方中独活为君，辛苦微温，善治伏风，除久痹，祛下焦与筋骨间的风寒湿邪。臣以细辛、桂枝，细辛入少阴肾经，长于搜剔阴经之风寒湿邪，又除经络留湿；桂枝温经散寒，通利血脉。君臣相伍，共祛风寒湿邪。桑寄生、杜仲、牛膝补益肝肾，且桑寄生兼可祛风湿，牛膝尚能活血以通利肢节筋脉；当归、川芎、地黄、白芍养血和血，白芍与甘草相合，尚能柔肝缓急，以助舒筋；柴胡疏肝理气；黄芩清热燥湿；党参、茯苓、甘草健脾益气。纵观全方，以祛风寒湿邪为主，辅以补肝肾、益气血之品，邪正兼顾，使祛邪不伤正，扶正不留邪。

（薛璐璐整理）

案例4　徐××，女，44岁。

初诊：2018年9月3日。腰部酸痛7天。患者7天前劳累后出现腰部酸痛，双下肢麻木、酸软，晨起明显，活动后稍减轻，纳可，寐安，二便无殊。舌淡红，苔薄白，脉细。证属肝肾亏虚证，治拟补益肝肾，活血通络。

处方：独活10 g，桑寄生15 g，生地黄20 g，怀牛膝15 g，杜仲15 g，川芎10 g，当归12 g，炒白芍15 g，柴胡10 g，茯苓15 g，桂枝10 g，细辛5 g，党参10 g，甘草5 g。

7剂，水煎服，日1剂。

二诊：2018年9月10日。患者诉服药腰痛症状明显减轻。药已中的，守原方继服7剂。

按：腰痛临床病因诸多，有肝肾亏虚、气滞血瘀等，而本例患者因劳累后气虚血瘀，经脉不畅，同时患者素有肝肾亏虚，故致腰背疼痛，故予以独活寄生汤加减，益气养血，活血通络，补益肝肾。

（林修富整理）

案例5　俞××，男，85岁。

初诊：2019年3月24日。腰痛，夜尿频多，夜寐尚安，纳差，大便干。舌淡红，苔白，脉弦细。证属肝肾两虚，治拟补益肝肾。

处方：独活10g，桑寄生15g，炒杜仲15g，生地黄20g，川芎15g，当归12g，炒白芍15g，桂枝6g，细辛3g，柴胡10g，防风10g，党参10g，茯苓15g，制大黄10g，黄柏10g。

7剂，水煎服，日1剂。

二诊：2019年3月31日。服药后症减，脉舌同前。中药予原方继服7剂。

按： 本例患者因感受风、寒、湿邪而患痹证，日久不愈，累及肝肾，耗伤气血。患者腰痛，夜尿频多，纳差，大便干，舌淡红，苔白，脉弦细，辨为肝肾两虚，治拟补益肝肾，方用独活寄生汤加减。独活寄生汤为治疗久痹而肝肾两虚，气血不足之常用方。方中独活辛苦微温，善治伏风，除久痹，且性善下行，以祛下焦与筋骨间的风寒湿邪；细辛、防风、桂枝、细辛入少阴肾经，除经络留湿；桂枝温经散寒，通利血脉；防风祛一身之风湿，共祛风寒湿邪；桑寄生、杜仲以补益肝肾而强壮筋骨，且桑寄生兼可祛风湿；当归、川芎、白芍养血和血，具有补肝肾、益气血之功，当归、川芎活血，寓"治风先治血，血行风自灭"之意；甘草调和诸药。诸药合用，共奏补益肝肾之功。

（华慈杰整理）

案例6 徐××，男，41岁。

初诊：2019年4月23日。腰疼1天。素有腰疼病史，1天前劳作时腰部不慎扭伤，当时未介意，逐渐加重至疼痛难忍，佝偻难以直立，转侧艰难，纳可，二便无殊。舌质淡红，舌苔薄白，脉弦细。证属肝肾两虚，气血不足，治拟补益肝肾，益气活血。

处方：独活15g，寄生15g，秦艽10g，防风10g，细辛3g，生地黄20g，当归10g，川芎10g，桂枝10g，白芍15g，茯苓15g，怀牛膝15g，杜仲15g，黄芪20g，柴胡10g。

7剂，水煎服，日1剂。

二诊：2019年5月3日。患者诉服上方3剂即疼痛大减，能参加劳动，现腰部稍有疼痛，效不更方，原方再进7剂。

按： 患者素有腰疼，又有新伤，乃肝肾亏虚，兼有血瘀之证。方中怀牛膝、杜仲、桑寄生补益肝肾，强筋壮骨；肝肾之虚，邪气乘虚深入，故以独活、细辛入肾经，能搜伏风，使之外出；秦艽、防风为风药之润剂，周行肌表；生地黄、白芍、当归、川芎养血和营；桂枝祛血分之寒；黄芪、茯苓健脾利湿。诸药合用，共奏益肝肾、补气血之功。

（华天祺整理）

第二十六节　湿　阻

案例1　田××，女，69岁。

初诊：2014年5月26日。脘腹作胀，纳食不香，口淡，头重，头晕，四肢困倦。舌淡红，苔白腻，脉濡滑。证属湿困脾胃，治拟芳香化湿，健脾和胃。

处方：藿香10g，苏梗10g，制半夏10g，白茯苓15g，厚朴10g，石菖蒲10g，白花蛇舌草15g，鸡内金10g，炒谷芽、炒麦芽各20g，陈皮5g，党参10g，甘草5g。

7剂，水煎服，日1剂。

二诊：2014年6月10日。服药后诸症减轻，舌淡红，苔白，脉濡滑。中药予上方加黄连5g，继服7剂。

三诊：2014年6月17日。服药后无脘腹胀，纳增。头不昏，四肢活动轻松，舌淡红，苔薄白，脉弦细。中药予上方继服7剂，以求巩固疗效。

按：本例患者脘腹作胀，纳食不香，口淡，头重，头晕，四肢困倦，舌淡红，苔白腻，脉濡滑，证属湿困脾胃，升降失常。脾为湿土，其性喜燥恶湿，湿为阴邪，其性黏腻重浊，湿邪阻滞中焦脾胃，则脾为湿困，脾不能升清，胃不能降浊，脾胃运化失职。水谷既不能运化，则脘腹胀闷，纳谷不香；脾主肌肉，湿困肌肤则头身困重。治宜芳香化湿，健脾和胃。药用藿香、苏梗、厚朴、石菖蒲芳香化湿；制半夏燥湿化浊；白茯苓淡渗利湿；鸡内金、炒谷芽、炒麦芽、陈皮、党参健脾理气。全方合用，共奏芳香化湿，健脾和胃之功，故取得疗效。

（林朝阳整理）

案例2　林××，女，37岁。

初诊：2018年3月23日。胃脘部饱闷不适，嘈杂反酸，纳食不香，口淡无味，恶心，口臭，四肢困重麻木，二便调。舌淡红，苔薄腻，脉濡滑。证属湿邪郁遏，气机不畅，治拟芳香化湿，调畅气机。

处方：苍术10g，厚朴10g，茯苓15g，半夏10g，佩兰15g，白花蛇舌草15g，炒枳壳15g，僵蚕6g，蝉衣3g，片姜黄10g，制大黄10g，甘草5g。

7剂，水煎服，日1剂。

二诊：2018年3月30日。服药后，诸症略减，心中懊𢙐，脉舌同前。中药予原方去枳壳，加焦山栀6g，淡豆豉12g，继服7剂。

三诊：2018年4月7日。胃脘部饱闷不适基本消失，无嘈杂反酸，纳增，四肢麻木仍存，舌淡红，苔薄，脉濡。中药予原方去厚朴、白花蛇舌草，加桂枝6g，细辛3g，继服7剂。

四诊：2018年4月14日。服药后诸症消失，舌淡红，苔薄白，脉和缓。中药予上方加党参15 g，继服7剂。

按： 本例患者胃脘部饱闷不适，嘈杂反酸，纳食不香，口淡无味，恶心，口臭，四肢困重麻木，舌淡红，苔薄腻，脉濡滑。证属湿邪郁遏，气机不畅。治拟芳香化湿，调畅气机，方用藿朴夏苓汤加升降散化裁加减。方中苍术燥湿运脾升脾气，厚朴、佩兰行气化湿，茯苓淡渗利湿，枳壳行气化湿，增加升降散调畅气机，升清阳而化浊阴。全方合用，共奏芳香化湿，调畅气机之功。

（胡明珠整理）

第二十七节　水　肿

案例1　宋××，男，47岁。

初诊：1996年9月3日。患慢性肾炎22年。近半年来经常出现倦怠乏力，恶心，喜暖畏寒，面色灰黯，夜尿清长，双下肢水肿。经查血肌酐486.2 μmol/L，血尿素氮18.56 mmol/L，被诊断为慢性肾功能衰竭。舌淡紫，苔薄白，脉涩。证属脾肾阳虚夹瘀，治拟活血化瘀，温阳泄浊。

处方：桃仁10 g，红花5 g，生地黄、熟地黄各20 g，当归10 g，赤芍10 g，川芎5 g，生大黄10 g，淡附片10 g，淮山药20 g，生黄芪10 g，肉苁蓉10 g。

7剂，水煎服，日1剂。

二诊：1996年9月10日。服上方7剂后，双下肢水肿略退。效不更方，继以上方服7剂。

三诊：1996年9月17日。服药后诸症消失，复查血肌酐、尿素氮恢复正常。中药将上方生黄芪改为30 g，生大黄改为制大黄10 g，加山茱萸10 g，继服7剂。

按： 本例患者为慢性肾功能衰竭，由慢性肾炎迁延日久发展而来，虽然以脾肾阳虚表现为主，但中医有"久病多瘀"观点，本病日久，脾肾阳虚，阳气亏虚，阴寒内盛，运血无力致脉络瘀滞，故见倦怠乏力，喜暖畏寒，面色灰黯，舌紫脉涩等症，治疗上以活血化瘀，温阳泄浊为法，方用血府逐瘀汤加减。该方出自王清任《医林改错》，具有活血化瘀，行气止痛之功效，主治胸中血瘀证。所拟方活血与行气相伍；祛瘀与养血同施，使气血和调；酌加淡附片、生大黄、肉苁蓉温阳泄浊；生黄芪益气，使邪去正安，故收效颇佳。

（林朝阳整理）

案例2　王××，男，70岁。

初诊：2013年1月7日。有高血压、痛风、糖尿病史。2年前出现蛋白尿，尿蛋白（＋＋）～（＋＋＋）。刻下见双下肢水肿，乏力腰酸，头晕，小便清，多泡沫。尿蛋白（＋＋＋）。舌淡苔白，脉沉细滑。证属脾肾阳虚，肾精不固。治拟温肾健脾，化气利水，固肾涩精。

处方：淡附片 10 g，桂枝 10 g，生地黄 20 g，山萸萸 10 g，淮山药 20 g，白茯苓 15 g，泽泻 15 g，丹皮 10 g，芡实 20 g，金樱子 15 g，煅龙骨 20 g，生黄芪 15 g。

7 剂，水煎服，日 1 剂。

服上方 7 剂后，双下肢水肿略退。二诊效不更方，继予上方服 7 剂。

三诊：2013 年 1 月 22 日。诉双下肢水肿消退，诸症消失，尿蛋白（±），脉舌同前。中药予上方生黄芪改为 30 g，加芡实 15 g，继服 7 剂。

按： 蛋白属于人体精微物质，是各种功能的物质基础，由脾胃化生，由肾脏封藏。脾主升清，司运化，肾主封藏，蛋白尿的产生与脾肾的失常有关。而脾肾分别为后天和先天之本。脾虚不能升清，谷气下流；肾虚封藏失司，精微下泄，是导致蛋白尿的主要原因。本例患者双下肢水肿，乏力腰酸，头晕，小便清，多泡沫，尿蛋白（＋＋＋）。舌淡苔白，脉沉细滑。证属脾肾阳虚，肾精不固，肾主封藏失职，固精无权，则精微物质流失于外而致蛋白尿。肾阳不足，阳虚气化不行，水湿趋下，故见双下肢水肿。治宜温肾健脾，化气利水，固肾涩精，方用金匮肾气丸加减。

（林朝阳整理）

案例 3　胡××，男，83 岁。

初诊：2013 年 7 月 2 日。有冠心病史。1 周前出现双下肢水肿，头眩，心悸，气急，活动后尤甚，神疲乏力，腰膝酸冷，小便短少。舌淡暗，苔薄白润，脉沉细。证属阳虚水泛，治拟温阳利水。

处方：淡附片 6 g，炒白术 10 g，白茯苓 15 g，炒白芍 10 g，泽泻 15 g，丹参 20 g，红花 5 g，桂枝 10 g，党参 20 g，生地黄 20 g，干姜 5 g。

7 剂，水煎服，日 1 剂。

二诊：2013 年 7 月 9 日。服药后双下肢水肿消退，脉舌同前。中药予上方继服 7 剂，煎服法同前。

按： 本例患者为老年男性，有冠心病史，病久及肾，肾阳虚衰。肾阳虚则水不化气而致水湿内停，则小便不利；水湿泛溢于四肢，则肢体水肿；水气凌心，则见心悸；水湿中阻，清阳不升，则头眩；心肾两脏俱虚，形体失于温养，脏腑功能衰退，故神疲乏力，腰膝酸软。舌淡暗，苔薄白润，脉沉细为虚寒之象。治以温阳利水，方用真武汤加减。方中淡附片温肾助阳，以化气行水，兼暖脾土，以温运水湿；茯苓、泽泻利水渗湿，使水邪从小便去；白术健脾燥湿；干姜助附子温阳散寒，又合茯苓、白术宣散水湿；白芍亦可利小便以行水气，又可防止淡附片燥热伤阴；丹参、红花活血；桂枝助阳化气；党参补益脾肺之气，以增利水之功；生地黄滋阴补肾，用其阳中求阴之意。诸药合用，故取得疗效。

（林朝阳整理）

第二十八节 淋 证

案例1 （石淋）王××，男，64岁。

初诊：2006年5月21日。患者在3小时前，无明显诱因，突然出现左腰腹剧烈绞痛，呈持续性，痛剧时冒冷汗，伴呕吐，纳谷不香，手足乏力，小便色红，左腰腹按之疼痛。B超提示左输尿管下段结石，膀胱内结石。尿常规检查提示隐血（＋＋＋）。舌淡红，苔白根腻，脉弦滑。证属肾虚气化不利，气血交阻，治拟益肾化气，利湿排石。

处方：党参20g，淮山药20g，生地黄20g，白茯苓20g，泽泻10g，广金钱草30g，海金沙^包15g，鸡内金15g，苍术10g，川牛膝15g，炒白芍20g，川芎15g，枳壳15g，白茅根30g。

5剂，水煎服，日1剂。

二诊：2006年5月26日。服药后左腰腹绞痛消失，唯觉口苦，脉舌同前。中药予上方加黄连5g，继服7剂。

三诊：2006年5月31日。左腰腹绞痛未再发作，小便清。复查B超提示左输尿管及膀胱内结石均消失，尿常规隐血阴性。舌淡红，苔白，脉滑。

嘱以广金钱草每天20g泡水代茶饮，以防结石复发。

按：尿路结石属祖国医学"淋证"范畴。平素饮食不节，嗜食肥甘酒热；情志怫郁，气滞不宣；肾虚膀胱气化不利，通降失常为发病之由。本例患者病程短，左腰腹绞痛，纳谷不香，手足乏力，小便色红，舌淡红，苔白根腻，脉弦滑，符合肾虚气化不利，气血交阻，治拟益肾化气，利湿排石。方中党参益气；淮山药健脾；茯苓健脾渗湿；广金钱草、海金沙、鸡内金排石通淋；苍术、川牛膝、泽泻利湿；白茅根凉血止血。

（林朝阳整理）

案例2 （石淋）金××，男，34岁。

初诊：2007年11月5日。左腰腹阵发性绞痛6天。患者6天前无明显诱因突然出现左腰腹阵发性绞痛，难以忍受，每日下午发作为甚，疼痛向左下腹及左大腿内侧放射。无发热，无恶心呕吐，无腹泻，无明显尿频、尿痛。舌淡红，苔薄黄，脉弦。证属湿热气滞，治拟清热利湿，理气排石。

处方：生地黄20g，萹蓄10g，瞿麦12g，广金钱草50g，鸡内金10g，海金砂^包10g，枳壳15g，炒青皮10g，黄柏15g，川芎15g，白茅根30g，甘草5g。

7剂，水煎服，日1剂。

嘱多饮温开水。

二诊：2007年11月13日。服药后，左腰腹疼痛基本消失，脉舌同前。中药予上方继服7剂。

三诊：2007年11月20日。诉昨日排尿时突然出现疼痛，继排出结石1颗，疼痛即止。予B超复查，左肾结石仍存，左输尿管结石消失。舌淡红，苔薄，脉稍滑。中药予原方加补益肝肾之品。

处方：生地黄20g，广金钱草50g，鸡内金10g，海金砂^包10g，枳壳15g，黄柏10g，白茅根30g，山茱萸10g，淮山药20g，生黄芪15g，炙甘草5g。

7剂，水煎服，日1剂。

另嘱广金钱草每日10g，泡水代茶饮。

按：本例患者病发突然，痛势剧烈，辨为湿热气滞。方用广金钱草、萹蓄、瞿麦、黄柏清热利湿，且广金钱草有排石、溶石作用；枳壳、青皮理气止痛；海金砂、鸡内金亦有排石、溶石作用。全方合用，故取得疗效。

（林朝阳整理）

案例3　（热淋）张××，男，45岁。

初诊：2018年6月6日。尿急尿痛，小便短赤，纳呆，夜寐欠安。舌红，苔黄厚，脉滑。证属下焦湿热，治拟清热通淋。

处方：苍术10g，黄柏15g，川牛膝10g，薏苡仁30g，焦栀子10g，淡豆豉12g，茯苓15g，生麦芽30g，川楝子12g，川芎10g，柴胡10g，甘草5g。

7剂，水煎服，日1剂。

按：湿热下注，流于下肢，使筋脉弛缓，则两足痿软无力，而成痿证。湿热痹阻筋脉，以致筋骨疼痛、足膝红肿，或为脚气；湿热下注于带脉与前阴，则为带下臭秽或下部湿疮。该患者尿急、尿痛为下焦湿热之象。湿热流注于膀胱三焦经，故见尿急、尿痛，小便短赤；脾胃生痰之源，脾虚则湿盛，无力运化水谷，故见纳呆；舌红，苔黄厚，脉滑均为湿热之象。治宜清热通淋，故选用四妙散加减。方中黄柏为君，取其苦以燥湿，寒以清热，其性沉降，长于清下焦湿热；臣以苍术，辛散苦燥，长于健脾燥湿；牛膝引火下行，利湿通淋；薏苡仁利水渗湿，健脾，清热排脓，四药合用以清利湿热，利尿通淋。栀子、茯苓清热利湿；淡豆豉宣发郁热；麦芽、川楝子、川芎、柴胡行气以通淋；甘草调和诸药。

（薛璐璐整理）

案例4 （热淋）

唐×，女，47岁。

初诊：2018年8月27日。反复小便涩痛3年。患者3年前出现小便涩痛，伴尿不尽感，下腹部胀痛，口干而苦，手足心热，无汗出，纳可，夜寐安，大便无殊。舌偏红，苔薄白，脉弦细。证属肝肾不足，下焦湿热，治拟滋阴补肾，清热利尿。

处方：生地黄20g，山茱萸10g，山药20g，茯苓15g，泽泻10g，败酱草30g，车前子^包10g，川牛膝10g，苍术10g，川楝子10g，柴胡10g，白茅根30g，枳壳15g，甘草5g。

7剂，水煎服，日1剂。

二诊：2018年9月17日。患者诉服药后稍好转，舌脉同前。中药予上方去车前子、苍术、川楝子、败酱草、白茅根，加红藤30g，滑石20g，木通6g，蒲公英15g，继服7剂。

三诊：2018年9月24日。患者诉服药后小便涩痛减轻，下腹部胀痛好转，舌偏红，苔薄白，脉细。中药予上方去木通，加焦栀子6g，继服7剂。

按：本例患者因下焦膀胱湿热，湿热内扰，故小便涩痛，伴尿不尽感，下腹部胀痛。但患者反复小便涩痛3年，患病日久，损伤肝肾阴精，故以六味地黄汤为主方，补肝肾阴精，同时加以清化下焦湿热之品，标本兼顾，故取得疗效。

（林修富整理）

第二十九节　癌　病

案例1 （胃癌）王××，女，62岁。

初诊：2005年7月1日。半年前曾做胃癌手术，手术后行化疗3次。刻下见神疲乏力，纳呆，气短，夜寐欠安，面色淡白，身体消瘦。舌淡苔薄，脉细。证属气血两虚，治拟益气养血，兼以祛瘀。

处方：生黄芪20g，党参20g，炒白术10g，生地黄、熟地黄各20g，炒白芍15g，川芎12g，白茯苓15g，当归12g，陈皮5g，鸡内金10g，半枝莲20g，白花蛇舌草20g，炒甘草5g。

7剂，水煎服，日1剂。

二诊：2005年7月8日。服药后纳增，自觉身体较前舒服，中药予原方继服7剂。

三诊：2005年7月15日。药后面色转润，纳香寐安，舌淡苔薄，脉细。中药予上方加制首乌15g，枸杞10g，继服7剂。

按：本例患者因胃癌手术后，气血耗伤，复因化疗，元气大亏。心血虚则见失眠，面色不华；脾血虚则见乏力，纳差食少。气血同源，阴阳互根，气虚不能生血，血虚无以生气，又因胃癌虽已手术切除，但余毒难消，故治拟益气养血为主，清瘀解毒为辅，方以八珍汤为主养气血，又加入半枝莲、白花蛇舌草清瘀毒，故取得疗效。

（林朝阳整理）

案例2 （结肠癌）袁××，女，59岁。

初诊：2012年10月28日。结肠癌术后1年。刻下见神疲乏力，口干，烘热出汗，纳减，入睡困难，二便无殊。舌淡红，苔薄，脉弦细。证属气阴两虚，治拟益气养阴，兼以祛瘀解毒。

处方：生黄芪30g，党参20g，生地黄20g，白茯苓15g，淮山药20g，山茱萸10g，薏苡仁30g，藤梨根30g，白花蛇舌草20g，半枝莲15g，鸡血藤15g，川芎10g，鸡内金10g，炒甘草5g。

7剂，水煎服，日1剂。

二诊：2012年11月5日。精神觉舒，大便通畅，偶有口苦，脉舌同前。中药予原方加黄连6g，吴茱萸3g，继服14剂。

三诊：2012年11月19日。服药后，口苦消失，劳动后腰酸，舌淡红，苔薄，脉弦细，中药予原方去黄连、吴茱萸，加制川断15g，炒杜仲15g，继服14剂。

四诊：2012年12月3日。夜间醒后额头出汗，双下肢酸楚，夜寐多梦，舌红，苔薄白，脉弦滑。中药予原方加减。

处方：生黄芪30g，党参20g，生地黄20g，白茯苓15g，淮山药20g，山茱萸10g，薏苡仁30g，藤梨根30g，白花蛇舌草20g，鸡血藤15g，制川断15g，炒杜仲15g，当归12g，黄柏12g，焦栀子6g，糯稻根30g，炒甘草5g。

14剂，水煎服，日1剂。

按： 本例患者为结肠癌术后，癌病者术后防复为其关键，经云"正气存内，邪不可干"，对此类病症，在针对肿瘤进行施治外，重要的是根据不同体质，辨证施治，提高机体抗病能力。患者刻下见神疲乏力，口干，烘热出汗，纳减，入睡困难，舌淡红，苔薄，脉弦细，气阴两虚之候显见，治以益气养阴，兼以祛瘀解毒。药用生黄芪、党参、生地黄、山茱萸益气养阴；白茯苓、淮山药、鸡内金健脾生津；薏苡仁、藤梨根、白花蛇舌草、半枝莲、鸡血藤、川芎祛瘀解毒，以扶正祛邪。随后一直以益气养阴为主，根据证候加减用药。

（林朝阳整理）

案例3 （乳腺癌）罗××，女，50岁。

初诊：2014年4月7日。乳腺癌术后3年，术后恢复良好。患者前来就诊，希望提高机体免疫力。刻下见乏力，头晕，偶有恶心，纳谷欠香，夜寐尚安，无寒热，二便无殊。舌淡红，苔薄，脉细。证属脾虚清阳不升，治拟益气健脾，兼以化瘀解毒。

处方：生黄芪 30 g，党参 20 g，炒白术 12 g，白茯苓 15 g，柴胡 10 g，葛根 20 g，川芎 15 g，半枝莲 15 g，白花蛇舌草 15 g，藤梨根 30 g，炒谷芽、炒麦芽各 20 g，甘草 5 g。

7 剂，水煎服，日 1 剂。

二诊：2014 年 4 月 14 日。服药诸症减，舌淡红，苔根腻，脉细。中药予上方加淡竹茹 10 g，厚朴 10 g，继服 7 剂。

三诊：2014 年 4 月 29 日。诉近日出现潮热，脉舌同前。中药予上方去淡竹茹、炒谷芽、炒麦芽，加淮小麦 50 g，大枣 10 g，黄柏 10 g，继服 7 剂。

四诊：2014 年 5 月 13 日。诸症消失，舌淡红，苔薄白，脉细。中药予上方继服 7 剂。

嗣后常以益气健脾之法为主，间断予中药调理。

按：本例患者有乳腺癌手术史，术后恢复良好，未有肿瘤转移、肿瘤检查指标异常等情况发生。中医强调未病先防，已病防复，对于肿瘤患者，要根据其体质，综合调理，以提高其机体抗病能力。本例患者有乏力，头晕，纳谷欠香，舌淡红，苔薄，脉细等表现，证属脾虚清阳不升。脾胃为营卫、气血生化之源，脾胃气虚，纳运乏力，故见饮食减少；脾主升清，脾虚则清阳不升，故见头晕。治宜益气健脾，针对肿瘤病史，兼以化瘀解毒，疗效满意。

（林朝阳整理）

案例 4 （鼻咽癌）郑××，女，61 岁。

初诊：2017 年 11 月 8 日。患鼻咽癌 1 年，曾行放疗。10 天前出现鼻塞，涕中带血，体检发现颈部肿块，固定不移，诊为鼻咽癌复发。家属考虑其体质较差，遂放弃放疗，转求中医。刻下见神疲乏力，口干咽燥，少气懒言，皮肤粗糙不润，大便干结。舌红苔净，脉弦细稍数。证属气阴两虚，血瘀毒凝，治拟益气养阴，化瘀解毒。

处方：生黄芪 30 g，党参 20 g，制麦冬 15 g，生地黄 20 g，玄参 10 g，葛根 20 g，天花粉 30 g，鲜石斛[另煎兑入]15 g，川芎 10 g，白花蛇舌草 15 g，半枝莲 15 g，浙贝母 15 g，夏枯草 20 g，橘核 10 g，陈皮 5 g，甘草 5 g。

7 剂，水煎服，日 1 剂。

二诊：2017 年 11 月 15 日。服药诸症减，脉舌同前。中药予上方继服 7 剂。

三诊：2017 年 11 月 22 日。服药后诸症大减，纳呆，舌偏红，苔净，脉弦细。中药予上方加焦神曲 20 g，薏苡仁 30 g，继服 7 剂。

四诊：2017 年 11 月 29 日。诸症继续改善，舌略红，苔薄，脉弦细。中药予上方加减。

处方：生黄芪 30 g，党参 20 g，制麦冬 15 g，生地黄 20 g，玄参 10 g，葛根 20 g，天花粉 30 g，鲜石斛[另煎兑入]15 g，川芎 10 g，白花蛇舌草 15 g，半枝莲 15 g，藤梨根 30 g，白茯苓 20 g，山药 20 g，陈皮 5 g，甘草 5 g。

7剂，水煎服，日1剂。

嗣后在益气养阴法基础上，随症加减处方，随访患者精神好转，无涕中带血，颈部肿块缩小变软。

按：本例患者鼻塞，涕中带血，颈部肿块，固定不移，神疲乏力，口干咽燥，少气懒言，皮肤粗糙不润，大便干结，舌红苔净，脉弦细稍数，诊为气阴两虚，血瘀毒凝。治宜益气养阴，化瘀解毒。因患者体虚明显，所以治疗初期以扶正为主，兼以化瘀解毒，正气存内，邪不可干。药用生黄芪、党参、制麦冬、生地黄、玄参、葛根、天花粉、鲜石斛益气养阴生津；川芎活血化瘀；白花蛇舌草、半枝莲清热解毒；浙贝母、夏枯草、橘核化瘀散结。待正气渐复后，以扶正祛邪为法，疗效满意。

（林朝阳整理）

案例5　（肺癌）李××，男，65岁。

初诊：2019年2月10日。肺下叶转移性癌，右侧胸膜转移性病变，右侧少量积水，胸部疼痛难忍，咳嗽，气喘，咳痰清稀，疲乏无力，小便短少。舌淡，苔薄白，脉弦滑。证属寒饮内停，治拟温化寒饮。

处方：柴胡10 g，桂枝10 g，干姜10 g，五味子10 g，细辛3 g，牡蛎20 g，天花粉10 g，黄芩10 g，法半夏10 g，白术10 g，茯苓15 g，猪苓10 g，葶苈子30 g，泽泻10 g，红枣10 g，炙甘草10 g。

7剂，水煎服，日1剂。

二诊：2019年2月18日。服上方后，症状减轻。予原方加白参15 g，继服7剂。

按：该患者胸部疼痛，咳嗽，气喘，咳痰清稀，有少量积水，证属少阳枢机不利，寒饮内停。治拟温化寒饮，方用柴胡桂枝干姜汤加减，加半夏、葶苈子降逆平喘，合五苓散温阳利尿，帮助肺部通调水道，下输膀胱，改善水液代谢功能。诸药合用，取得疗效。

（童曼君整理）

第三十节　厥阴病

案例　刘××，女，36岁。

初诊：2020年6月17日。每以午后进食后腹泻，口干，梦多，夜寐欠安，月经量少，小便频数，纳可。舌淡红，苔白，脉弦细。证属上热下寒，治拟疏肝健脾。

处方：柴胡10 g，炒黄芩10 g，桂枝10 g，干姜3 g，天花粉15 g，煅牡蛎20 g，山药15 g，菟丝子10 g，肉豆蔻6 g，吴茱萸3 g，补骨脂10 g，大枣10 g，甘草5 g。

7剂，水煎服，日1剂。

二诊：2020年6月24日。服药后症减，脉舌同前。中药予原方继服7剂。

按：本例患者午后进食后腹泻，口干，梦多，夜寐欠安，月经量少，小便频数，舌淡红，苔白，脉弦细，为上热下寒，胆热脾寒之证。上热表现为口干，多梦，下寒表现为腹泻，小便频数。六经辨证为厥阴病，治拟疏肝健脾，方用柴胡桂枝干姜汤加减。柴胡桂枝干姜汤见于《伤寒论》，原文为"伤寒五六日，已发汗而复下之，胸胁满，微结，小便不利，渴而不呕，但头汗出，往来寒热，心烦者，此为未解也，柴胡桂枝干姜汤主之"。临床运用该方，当理解方义，灵活调整药物的用量。该方之义，主要以柴胡、黄芩清利肝胆，以干姜、炙甘草温补脾阳，而桂枝则有交通寒热阴阳的作用。临床应用之时，便溏甚者，重用干姜，而减轻黄芩用量；口苦甚者，加重黄芩用量，而减少干姜用量。若不能掌握药量调整之法，则徒用无益而反受其害，不可不慎。

（华慈杰整理）

第三十一节　热扰胸膈证

案例 1　王××，女，69 岁。

初诊：2012 年 8 月 21 日。1 周前感冒，恶寒发热，咽痛咳嗽，鼻流清涕，经治后诸症减。但心胸烦热，胸口如物堵塞，咽中不适，口干喜饮，虚烦不寐。舌偏红，薄黄，脉虚数。证属余热未清，热扰胸膈，治拟清热除烦，宣发郁热。

处方：炒栀子 6 g，淡豆豉 12 g，淡竹叶 10 g，白菊花 10 g，苍术 10 g，香薷 10 g，玉竹 15 g，山豆根 5 g，甘草 g。

5 剂，水煎服，日 1 剂。

服药 5 剂后，诸症消失。

按：本证多由外感后期，余热未清，热扰胸膈所致。治疗以清热除烦，宣发郁热为主。外感后期，余热留恋胸膈，气机失畅，故心胸烦热，胸口如物堵塞；邪热蕴结胸膈，郁热扰心，故虚烦不寐。治用仲景栀子豉汤加减。方中栀子味苦性寒，既能上入心胸，清透郁热以除烦，又能导火下行以除热；淡豆豉辛凉宣散，透邪畅中，既能宣泄胸中郁热而助栀子除烦，又能开壅散满而和胃。二药合用，共奏清热除烦之功。加竹叶清透气分余热，除烦止呕；苍术、香薷除湿祛邪；玉竹、山豆根养阴利咽；甘草调和诸药。全方合用清热除烦，宣发郁热，故取得疗效。

（林朝阳整理）

案例 2　魏××，女，56 岁。

初诊：2017 年 8 月 8 日。胸中懊侬，心烦，胃脘不适，胃纳可，夜寐欠安，四肢酸楚，二便无殊。舌偏红，苔薄黄，脉弦细。证属痰热内扰，治拟清热除烦。

处方：制半夏 10 g，白茯苓 15 g，陈皮 5 g，炒枳壳 12 g，竹茹 10 g，柴胡 10 g，炒黄芩 10 g，降香 5 g，川黄连 5 g，淮小麦 50 g，党参 10 g，大枣 10 g，甘草 5 g。

7 剂，水煎服，日 1 剂。

二诊：2017 年 8 月 15 日。服药后诸症减，脉舌同前。中药予原方去竹茹、陈皮，加百合 15 g，生地黄 30 g，继服 7 剂。

三诊：2017 年 8 月 22 日。服药后，一般情况可，偶有头晕，舌淡红，苔薄白，脉弦细。中药在原方基础上加枸杞 10 g，白菊花 10 g，改生地黄为 20 g。继服 7 剂。

按： 本例患者胸中懊恼，心烦，胃脘不适，夜寐欠安，四肢酸楚，舌偏红，苔薄黄，脉弦细，为痰热内扰之象。肝气郁滞，气机不畅则胸胁胀闷；气有余便是火，肝火内郁耗伤津液则炼液为痰，痰郁化热则为痰热，扰心则心烦不眠。治拟清热除烦，方用温胆汤加减，清热化痰和胃，配柴胡、黄芩和解少阳，疏通三焦气机。

（胡明珠整理）

第三十二节　耳　鸣

案例 1　袁××，女，64 岁。

初诊：2013 年 10 月 28 日。耳鸣如雷，入夜尤甚，腰膝酸软，口干，手足心热，眼花、眼干涩，夜寐欠佳。舌偏红，苔薄，脉弦细。证属肝肾不足，治拟补益肝肾。

处方：生地黄 20 g，山茱萸 10 g，淮山药 20 g，白茯苓 15 g，丹皮 10 g，黄柏 10 g，苍术 10 g，荷叶 10 g，升麻 10 g，柴胡 10 g，丹参 15 g，党参 10 g，淮小麦 50 g，大枣 10 g，甘草 5 g。

7 剂，水煎服，日 1 剂。

二诊：2013 年 11 月 5 日。服药症减，心虚胆怯，纳差，脉舌同前。中药予上方去丹皮、白茯苓，加珍珠母 30 g，鸡内金 10 g，继服 7 剂。

三诊：2013 年 11 月 13 日。服药后，耳鸣基本消失，唯入夜安静时有轻微耳鸣，余症亦消失，夜寐安，舌淡红，苔薄，脉弦细。中药予上方加减。

处方：生地黄 20 g，山茱萸 10 g，淮山药 20 g，苍术 10 g，荷叶 10 g，升麻 10 g，柴胡 10 g，丹参 15 g，党参 10 g，珍珠母 30 g，鸡内金 10 g，枳壳 10 g，淮小麦 50 g，大枣 10 g，甘草 5 g。

7 剂，水煎服，日 1 剂。

按： 本例患者年过六旬，耳鸣如雷，入夜尤甚，腰膝酸软，口干，手足心热，眼花、干涩，夜寐欠佳，舌偏红，苔薄，脉弦细，证属肝肾不足。肾开窍于耳，肝肾不足，耳窍失养故发为耳鸣。治拟补益肝肾，方以六味地黄汤为主滋补肝肾，苍术、升麻、荷叶升清降浊，黄柏清火，丹参活血通窍，淮小麦、大枣、甘草养心安神，和中缓急，故取得疗效。

（林朝阳整理）

案例2 竺××，女，44岁。

初诊：2018年3月26日。耳鸣，卧位减轻，白昼加剧，夜间减轻，偶有眩晕，腰痛，四肢关节疼痛，夜寐欠安，二便无殊。舌淡红，苔薄，脉弦细。证属脾虚气陷，清气不升，治拟益气聪耳。

处方：生黄芪20g，党参15g，炒白术10g，当归10g，柴胡10g，炙升麻3g，蔓荆子10g，葛根15g，川芎12g，炙龟甲10g，生地黄20g，炒枳壳12g，炒谷芽、炒麦芽各20g，甘草5g。

7剂，水煎服，日1剂。

二诊：2018年4月2日。服药后，耳鸣略减，怕冷，脉舌同前。中药予原方去炒谷芽、炒麦芽，加磁石15g，肉桂5g^{后下}，继服7剂。

按： 耳鸣即耳中鸣响，既可为一种独立疾病，又可为多种耳科疾病的症状之一。根据本例患者的临床表现，考虑为脾虚气陷，清气不升，故见耳鸣，治拟益气聪耳，用甘温之品升其阳，以达阳春升生之令。方中黄芪、党参以补之；以炙甘草之甘，补脾胃而生气；白术以健脾；当归以和血；陈皮理气，以散诸甘药之滞；清气下陷，用升麻、柴胡气之轻而味之薄者，引气上腾，复其本位；蔓荆子、川芎清利头目，善治眩晕耳鸣，因其质轻，性升浮，用之借其升浮之性，助药力功专于上；葛根升清降浊。全方标本兼治，用药恰当，故效果显著。

（胡明珠整理）

案例3 葛××，男，69岁。

初诊：2019年4月2日。耳鸣1年余，时发时止，伴听力下降、头晕、双目视物模糊，无头痛，无恶寒发热，无恶心呕吐，无视物旋转。舌淡苔薄，脉细。证属脾胃气虚，清阳不升，治拟补中益气，助升清阳，聪耳明目。

处方：生黄芪20g，党参15g，炒白术10g，当归12g，柴胡10g，升麻5g，葛根30g，川芎15g，蔓荆子9g，白芍10g，甘草5g。

7剂，水煎服，日1剂。

按： 患者耳鸣1年余，时发时止，伴听力下降、头晕、双目视物模糊，舌淡苔薄，脉细，证属脾胃气虚，清阳不升。五脏皆禀气于脾胃，以达九窍；烦劳伤中，使清阳之气不能上升，故耳鸣耳聋。治拟补中益气，助升清阳，聪耳明目，以益气聪明汤加减治疗。方中黄芪、党参、炒白术温补脾阳，益气补中，意在治本；葛根、升麻、蔓荆子鼓舞清阳，上行头目；白芍养血平肝；甘草和脾胃而调和诸药。诸药合用，使得中气得补，清阳得升，故而肝肾受益，脾胃调和，耳目聪明。

（华天祺整理）

第三十三节 口腔溃疡

案例 1 艾××，男，58岁。

初诊：2020年4月20日。素易发口腔溃疡，近期劳累又作，夜寐尚安，纳可，二便无殊。舌淡红，苔薄，脉弦细。证属脾胃气虚，火郁不散，治拟升阳散火。

处方：柴胡10g，焦防风10g，党参10g，炙升麻5g，葛根20g，炒白芍15g，独活10g，焦栀子6g，淡豆豉12g，人中白10g，炙甘草5g，甘草5g。

7剂，水煎服，日1剂。

二诊：2020年4月28日。一般情况可，口腔溃疡略有减轻。中药予上方加制半夏10g，继服7剂。

三诊：2020年5月5日。服药后溃疡消失，脉舌同前。中药予原方继服7剂，以巩固疗效。

按： "火郁发之"见于《素问·六元正纪大论》，气机运行不利，郁而化火，热邪伏于体内不得透发，治疗当以透散、展布气机，气机得布，火郁得散。此患者因近期劳累后脾胃亏虚，谷气下流，郁而化火，则口腔溃疡反复发作；舌淡红，苔薄白，脉弦细均属气郁化火之象。根据患者病情，治以升阳散火，方用升阳散火汤加减。其中柴胡、升麻、葛根、独活、防风升阳散火，火散则热自消，症自除，以生甘草、白芍酸甘养阴以防耗散太过，以人中白、焦栀子、淡豆豉清热泻火，以党参、炙甘草甘温益中。

（陈海英整理）

案例 2 阳××，女，33岁。

初诊：2020年4月20日。口腔溃疡反复发作，月经不规律，小便涩，纳可，大便无殊。舌偏红，苔薄黄，脉弦细。证属肝经郁热，气机不畅，治拟清化郁热，升清降浊。

处方：柴胡10g，炒黄芩12g，制半夏10g，党参10g，僵蚕6g，蝉衣3g，片姜黄10g，制大黄10g，知母6g，生地黄20g，人中白10g，滑石20g，甘草5g。

7剂，水煎服，日1剂。

二诊：2020年4月28日。一般情况可，口腔溃疡发作次数略有减少，脉舌同前。中药予原方去人中白、滑石，加益智仁10g，芡实15g，继服7剂。

三诊：2020年5月5日。上症，口腔溃疡发作次数减少，脉舌同前。中药予上方继服7剂。

按： 本例患者为青年女性，邪在少阳，经气不利，郁而化热所致口腔溃疡。肝气不舒，则致月经不规律，小便偏涩。治以清化郁热，升清降浊，方用升降散和小柴胡汤加减。方中升降散升清降浊，散风清热；另加柴胡苦平升散，入肝胆经，疏肝理气、和解少阳；黄芩苦寒降泻，助柴胡清阳散热；党参、大枣扶助正气，半夏降逆和胃；知母、生地黄滋阴清热补肾；人中白清热降火；滑石清热利湿通淋；甘草调和诸药。诸药合用，诸症乃消。

（陈海英整理）

第三十四节　喉　痹

案例1　金××，女，35岁。

初诊：2018年11月12日。咽痛、咽干半月余。患者半月前出现咽痛而干，伴异物感，咯之不出，咽之不下，口苦，心悸，潮热汗出，平素月经量少色暗，纳可，夜寐安，二便无殊。舌偏红，苔薄黄，脉细稍数。证属脾虚肝郁，郁而化火，治拟升阳散火。

处方：柴胡10g，防风10g，党参10g，升麻5g，葛根20g，炒白芍15g，桔梗10g，独活10g，羌活10g，焦栀子6g，生甘草、炙甘草各5g。

7剂，水煎服，日1剂。

二诊：2018年11月19日。患者诉服药后咽痛减轻，仍感口干，舌偏红，苔薄黄，脉细。中药予原方去防风，加玄参10g，继服7剂。

三诊：2018年11月26日。患者诉药后诸症明显好转，舌淡红，苔薄白，脉细。中药予上方继服7剂，巩固疗效。

按：本例患者咽痛而干，伴异物感，咯之不出，咽之不下，口苦，潮热汗出，平素月经量少色暗，舌偏红，苔薄黄，脉细稍数。辨为脾虚肝郁，郁而化火，治宜升阳散火。以升阳散火汤发散郁火，清其郁热，方中柴胡、升麻、葛根、羌活、独活、防风升阳散火，火散则热自消，生甘草、白芍酸甘养阴以防耗散太过，党参、炙甘草甘温补中。

（林修富整理）

案例2　陈××，女，49岁。

初诊：2019年3月4日。咽部不适，口苦，口干，夜寐欠安，纳可，夜尿频数，大便无殊。舌淡红，苔白，脉弦细。邪在少阳，经气不利，治拟和解少阳，理气安神。

处方：柴胡10g，炒黄芩12g，制半夏10g，党参10g，葛根20g，川芎15g，柏子仁10g，煅龙骨、煅牡蛎各20g，百合15g，生地黄20g，淮小麦50g，大枣10g，甘草5g。

7剂，水煎服，日1剂。

二诊：2019年3月11日。服药后症减，脉舌同前。中药予原方继服7剂。

按：本例患者口干、口苦、咽部不适，均为少阳郁火上炎之症。肝火旺盛，肝魂不纳，阳不入阴，则夜寐欠安；舌淡红，苔白，脉细弦均为少阳病之象。所拟方剂为小柴胡汤加减。小柴胡汤和解少阳，疏肝理气。方中柴胡苦平升散，入肝胆经，疏肝理气，为君药；黄芩苦寒降泻，助柴胡清阳散热，为臣药；党参、大枣扶助正气，半夏降逆和胃，煅龙骨、煅牡蛎镇静安神，百合、生地黄、柏子仁、淮小麦养心安神，葛根、川芎解肌通络、理气止痛，共为佐药；甘草调和诸药，为使药。

（华慈杰整理）

案例3　俞××，女，40岁。

初诊：2019年3月18日。咽痛，咽痒，有咽部异物感，咳嗽，腹胀，便秘，夜寐安，纳可，二便无殊。舌淡红，苔黄腻，脉滑。证属痰热郁结，治拟清热利咽，理气化痰。

处方：制半夏10g，茯苓15g，陈皮5g，枳壳12g，黄连5g，竹茹10g，厚朴10g，僵蚕10g，蝉衣3g，片姜黄10g，制大黄10g，淮小麦50g，大枣10g，甘草5g。

7剂，水煎服，日1剂。

二诊：2019年3月28日。服药后症减，脉舌同前。中药予原方继服7剂。

按：患者咽痛，咽痒，咳嗽，腹胀，便秘，夜寐安，舌淡红，苔黄腻，脉滑，证属痰热郁结，治拟清热利咽，理气化痰。方用黄连温胆汤合升降散加减。方中黄连清热解毒化湿；半夏化痰止咳；陈皮、枳壳理气祛痰；竹茹解郁清降化痰热；茯苓行气化湿；升降散中僵蚕能胜风除湿，清热解郁，散逆浊结滞之痰，蝉蜕能祛风而胜湿，涤热而解毒，姜黄行气散郁；大黄上下通行；甘草益气和中。全方合用，清热利咽，理气化痰，诸症自愈。

（华慈杰整理）

第三十五节　阳　痿

案例1　孙××，男，51岁。

初诊：2012年12月3日。阳事不举或举而不坚，神疲乏力，腰膝酸软，心中惕惕，气短，多思善虑，形寒，小便清长。舌淡红、苔薄白，脉沉细。证属气血亏虚，肾精不足，治拟益气固肾。

处方：生黄芪30g，党参20g，生地黄20g，山茱萸10g，淮山药20g，丹皮10g，桂枝 10 g，煅龙骨、煅牡蛎各 20 g，仙灵脾 10 g，巴戟肉 10 g，生麦芽 30 g，荷叶 10 g，黄柏 10 g，炒甘草 5 g。

7 剂，水煎服，日 1 剂。

按： 人到中年，肾气渐衰，肾精不足则阳事不举或举而不坚，腰膝酸软；进而气血亏虚，则神疲乏力，心中惕惕，气短，多思善虑；形寒，小便清长为肾之阳气欠充；舌淡红，苔薄白，脉沉细，符合气血亏虚，肾精不足之证。治拟益气固肾，方中生黄芪、党参益气；生地黄、山茱萸、淮山药补肾；桂枝通阳；龙骨，牡蛎固肾涩精；仙灵脾、巴戟肉补肾壮阳；生麦芽具有疏肝行气，健脾消食作用，以补后天之本。

（林朝阳整理）

案例 2 应××，男，40 岁。

初诊：2020 年 5 月 20 日。腰酸乏力，畏寒肢冷，阳事不举，夜寐欠安，偶感心烦，纳可，小便清长。舌淡苔薄，脉沉细。证属肾阳亏虚，治拟补肾壮阳。

处方：淡附片 6 g，桂枝 10 g，炒白术 12 g，生地黄 30 g，山茱萸 10 g，山药 20 g，丹皮 10 g，生麦芽 30 g，煅龙骨、煅牡蛎各 20 g，黄柏 10 g，柴胡 10 g，菟丝子 15 g，车前子 10 g。

7 剂，水煎服，日 1 剂。

二诊：2020 年 5 月 28 日。上症减轻，脉舌同前。中药予原方继服 7 剂。

按： 该患者腰酸乏力，畏寒肢冷，阳事不举，夜寐欠安，小便清长，舌淡苔薄，脉沉细。证属肾阳亏虚，治拟补肾壮阳，方用金匮肾气丸加减。方中附子大辛大热，温阳补火；桂枝辛甘而温，温通阳气，二药相合，补肾阳，助气化；肾为水火之脏，内含真阴真阳，阳气无阴则不化，故重用生地黄滋阴补肾生精，配伍山茱萸、山药补肝养脾益精，阴生则阳长；炒白术、生麦芽健脾开胃；黄柏、丹皮清热除烦、活血散瘀，伍桂枝则可调血分之滞；煅龙骨、煅牡蛎镇静安神；柴胡疏肝理气；菟丝子、车前子补肾利水。诸药合用，助阳之弱以化水，滋阴之虚以生气，使肾阳振奋，气化复常，则诸症自除。

（林朝阳整理）

第三十六节　痿　证

案例 陈××，女，84 岁。

初诊：2019 年 1 月 29 日。反复右腿酸软无力半年。患者半年前无明显诱因下出现右腿酸软无力，后经常因右腿无力而跌倒，伴腰酸、口苦，大便黏稠不爽，纳尚可，小便无殊，夜寐安。舌淡红，苔白腻，脉弦滑。证属脾虚湿困，治拟健脾化湿，疏经通络。

处方：党参15g，炒白术10g，茯苓15g，薏苡仁30g，当归12g，炒白芍15g，鸡血藤15g，川芎15g，狗脊15g，柴胡10g，防风10g，甘草5g。

7剂，水煎服，日1剂。

二诊：2019年2月11日。患者诉服药后跌倒频率减少，大便仍黏稠，舌淡红，苔薄白，脉弦滑。中药予上方去防风，加黄连5g、木香6g，继服7剂。

三诊：2019年2月18日。患者诉本周服药期间未出现右腿酸软无力，口苦及大便症状较前好转，舌淡红，苔薄白，脉弦滑。药已中的，中药予上方继进7剂。

按：脾主运化，为气血生化之源，主肌肉四肢。脾气虚弱，气血生化不足，不能濡养筋脉肌肉，故下肢酸软无力；不能运化水湿，水湿内困，化热伤津，则口苦、大便不爽。故本病之根本在于脾虚湿困，予以四君子汤加减，方中党参、炒白术、茯苓、薏苡仁、甘草健脾益气化湿；当归、炒白芍、鸡血藤、川芎养血舒筋；狗脊补益肝肾；柴胡、防风祛风疏肝醒脾。二诊加以木香、黄连清化湿热。诸药合用共奏健脾化湿，疏经通络之功。

（林修富整理）

第三十七节　痹　证

案例1　杨××，女，45岁。

初诊：2018年10月29日。患者3月前出现四肢麻木，以肘关节、膝关节以下明显，活动后可减轻，四肢不温，无寒热。无汗出，纳可，夜寐安，大小便无殊。查体：血压120/70mmHg，心肺听诊无殊，四肢肌力正常。舌淡红，苔薄白，脉弦。证属气机郁滞，治拟理气通络。

处方：柴胡10g，枳壳12g，炒白芍15g，川芎10g，僵蚕6g，蝉衣3g，姜黄10g，熟大黄10g，党参15g，桂枝10g，甘草5g。

7剂，水煎服，日1剂。

二诊：2018年11月5日。患者诉服药后四肢麻木明显减轻，手足较前暖和，舌淡红，苔薄白，脉弦。中药予上方加当归10g，继服7剂。

三诊：2018年11月12日。患者诉服药后四肢麻木症状基本消失，舌淡红，苔薄白，脉弦。药已中的，守方继服7剂以巩固疗效。

按：本例患者因气机郁滞，气血不能温达四末，四末失养而麻木不温。故以四逆散加升降散加减，以调气为主，气行则血行；气血得温则行，故予以桂枝温经通脉；川芎、党参益气行血。诸药相合，共奏调畅气机，理气通络之效。

（林修富整理）

案例2 周××，女，62岁。

初诊：2019年3月10日。四肢疼痛酸胀多年，遇到天气变化或劳累加重，时发时愈。饮食、二便尚可。最近周身疼痛，右下肢从臀部到小腿胀痛，活动稍舒，躺下尤剧，以致心烦不眠。舌淡，苔薄黄，脉弦细。证属寒湿夹杂，痹阻脉络，治拟理气和血，通络止痛。

处方：柴胡10g，桂枝10g，白芍30g，黄芩10g，党参15g，半夏10g，黄柏10g，苍术10g，蜈蚣1条，全蝎5g，大枣10g，生姜10g，炙甘草5g。

7剂，水煎服，日1剂。

二诊：2019年3月18日。服上方后，臀部及小腿胀痛显著好转，全身酸痛也有改善，颈部不适，精神疲倦，舌淡，脉弦细。中药予原方去蜈蚣、全蝎，加葛根30g，黄芪30g，继服7剂。

三诊：2019年3月25日。服上方后，头颈部及上身疼痛全部缓解，精神亦好转，仅臀部留有酸胀感，舌脉同前。仍然用原方去葛根，加木瓜30g，怀牛膝15g，薏苡仁30g，当归10g，继服7剂。

按： 本例患者用柴胡桂枝汤加减治疗。柴胡桂枝汤是由小柴胡汤与桂枝汤合方，两方都以和法为治疗原则。老年患者身体虚弱，肌肉筋骨不胜劳累，不能适应温差、湿度变化，这种因为身体不能和调而出现的病痛，可采用和法调治。全方药性平和，不偏温，不偏凉，具有调补与治疗兼施的特点。疼痛若是因为气候变化引起的，如开春季节湿热萌生，则合用二妙散；如属劳累所致，则合用当归补血汤；如烦疼而致睡卧不安，再加鸡血藤、酸枣仁、茯神；如疼痛以臀部、腿部为甚者，则合用四妙散；如疼痛牵涉到颈部，则合用葛根汤；如疼痛剧烈，则合用止痉散，即加蜈蚣、全蝎等。

（童曼君整理）

第三十八节 脉 痹

案例1 （下肢静脉炎）李××，女，63岁。

初诊：2016年2月4日。双下肢肿痛，难以忍受，皮色暗红，扪之热，局部溃烂，口干，夜寐不安。舌偏红，苔薄，脉弦稍数。证属热毒瘀结，治拟清热解毒，活血止痛。

处方：金银花60g，玄参12g，当归12g，黄柏10g，苍术10g，川牛膝15g，红花5g，白茯苓15g，泽泻15g，紫丹参20g，黄芪15g，甘草5g。

7剂，水煎服，日1剂。

二诊：2016年2月12日。服药后双下肢红肿开始消退，疼痛明显减轻，脉舌同前。中药予上方继服7剂。

三诊：2016年2月18日。服药后，双下肢红肿继续消退，溃烂开始收口，疼痛已不明显。近来血压偏高，偶有头晕，舌偏红，苔薄，脉弦。中药予上方加夏枯草20g，益母草30g，继服7剂。

四诊：2016年2月26日。双下肢肿已消，皮色暗红变浅，血压平稳，舌淡红，苔薄，脉弦。中药予上方加减。

处方：金银花60g，玄参12g，当归12g，黄柏10g，苍术10g，川牛膝15g，红花5g，白茯苓15g，紫丹参20g，黄芪15g，夏枯草20g，淮山药20g，甘草5g。

7剂，水煎服，日1剂。

嗣后，守上方再服1个月。

按： 下肢静脉炎属中医脉痹范畴。本例患者双下肢肿痛，难以忍受，皮色暗红，扪之热，局部溃烂，口干，夜寐不安，舌偏红，苔薄，脉弦稍数。证属热毒瘀结，缘由湿热之毒，瘀而化热，瘀阻营血，热腐肌肉所致。治宜清热解毒，活血止痛，方用四妙勇安汤加减。四妙勇安汤既能清热解毒，又能活血散瘀，以大剂量金银花清热解毒，当归活血散瘀，玄参泻火解毒，甘草清解百毒。方中加黄柏、苍术、川牛膝燥湿清热；红花、紫丹参活血化瘀；少佐黄芪以益气祛邪。该患者经连续用药2个月，红肿完全消退，溃疡愈合。

（林朝阳整理）

案例2　陈××，男，72岁。

初诊：2019年3月4日。10余年前曾患中风。1月前出现右下肢肿胀，皮色稍红，瘙痒，扪之稍烫，纳可，夜寐欠安，二便无殊。舌偏红，苔薄，脉弦细。证属热毒炽盛，脉络瘀阻，治拟清热解毒，活血通络。

处方：金银花30g，玄参10g，当归10g，苍术10g，黄柏10g，川牛膝12g，茯苓30g，猪苓15g，泽泻10g，地肤子10g，白蒺藜15g，丹皮10g。

7剂，水煎服，日1剂。

二诊：2019年3月11日。服药后，患者自诉肿胀较前减轻，脉舌同前。中药予原方去白蒺藜、丹皮，加红藤30g，桃仁10g，甘草5g。继服7剂。

三诊：2019年3月18日。右下肢肿胀已消失，瘙痒也明显减轻，舌淡红，苔薄，脉弦细。效不更方，予上方继服7剂。

按： 本例患者右下肢肿胀，皮色稍红，瘙痒，扪之稍烫，夜寐欠安，舌偏红，苔薄，脉弦细。考虑为脉痹，辨为热毒炽盛，脉络瘀阻之证，治拟清热解毒，活血通络，方用四妙勇安汤加减。方中重用银花清热解毒，银花能因势利导，宣发解表，透邪外出，增加利水消肿功效；玄参滋阴清热；当归和血和营；甘草和中解毒；猪苓利水清热养阴；茯苓淡渗利水；泽泻、川牛膝引湿热下行；白蒺藜、地肤子清热利湿，祛风止痒。

（胡明珠整理）

案例3　（下肢静脉炎）王××，男，56岁。

初诊：2020年6月21日。右下肢肿痛，皮色红，扪之热，局部溃烂渗液，夜寐欠安，小便黄。舌淡红，苔薄，脉弦细，证属热毒瘀结。治拟清热燥湿，通络止痛。

处方：金银花60 g，玄参12 g，当归10 g，苍术10 g，川牛膝15 g，薏苡仁30 g，紫丹参20 g，陈皮5 g，甘草5 g。

7剂，水煎服，日1剂。

二诊：2020年6月28日。服药7剂后，肿痛减轻，溃疡面缩小，脉舌同前。中药予上方加黄柏12 g，继服7剂。

三诊：2020年7月5日。服药后，右下肢红肿完全消退，溃烂已愈合，舌淡红，苔薄，脉弦细。效不更方，中药予上方继服7剂，以巩固疗效。

按：下肢静脉炎属中医脉痹范畴。本例患者右下肢肿痛，皮色红，扪之热，局部溃烂渗液，夜寐欠安，小便黄，舌淡红，苔薄，脉弦细。证属热毒瘀结，缘由湿热之毒，瘀而化热，瘀阻营血，热腐肌肉所致。治宜清热解毒，活血止痛，方用四妙勇安汤加减。方中金银花清热解毒；当归活血散瘀；玄参泻火解毒；甘草清解百毒；苍术、川牛膝、薏苡仁燥湿清热，引药下行，且薏苡仁能舒筋缓急；紫丹参活血化瘀；加黄柏取其苦以燥湿，寒以清热，增清下焦湿热之力。全方合用共奏清热解毒，活血止痛之功。

（林朝阳整理）

第三十九节　丹　毒

案例1　刘××，男，64岁。

初诊：2015年2月3日。1天前左小腿突发鲜艳红斑，界限清楚，肿胀，灼热疼痛，口苦，无寒热，发病后夜寐不安，大小便无殊。舌偏红，苔薄，脉弦细。证属湿热之毒，瘀阻营血，治拟清热解毒，活血止痛。

处方：金银花90 g，玄参10 g，当归10 g，黄柏15 g，苍术10 g，川牛膝15 g，川芎15 g，红花5 g，薏苡仁30 g，白茯苓15 g，甘草5 g。

7剂，水煎服，日1剂。

二诊：2015年2月11日。服药后红肿消退，脉舌同前。中药予原方继服7剂，以求巩固疗效。

案例2　郁××，男，42岁。

初诊：2016年9月13日。昨日下午左小腿踝以上内侧出现鲜艳红斑，界限清楚，疼痛，至下半夜出现恶寒发热，体温38.6℃，红斑扩大至环小腿一圈，肿胀，疼痛甚，难以入寐，口苦，大小便无殊。舌偏红，苔薄，脉洪大。证属湿热之毒，瘀阻营血，治拟清热解毒，活血止痛。

处方：金银花90g，玄参10g，当归10g，黄柏15g，苍术10g，川牛膝15g，川芎15g，生石膏^{先煎}30g，淡竹叶10g，薏苡仁30g，白茯苓15g，甘草5g。

3剂，水煎服，日1剂。

二诊：2016年9月16日。诉服药1剂后，当天晚上热度即退，3剂服完后，红肿消退，无疼痛，舌略红，苔薄，脉弦滑。中药予上方去生石膏，加红花5g，继服7剂。

三诊：2016年9月23日。服药后，红肿完全消退，无疼痛，舌淡红，苔薄，脉弦细。中药予上方去淡竹叶，加淮山药20g，炒白术12g，金银花改为60g，继服7剂。

按：以上2例患者均诊为丹毒，以患处鲜艳红斑、界限清楚、肿胀、灼热疼痛为特征。证由湿热之毒，瘀而化热，瘀阻营血，热腐肌肉所致，治宜清热解毒，活血止痛，方以四妙勇安汤加减治疗。方中大剂量金银花甘寒入心，清热解毒；当归活血散瘀；玄参泻火解毒；甘草清解百毒，配金银花以增强清热解毒之力。四药合用，既能清热解毒，又能活血散瘀，药少量大力专。再加黄柏、苍术、川牛膝、薏苡仁、白茯苓以助清利湿热之力；川芎、红花以增活血化瘀之功。案例2的患者有发热，故用生石膏加强清热之力。全方合用清热解毒，活血止痛，故取得疗效。

（林朝阳整理）

第四十节　脱　发

案例　胡××，女，25岁。

初诊：2018年7月24日。素体羸弱，脱发，口干，面色少华，腰膝酸软，寐安。舌略红，苔薄，脉细数。证属肾阴亏损，治拟滋阴补肾，养血生发。

处方：生地黄20g，山茱萸10g，茯苓15g，淮山药20g，泽泻10g，侧柏叶10g，旱莲草15g，女贞子15g，当归10g，柴胡10g，炒黄芩10g，佛手12g，淮小麦50g，大枣10g，甘草5g。

7剂，水煎服，日1剂。

二诊：2018年7月31日。头晕，纳呆，舌脉同前。中药予原方去泽泻、女贞子、佛手，加炒鸡内金10g，焦六神曲20g，合欢花5g，继服7剂。

按：《素问》"肾者，主蛰，封藏之本，精之处也，其华在发""肾气衰，发堕齿槁"，表明肾气不足，肾精亏虚，则毛发不能正常生长。该患者先天禀赋不足，而肾为先天之本，肾藏五脏六腑之精华，肾虚使精血不足，精血不足则导致头发缺少营养供应，引起头发脱落；肾阴不足，阴虚生内热，耗伤津液，故见口干；舌略红，苔薄，脉细数亦为阴虚内热之象。故选用六味地黄丸合二至丸加减以补肾滋阴益精血。方中重用生地黄清热凉血，养阴生津为君药。山茱萸补养肝肾，并能涩精；山药补益脾阴，亦能固精，共为臣药。三药相配，滋养肝脾肾，称为"三补"。配伍泽泻利湿泄浊；茯苓淡渗脾湿，并助山药之健运。肾藏精，肝藏血，精血互生，肝肾同源，毛发的润养来源于血，其生机根源于肾，故临床治疗时常配合应用滋补肝肾、养血生发药物，方中用当归补血活血；柴胡、佛手疏肝理气；黄芩、侧柏叶清热凉血；女贞子甘平，益肝补肾；旱莲草甘寒，入肾补精，能益下而荣上，两药既能补肝肾之阴，又能止血；加之甘麦大枣汤宁心安神。全方共奏滋阴补肾，补益精血之功。一诊后患者症状较前好转，伴头晕纳呆，故拟原方去泽泻、女贞子、佛手，佐以炒鸡内金、焦六神曲健脾和胃消食，合欢花理气舒郁、安神活络。

（薛璐璐整理）

第四十一节　瘾疹（人工性荨麻疹）

案例　麻××，女，43岁。

初诊：2013年5月7日。皮肤瘙痒，发无定时，用指甲或钝物搔抓后随手起条索状风团，高出皮肤，持续一段时间后能消退，消退后不留任何痕迹，手足发麻，心烦，手足心热，纳可。舌偏红，少津，脉弦细。证属血虚生风，治拟养血祛风止痒。

处方：生地黄20g，当归10g，炒白芍15g，川芎10g，生黄芪30g，荆芥10g，防风10g，苍术10g，苦参10g，川牛膝10g，红藤50g，玄参10g，甘草5g。

7剂，水煎服，日1剂。

二诊：2013年5月13日。服药后瘙痒略减，脉舌同前。中药予上方加益母草30g，夏枯草20g，继服7剂。

三诊：2013年5月21日。近段时间皮肤得暖痒消，遇风则痒，舌淡红，苔薄黄，脉弦滑。中药予上方去夏枯草，加炒白术12g，仙鹤草15g，继服7剂。

四诊：2013年5月29日。皮肤瘙痒基本消失，舌红，苔薄白，脉弦细。中药予上方加减。

处方：生地黄 20 g，当归 10 g，炒白芍 15 g，川芎 10 g，生黄芪 30 g，防风 10 g，苍术 10 g，红藤 50 g，炒白术 12 g，白蒺藜 15 g，赤小豆 50 g，甘草 5 g。

7 剂，水煎服，日 1 剂。

按：瘾疹是一种以皮肤出现红色或苍白风团，时隐时现为主要表现的瘙痒性、过敏性皮肤病。本例患者皮肤瘙痒，发无定时，用指甲或钝物搔抓后随手起条索状风团，心烦，手足心热，舌偏红，少津，脉弦细，证属血虚生风。血虚则肌肤失养，化燥生风，风气搏于肌肤，故风团、瘙痒反复出现；津血同源，血虚亦致阴血不足，虚火内生，故伴心烦，手足心热；舌红少津，脉弦细为血虚津伤，虚热内生之象。李中梓云"治风先治血，血行风自灭"，治宜养血祛风止痒，故方中以四物汤补血行血，且补血而不滞血，行血而不伤血；生黄芪益气，合四物汤益气养血以息风；荆芥、防风辛散透达，疏风散邪，使风去则痒止；苍术祛风燥湿；苦参清热燥湿；川牛膝引血下行；红藤入血上通下达，无所不到，具有较强的活血化瘀之效，又能入血分而达营卫，祛风解肌，配苍术、苦参能治皮肤瘙痒；玄参滋阴降火，清营凉血解毒；甘草清热解毒，调和诸药。全方合用养血祛风止痒，故治疗有效。

（林朝阳整理）

第四十二节　黄褐斑

案例 1　娄××，女，35 岁。

初诊：2013 年 3 月 19 日。面部出现黄褐斑 2 年余，近来颜色加深，咽部不适，夜寐不安，神疲乏力，气短，心慌，经前小腹胀，经行挟有血块，四肢逆冷。舌尖红，苔薄，脉弦涩。证属肝郁脾虚，治拟疏肝解郁，健脾养血。

处方：桃仁 10 g，红花 5 g，当归 10 g，生地黄 20 g，川芎 10 g，赤芍 10 g，党参 15 g，炒白术 15 g，白茯苓 15 g，桂枝 10 g，香附 10 g，旱莲草 15 g，女贞子 15 g，桑葚 15 g，夜交藤 30 g，甘草 5 g。

7 剂，水煎服，日 1 剂。

二诊：2013 年 3 月 26 日。夜寐多梦，咽干，脉舌同前。中药予上方去炒白术、白茯苓，加炒酸枣仁 10 g，继服 7 剂。

三诊：2013 年 4 月 2 日。服药后，夜寐仍不安。中药予上方去赤芍，加桑白皮 10 g，珍珠母 30 g，继服 7 剂。

四诊：2013 年 4 月 8 日。黄褐斑变淡，范围缩小，大便偏干，夜寐转安。中药予上方去女贞子，加制大黄 10 g，继服 7 剂。

五诊：2013 年 4 月 16 日。大便转润，黄褐斑继续变淡，面色红润，夜寐转安。效不更方，守上方去制大黄，加玉竹 15 g，继服 7 剂。

六诊：2013 年 4 月 23 日。服上方后，黄褐斑明显减淡，经前无腹胀，经行无血块。继守前方去黄芩，加生黄芪 20 g，再服 30 余剂，黄褐斑消退。

按： 黄褐斑，中医称之为"肝斑""黧黑斑""蝴蝶斑"等，发生多与气血、痰饮、火热、肝郁、脾虚、肾虚等有关。本例患者肝郁气滞，脾不统血，气血不能上荣于面，故形成黄褐斑，治宜疏肝解郁，健脾养血。方中桃仁、红花、当归、生地黄、川芎、赤芍养血活血；党参、炒白术、白茯苓益气健脾；香附疏肝理气；旱莲草、女贞子、桑葚滋阴补肝肾；夜交藤安神；加桂枝通阳以增活血之力，亦是阴中求阳之意；甘草调和诸药。本病服药时间宜长，才能取得满意疗效。

（林朝阳整理）

案例 2 吴××，女，42 岁。

初诊：2013 年 4 月 16 日。面部黄褐斑，月经来临时面色尤黑，腰膝酸软，头眩，目干涩，经前乳胀，经行量少挟有血块。舌尖红，苔薄，脉弦细。证属肝肾阴虚，治拟滋阴益肾，补血养肝。

处方：生地黄 20 g，旱莲草 15 g，女贞子 15 g，桑葚 15 g，桃仁 10 g，红花 5 g，当归 10 g，川芎 15 g，炒白芍 15 g，桂枝 10 g，生黄芪 20 g，制玉竹 15 g，制大黄 10 g，炒酸枣仁 10 g，甘草 5 g。

7 剂，水煎服，日 1 剂。

二诊：2013 年 4 月 23 日。服药 7 剂后，诸症改善。中药予上方去制玉竹，加制黄精 15 g，继服 7 剂。

三诊：2013 年 5 月 2 日。月经来潮无血块，经量略增，经前无乳胀。中药予上方继服 7 剂。

四诊：2013 年 5 月 8 日。黄褐斑变淡。效不更方，守上方去炒酸枣仁、制大黄，加白茯苓 15 g，白及 10 g。调治 2 个月，黄褐斑基本消退。

按： 本例患者证属肝肾阴虚。肝肾阴液相互资生，肝阴充足，则下藏于肾，肾阴旺盛，则上滋肝木，故有"肝肾同源"之说。水不涵木，肝阳上扰，则头晕；肝络失滋，肝经经气不利，则经前乳胀；肝肾阴亏，血不荣面，则形成黄褐斑；不能濡养腰膝，则腰膝酸软；冲任失充，则月经量少。在病理上，肝阴虚可下及肾阴，使肾阴不足，肾阴虚不能上滋肝木，致肝阴亦虚。故治宜滋阴益肾，补血养肝。方中生地黄、旱莲草、女贞子、桑葚滋阴补肝肾；桃仁、红花、当归、川芎、炒白芍养血活血；黄芪配当归益气养血；炒酸枣仁养血安神；加桂枝通阳；制大黄祛瘀生新；甘草调和诸药。诸药合用，取得满意疗效。

（林朝阳整理）

案例3 孔××，女，40岁。

初诊：2018年5月29日。面部色素沉着，倦怠乏力，大便不爽，心烦，夜寐多梦。舌偏红，苔薄黄，脉弦细。证属肾阴亏损，治拟补益肝肾。

处方：知母6g，黄柏10g，生地黄20g，山茱萸10g，淮山药10g，茯苓15g，白芷10g，白及6g，桂枝6g，桃仁10g，红花5g，当归10g，陈皮5g，炒白芍15g。

7剂，水煎服，日1剂。

二诊：2018年6月11日。口干，口臭，舌脉同前。中药予原方加佩兰10g，继服7剂。

按： 古语言女子七七任脉虚，太冲脉衰少，天癸竭，地道不通，该患者年四十，肾气始衰，而肾为先天之本，肾主藏精，肝主藏血，精能生髓，髓能化生为血，肝肾亏虚，血气失荣于面，则面色黑；肾阴亏损，阴精不能上承，因而心火偏亢，则可见多梦心烦；肾又主水，肾气耗损则津液不足，则大便干结；血虚则乏力倦怠；舌偏红，薄黄，脉细均为肝肾亏虚之象。治宜补益肝肾，滋阴降火，故选用知柏地黄丸加减。本方中生地黄滋肾阴，益精髓；山茱萸滋肾益肝；山药滋肾补脾；知母、黄柏清肾中伏火，清肝火；茯苓利水渗湿以通利水道；桂枝温经通脉、助阳化气，佐以桃仁、红花、当归等活血祛瘀之剂，通行地道；白芷、白及以活血养颜，改善色素沉着；陈皮理气健脾；白芍养血敛阴以益肝肾。共奏滋肝肾，清心肾火，滋阴之效。一诊后上症改善，仍有口干口臭，肝病及胃，胃火上炎，则为口臭，继续原方补益肝肾，滋阴降火，加用佩兰芳香化湿以清胃火。

（薛璐璐整理）

案例4 冯××，女，44岁。

初诊：2019年4月16日。面部色素沉着，平素月经量少，腰酸乏力，夜寐尚安，纳可，偶有便秘。舌淡红，苔薄，脉细。证属肾气亏虚，气血失养，治拟益气补肾，活血养颜。

处方：党参15g，炒白术10g，茯苓15g，当归10g，生地黄20g，川芎10g，淮山药20g，白及10g，白蒺藜15g，桂枝10g，柴胡10g，柏子仁15g，旱莲草15g，桑白皮10g，甘草5g。

7剂，水煎服，日1剂。

按： 该患者年近半百，肾气渐衰，肾为先天之本，肾主藏精，精能生髓，髓能化生为血，故肾精亏虚则血虚，则经行量少；肾气耗伤，血气失荣于面，则面色黑而无光泽；肾又主水，肾气耗损则津液不足，则大便干结；舌淡红，苔薄，脉细均为肾气亏虚，气血失养之象。治宜补肾益气，养血活血，故选用八珍汤加减，气血双补。方中党参、生地黄相配，益气养血，共为君药。白术、茯苓健脾渗湿，助党参益气补脾；当归养血和营，助生地黄滋养心肝，均为臣药。川芎为佐，活血行气，使地、归、术补而不滞；山药健脾益气；柴胡、白蒺藜、桂枝疏肝解郁、升举阳气以助益气养血；白及、桑白皮以活血养颜，改善色素沉着；柏子仁润肠通便；旱莲草补益肝肾；甘草为使，益气和中，调和诸药。诸药共用，以达益气养血之效。

（华天祺整理）

第四十三节　痤　疮

案例　王××，男，23岁。

初诊：2013年10月22日。面部痤疮，以额头、脸颊多发，微痒，心烦，夜寐不安，口干，手心热，便干。舌尖红，苔薄，脉弦细。证属阴虚火旺，治拟滋阴清火。

处方：知母6g，黄柏15g，生地黄20g，山茱萸10g，泽泻10g，白茯苓15g，丹皮10g，淮山药20g，桑白皮10g，生山楂30g，生麦芽30g，火麻仁10g。

7剂，水煎服，日1剂。

二诊：2013年10月29日。服药7剂后，未有新的痤疮发出，便溏，脉舌同前。中药予上方去火麻仁，继服7剂。

三诊：2013年11月12日。服药后，痤疮基本消退，夜寐安。中药予上方加鸡血藤15g，继服7剂，以巩固疗效。

按：本例患者面部痤疮，以额头、脸颊多发，微痒，心烦，夜寐不安，口干，手心热，便干，舌尖红，苔薄，脉弦细，辨为阴虚火旺。治宜滋阴清火，方用知柏地黄汤加减。方中知母、黄柏清火；生地黄、山茱萸滋肾益肝；山药滋肾补脾；泽泻降浊；丹皮泻肝火；茯苓渗脾湿；生山楂味酸甘，性微温，归脾胃肝经，有消食化积，活血散瘀降浊的功效；生麦芽疏肝解郁，行气消积，养心安神，除痰化癥。全方合用，滋阴清火，化痰降浊，故取得满意疗效。

（林朝阳整理）

第四十四节　白斑病

案例　王××，男，39岁。

初诊：2018年8月6日。双手背白斑半年。患者半年前出现双手背白斑，无瘙痒感，劳累及饮酒后加重，休息后稍好转，伴口干、乏力，纳可，寐安，二便无殊。查体：双手背可见成片白斑，边界明显。舌淡红，苔薄白，脉弦细。证属气阴两虚证，治拟益气养阴柔肝。

处方：生黄芪 20 g，党参 20 g，生地黄 20 g，当归 10 g，炒白芍 15 g，柴胡 10 g，炒黄芩 12 g，炒鸡内金 10 g，焦山楂 10 g，川芎 10 g，防风 10 g，白蒺藜 15 g，淮小麦 50 g，大枣 10 g，甘草 5 g。

7 剂，水煎服，日 1 剂。

二诊：2018 年 8 月 13 日。患者诉服药后白斑减淡，边缘减小，舌脉同前。药已中的，予上方加薏苡仁 30 g，继服 7 剂。

三诊：2018 年 8 月 20 日。患者诉服药后症状明显减轻，白斑明显变淡，边缘明显减小，舌淡红，苔薄白，脉弦细。中药予上方去淮小麦、大枣，加丹皮 10 g，白芷 10 g，继服 7 剂。

按：本例患者为白癜风病，为肝阴不足，阴虚生风，肝木辱肺金，肺受风而燥，故皮肤失润而显白斑，故以益气养阴柔肝为法。方中生黄芪、党参、生地黄、炒白芍、当归益气养血，炒鸡内金、焦山楂健脾益气，培土生金，柴胡、炒黄芩疏肝理气，川芎、防风、白蒺藜祛风平肝，诸药相合，肝气平，肝阴润，肺气旺，则肌肤则充养。

（林修富整理）

第四十五节　痛　经

案例　王××，女，20 岁。

初诊：2013 年 7 月 30 日。痛经，四肢逆冷。每至行经前 1 天，先出现小腹作胀，继则疼痛难忍，出冷汗，月经来后疼痛减轻，但疼痛需持续 2 ~ 3 天才能缓解，经行挟有血块。舌淡红，苔薄，脉弦细涩。证属气滞血瘀，治拟理气调经，活血止痛。

处方：柴胡 10 g，炒枳壳 15 g，炒白芍 20 g，当归 10 g，川芎 10 g，延胡索 10 g，桂枝 10 g，小茴香 10 g，炮姜 6 g，甘草 5 g。

7 剂，水煎服，日 1 剂。

二诊：2013 年 8 月 6 日。服药 1 剂后疼痛即大减，第 2 天疼痛即消失，月经 5 天净，无血块，脉舌同前。中药予上方加红花 5 g，继服 7 剂。

嘱下次行经前 1 周再来中药调理，服药至行经时如无疼痛即停服中药。经 3 个月经周期调理后，痛经未再发生。

按：本例患者为年轻女性，冲任气血郁滞，导致胞宫的气血运行不畅，故经前经期小腹疼痛，痛剧难忍；经血瘀滞，故排出有血块。治宜理气调经，活血止痛。方中柴胡疏肝理气；枳壳行气；炒白芍、当归、川芎养血活血；延胡索理气止痛；桂枝、小茴香、炮姜温宫理气止痛；甘草调和诸药。全方合用，共奏理气调经，活血止痛之功，故取得满意疗效。

（林朝阳整理）

第四十六节 月经不调

案例1 俞××，女，36岁。

初诊：2017年4月25日。月经提前2月。患者诉2月前因感冒后当次月经提前8天，月经量减少，色暗，伴口苦，夜寐欠安，无寒热，无经行乳房胀痛、腹痛等不适，纳可，大小便无殊。舌偏红，苔薄黄，脉弦细偏数。证属肝郁血瘀，治拟疏肝理气，凉血化瘀。

处方：柴胡10g，炒黄芩10g，党参10g，半夏10g，丹皮10g，当归10g，焦栀子6g，炒白芍15g，川芎10g，淮小麦50g，大枣10g，甘草5g。

7剂，水煎服，日1剂。

二诊：2017年5月2日。患者诉服药后夜寐改善，口苦减轻，月经未至，舌淡红，苔薄黄，脉弦细。中药予上方去焦栀子，加香附10g，继服7剂。

三诊：2017年5月9日。诉月经已至，较上月提前3天，量较前增多，颜色暗红，无明显血块，寐安，二便无殊，舌淡红，苔薄白，脉细弦。中药予上方去黄芩、丹皮，加茯苓15g，茺蔚子12g，继服7剂。

患者后因他病就诊，告知服药后月经已规律。

按：本例患者经期感冒，外邪乘虚而入，化热郁结于血海。肝藏血，血热肝郁，热迫血流，故致月经提前，热扰心神，故夜寐欠安。故治疗上以凉血化瘀，疏肝理气为主。以小柴胡汤疏肝理气，丹皮、焦栀子凉血化瘀，治病直达根本，故疗效明确。

（林修富整理）

案例2 吕××，女，49岁。

初诊：2019年4月8日。患者1年前出现月经周期紊乱，先后不定期，月经量少，且行经时间长，心烦易怒。此次就诊，月经已行10余天未干净，量少色暗，伴潮热汗出，腰背酸软，夜尿频数。舌尖红，苔薄黄，脉沉细数。证属肝肾阴虚，治拟滋阴补肾，理气调经。

处方：知母6g，黄柏10g，生地黄20g，山茱萸10g，淮山药20g，牡丹皮10g，茯苓15g，女贞子15g，墨旱莲15g，怀牛膝15g，焦栀子6g，淡豆豉12g，鳖甲10g，甘草6g。

7剂，水煎服，日1剂。

二诊：2019年4月15日。患者诉服药后第3天月经已干净。刻下余症基本同前，舌脉如前。中药予原方继服7剂。

三诊：2019年4月22日。患者诉服药后潮热汗出较前明显好转，腰背酸痛减轻，夜尿减少，但仍有心烦。舌淡红，苔薄黄，脉细数。中药予上方去鳖甲，加百合 15 g，合欢皮 10 g，继服 7 剂。

四诊：2019 年 4 月 29 日。患者诉药后诸症均减轻，心情明显好转，舌脉如前。效不更方，此后以上方加减服用 3 月，月经周期恢复正常。

按：经云"女子七岁，肾气盛，齿更发长；二七而天癸至，任脉通，太冲脉盛，月事以时下，故有子；三七，肾气平均，故真牙生而长极；四七，筋骨坚，发长极，身体盛壮；五七，阳明脉衰，面始焦，发始堕；六七，三阳脉衰于上，面皆焦，发始白；七七，任脉虚，太冲脉衰少，天癸竭，地道不通，故形坏而无子也"。女子年至七七，常出现肾阴不足，而虚火旺盛之证，故临床上常用知柏地黄丸合二至丸加减治疗，每获良效。

（林修富整理）

案例 3　鲍××，女，41 岁。

初诊：2020 年 6 月 17 日。腰酸不适，有下坠感，月经提前，量多，色红，夜寐不安，纳可，大便秘结，2～3 天 1 行，小便无殊。舌淡红，苔黄，脉弦细。证属邪在少阳，经气不利，治拟理气调经，润肠通便。

处方：柴胡 10 g，炒黄芩 12 g，制半夏 10 g，党参 10 g，生白术 50 g，厚朴 15 g，炒酸枣仁 10 g，片姜黄 10 g，僵蚕 6 g，蝉衣 3 g，制大黄 10 g，炒白芍 20 g，甘草 5 g。7 剂，水煎服，日 1 剂。

二诊：2020 年 6 月 23 日。服药后症减，脉舌同前。中药予原方继服 7 剂。

按：本例患者邪在少阳，经气不利，郁而化热而致本病症。患者清阳不升，枢机不利，则见大便秘结；郁而化热，热破血流，则月经提前；气机不畅则腰酸不适；舌淡红，苔白，脉细弦均为少阳病之象。治拟理气调经，润肠通便，用小柴胡汤加升降散加减。小柴胡汤疏肝解热，升降散升清降浊，调畅气机，宣散郁火。其中升降散以升浮之僵蚕、蝉蜕，配以沉降之大黄、姜黄为配伍要点。僵蚕味辛苦，气薄，轻浮而升，故能胜风除湿，清热解郁，能避一切怫郁之邪气；蝉蜕气寒无毒，味咸且甘，能祛风胜湿，涤热而解毒，二药相配旨在升阳中之清阳。姜黄大寒苦平，喜祛邪伐恶，理血中之气，利肝胆而散郁；大黄味苦而大寒，力猛善走能直达下焦，深入血分可上下通行，既能泻火，又可补虚，二药相合旨在降阴中之浊阴。

（华慈杰整理）

主要参考书目

[1] 王洪图．王洪图内经讲稿 [M]．北京：人民卫生出版社，2008．

[2] 刘渡舟．刘渡舟伤寒论讲稿 [M]．北京：人民卫生出版社，2008．

[3] 王永炎．中医内科学 [M]．北京：人民卫生出版社，2003．

[4] 周仲瑛．中医内科学 [M]．北京：中国中医药出版社，2003．

[5] 方药中．实用中医内科学 [M]．上海：上海科学技术出版社，1989．

[6] 叶天士．临证指南医案 [M]．上海：上海科学技术出版社，1991．

[7] 宏嘉禾．评校柳选四家医案 [M]．上海：上海中医学院出版社，1993．

[8] 李遇春．《未刻本叶氏医案》释按 [M]．银川：宁夏人民出版社，2008．

[9] 秦伯未．清代名医医案精华 [M]．上海：上海科学技术出版社，1981．